YOGA 50 plus

heilt Ihren Rücken

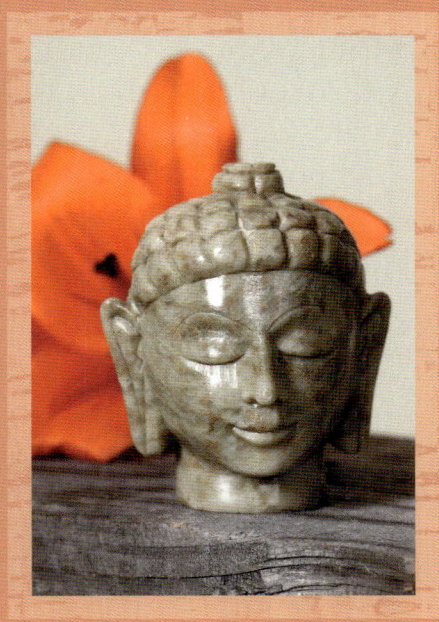

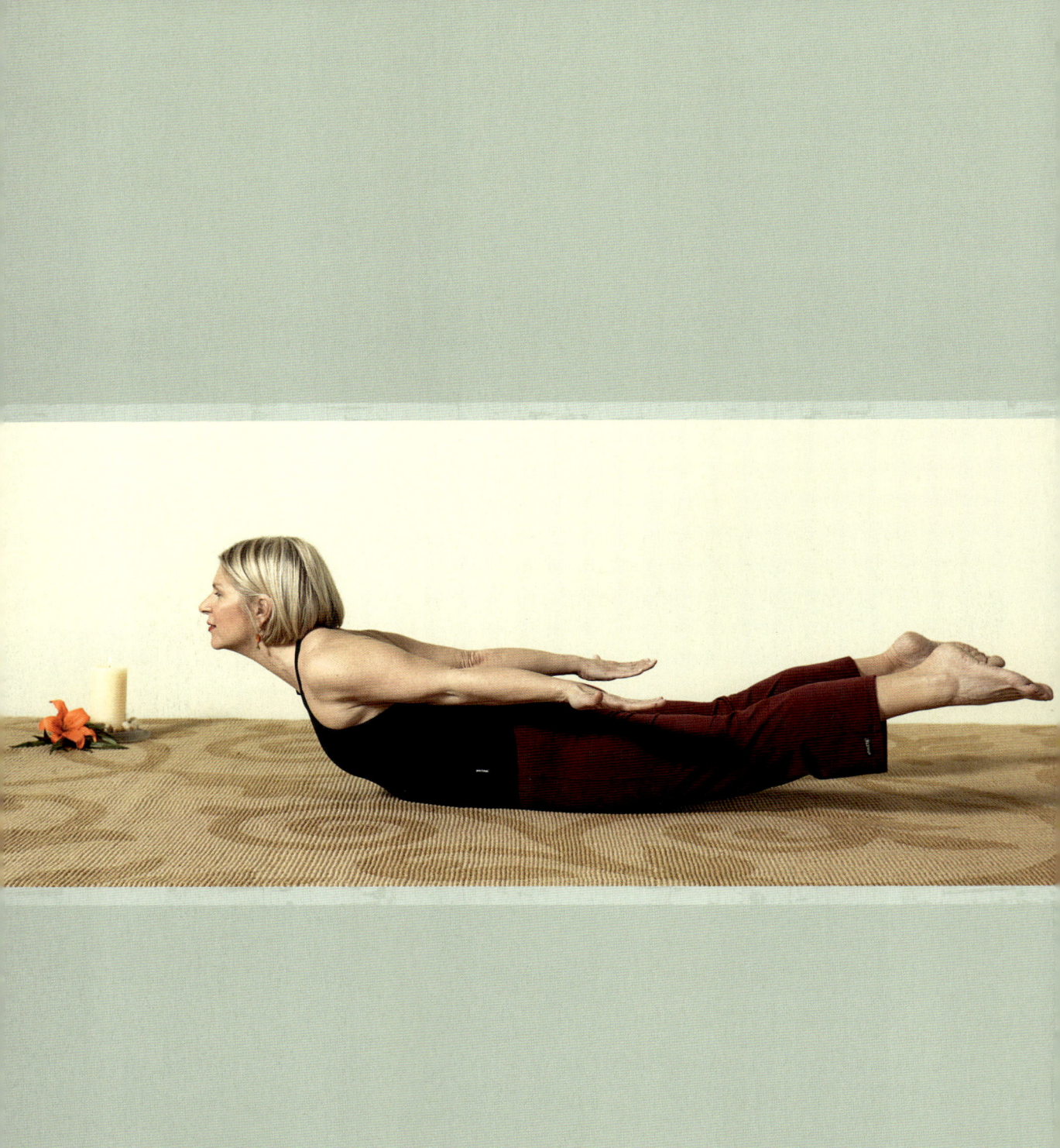

Silver Generation

YOGA 50 plus

10-Minuten-Übungen bei Nacken- und Rückenschmerzen

RITA TRIEGER

Bassermann

ISBN 978-3-8094-3002-5

2. Auflage 2014
© dieser Auflage 2013 by Bassermann Verlag, einem Unternehmen der
Verlagsgruppe Random House GmbH, 81673 München
© der der deutschen Erstausgabe by Heel Verlag GmbH
© der amerikanischen Originalausgabe 2005 by Fair Winds Press,
33 Commercial Street, Gloucester, MA 01930, USA
Originaltitel: Yoga Heels your Back
Text-Copyright © Rita Trieger

Umschlaggestaltung: Atelier Versen, Bad Aibling
Übersetzung: Klaus Michelberger, Bonn
Redaktion: Petra Hundacker, Christine Birnbaum
Redaktion für diese Ausgabe: Herta Winkler
Herstellung für diese Ausgabe: Sonja Storz

Die Ratschläge in diesem Buch sind von Autorin und Verlag sorgfältig er-
wogen und geprüft, dennoch kann eine Garantie nicht übernommen werden. Eine Haftung der Autorin bzw. des Verlags und seiner Beauftragten
für Personen-, Sach- und Vermögensschäden ist ausgeschlossen. Bitte suchen Sie einen Arzt auf, bevor Sie mit einem neuen Trainingsprogramm
beginnen.

Satz: Muser Medien GmbH, Königswinter
Druck und Bindung: Mohn media Mohndruck GmbH, Gütersloh

Printed in Germany

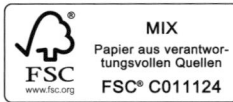

Verlagsgruppe Random House FSC® N001967
Das für dieses Buch verwendete FSC®-zertifizierte Papier *Profimatt* liefert
Sappi, Ehingen.

Widmung

Für alle meine Schüler, die mir Inspiration, Wissen und Liebe schenken.

Namaste

Inhalt

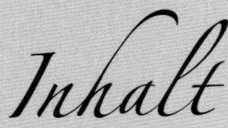

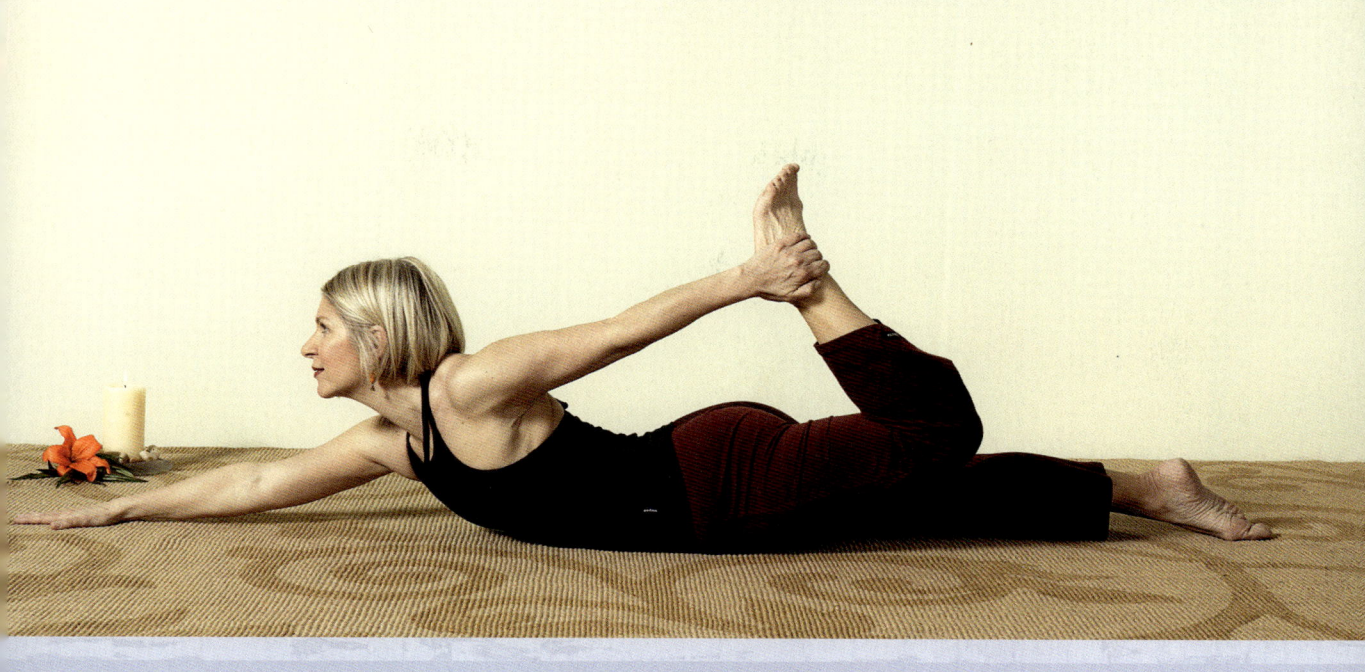

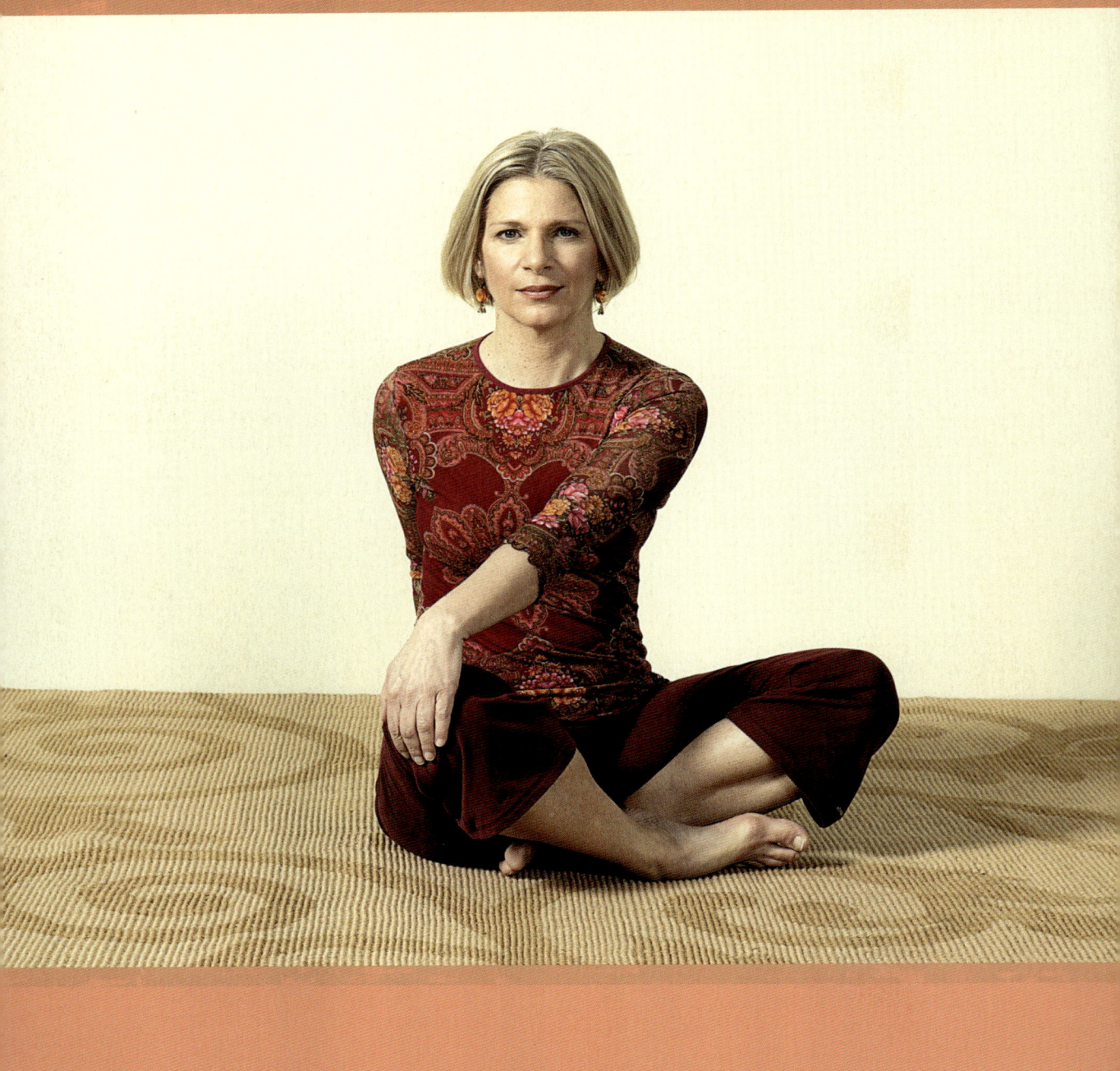

Vorwort

Rita Trieger ist eine der seltenen Lehrerinnen, die die östliche Philosophie von Yoga und Meditation mit einem sehr aktiven, westlichen Lebensstil vereinbaren. Durch ihre persönliche Erfahrung ist sie in der Lage, sich immer wieder in ihre Schüler hineinzuversetzen und sie auf den für sie richtigen Weg zu weisen. Wenn sie es schafft, gleichzeitig Lektorin, Yoga-Lehrerin und Mutter zu sein, dann inspiriert sie damit auch Menschen in ihrer Umgebung, es ihr gleich zu tun. Und das geschieht auch. Sie unterrichtet die unterschiedlichsten Schüler, von sehr leistungsorientierten Menschen bis hin zu chronisch Kranken. Dabei geht sie auf jeden individuell ein und nutzt dafür ihre fundierten Yoga-Kenntnisse.

Während ich die Schüler beobachte, wie sie Woche für Woche äußerst gewissenhaft in den Unterricht strömen, erkenne ich nicht nur eine Verbesserung in ihren Bewegungen, sondern sehe auch, dass sie ihr Leben viel mehr genießen. Rita ist eine ausgezeichnete Lehrerin, weil sie an ihre Arbeit glaubt und diese mit einer natürlichen Bescheidenheit ausführt.

Sie zwingt den Körper nicht sich anzupassen, sondern lässt jedem Teilnehmer die Freiheit, sich entsprechend der persönlichen Voraussetzungen zu entwickeln. Nachdem ich nun bereits lange Jahre mit Rita zusammengearbeitet habe, freue ich mich, dass dieses Buch es nun zahlreichen Menschen ermöglicht, Freude an Yoga und damit auch Hilfe bei Rückenproblemen zu erfahren. Ritas Offenheit für das Lernen ist ansteckend. Viele, die Yoga ausprobieren möchten, werden durch Rückenschmerzen und Unbeweglichkeit daran gehindert. In dem nun vorliegenden Buch sind viele einfache Übungen zusammengestellt, die man täglich absolvieren kann und deren Erfolge ich im Laufe meiner Zusammenarbeit mit Rita bei all den glücklichen Teilnehmern ihrer Kurse beobachten konnte.

Elaine Petrone
Programm-Direktorin
The Health and Fitness Institute, Tully Health Centre, Stamford Health System
Autorin von „The Miracle Ball Method", Workman Publishing
www.elainepetrone.com

Einleitung

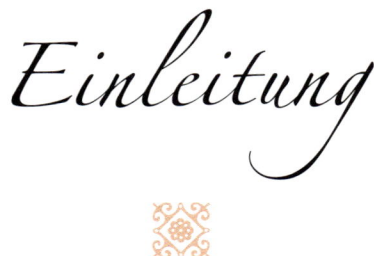

An einem kalten, grauen Wintertagnachmittag wickelte ich mich in eine Wolldecke und machte es mir mit einem heißen Tee vor dem Fernseher gemütlich. Ich fühlte mich müde und absolut entspannt, als ich nach der Fernbedienung griff. Plötzlich durchzuckte mich ein heftiger Schmerz im Lendenwirbelbereich. Der Schmerz stach mir derart in den Rücken, dass ich kaum Luft holen, geschweige denn, mich bewegen konnte. Nach einigen Minuten gelang es mir, mich in eine halb aufrechte Position zu manövrieren, indem ich behutsam hin- und herwippte. Vorsichtig schlurfte ich vornübergebeugt ins Badezimmer, um nach der wärmenden Muskelentspannungscreme zu suchen. Ich kam mir uralt vor und konnte nicht aufhören, vor mich hin zu wimmern. Was war passiert? Das hatte ich noch nie erlebt. Ich war gut trainiert. Ich ging sechs Tage in der Woche ins Fitnessstudio und ich hatte mich noch nie vorher verletzt und sicherlich noch nie die kleinste Verspannung an irgendeiner Stelle meines Rückens verspürt.

Damit war ich nicht allein, doch das wusste ich zu diesem Zeitpunkt noch nicht. Neuesten Studien zufolge leiden circa 80 Prozent der Bevölkerung zu irgendeinem Zeitpunkt ihres Lebens an Schmerzen im unteren Rücken. Bei einigen Menschen verschwinden die Probleme ganz rasch von selbst wieder, bei anderen entwickeln sich anhaltende Beschwerden. Rückenschmerzen können jeden treffen, Männer wie Frauen. Auch das Alter spielt dabei keine Rolle – die Leiden können in jedem Alter auftreten, am häufigsten allerdings zwischen 25 und 60 Jahren. Und weil die menschliche Wirbelsäule so komplex ist, kann die genaue Ursache der Schmerzen leicht übersehen werden. Sie können unter anderem durch Muskeltraumata, defekte Nervenstränge, Infektionen, Entzündungen oder Kreislaufstörungen ausgelöst werden.

Aber für die meisten von uns, die unter die 80 Prozentmarke fallen, ist die beste Methode, Rückenschmerzen zu bekämpfen, ein paar Tage auszuspannen und dann wie gewohnt weiterzumachen. Es ist ebenso empfehlenswert, mit leichten Übungen zu beginnen, um die Muskeln zu dehnen sowie Blut und Sauerstoff zirkulieren zu lassen. Das kann etwas Simples wie Schwimmen oder Laufen sein, noch besser wäre allerdings eine komplette Behandlung von Körper und Geist durch Yoga.

Seien wir ehrlich — das Leben kann uns überrollen. Und die meisten von uns können nicht lange genug innehalten, um sich eine richtige Pause zu gönnen. Befreien Sie Ihren Geist und lassen Sie einen Teil der Anspannung, die Frustration, den Stress, den Ärger und die Angst heraus, mit denen wir uns tagtäglich auseinandersetzen müssen. Wenn wir uns nicht davon befreien, speichern wir den Stress im Körper ab und schieben Spannungen letztendlich nur beiseite, in der Hoffnung, uns zu einem späteren Zeitpunkt davon zu befreien. Meistens begraben wir sie jedoch noch tiefer in den praktischen „Behältern" unseres Körpers: dem Nacken, den Schultern, dem oberen und unteren Rücken und in den Lenden. Diese Anspannung in unserem Körper kann zu Schwäche, Erschöpfung, Krankheit und chronischen Schmerzen führen.

Deshalb ist Yoga ein so nützliches Werkzeug, um mit Rückenproblemen fertig zu werden. Yoga lehrt uns, tiefer zu atmen, unseren Körper bewusster wahrzunehmen und nach und nach den aufgestauten Ärger abzubauen.

Die einfachen 10-Minuten-Übungen in diesem Buch helfen Ihnen dabei, sich auf Ihren Körper einzustellen, Verspannungen zu lösen und angespannte Muskeln zu lockern — sie können sogar bei Entwicklungsstörungen wie Skoliose (Verkrümmung der Wirbelsäule) Erleichterung schaffen. Bei anhaltenden, chronischen oder starken Rückenschmerzen sollten Sie in jedem Fall immer erst Ihren Arzt konsultieren, bevor Sie mit Übungen beginnen. Die Übungen in diesem Buch sind sehr behutsam, falls Sie jedoch bestimmte Bewegungen vermeiden sollten, wird Sie Ihr Arzt vorher individuell beraten.

Was mich betrifft waren die Schmerzen in meinem Rücken nach ungefähr einer Woche verschwunden. Zum Glück kamen sie seitdem nie wieder, obwohl ich nun, da ich älter werde, manchmal ein merkwürdiges Gefühl im Rücken verspüre — besonders, wenn ich den ganzen Tag am Computer gearbeitet habe oder müde bin.

Dann begebe ich mich in eine meiner Lieblingspositionen — der herabschauende Hund — auf die Yogamatte, atme tief und ruhig, lasse die negativen Gedanken, die mir zwangsläufig durch den Kopf gehen, los und fühle, wie sich mein Körper wieder wunderbar entspannt.

1. KAPITEL

Anatomie der Wirbelsäule

Betrachten Sie Ihren Rücken als das

Kraftzentrum Ihres gesamten Körpers – es ermöglicht die Bewegung des Kopfes, der Arme und Beine und dient als Stütze des Torsos. Die menschliche Wirbelsäule gehört in ihrer Anatomie zu unseren wichtigsten Körperteilen – ihr ausgezeichneter Aufbau dient vielen wesentlichen Körperfunktionen. Das Rückgrat und die Wirbelknochen schützen zum Beispiel das Rückenmark, das die entscheidende Verbindung zum Gehirn darstellt und die Beweglichkeit des Körpers mitsamt unseren Empfindungen beeinflusst, die durch das Zusammenspiel von Wirbeln, Bandscheiben und Muskeln sowie der umliegenden Nervenstränge am Rücken entstehen. Bedenken Sie jedoch, dass sich die Wirbel und Gelenke in ungefähr sechs verschiedenen Richtungen bewegen können, was wiederum bedeutet, dass mit ziemlich hoher Wahrscheinlichkeit auch irgendetwas schief laufen kann.

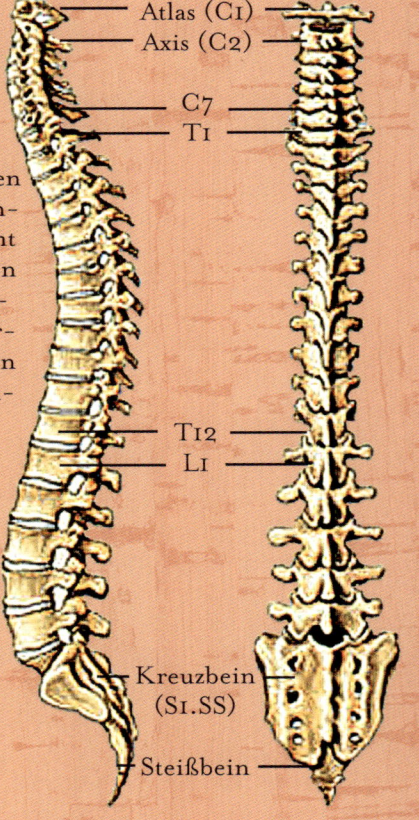

Atlas (C1)
Axis (C2)
C7
T1
T12
L1
Kreuzbein (S1.SS)
Steißbein

Die Infrastruktur

Wir werden mit 33 separaten Wirbeln geboren, sobald wir jedoch erwachsen sind, haben die meisten von uns nur noch 24 einzelne, untereinander bewegliche Wirbel. Das kommt daher, dass Wirbelknochen während der normalen Wachstumsphasen an manchen Stellen der Wirbelsäule miteinander verschmelzen. Jeder Wirbel hat eine bestimmte Form und bildet dann übereinandergestapelt als Wirbelsäule den perfekten Schutz für das Knochenmark.

Man unterteilt die Wirbelsäule in drei bewegliche Abschnitte und einen – den untersten – unbeweglichen. Die Halswirbelsäule besteht aus den ersten sieben Wirbeln, C1 bis C7. Sie beginnt knapp unterhalb des Schädels und endet oberhalb der Brustwirbelsäule. Die Halswirbelsäule weist einen Bogen nach vorn auf, was als physiologische Lordose bezeichnet wird, und ist wesentlich beweglicher als die Brust- oder Lendenwirbelsäule. Im Gegensatz zu den anderen Abschnitten der Wirbelsäule befinden sich in den einzelnen Wirbeln der Halswirbelsäule spezielle Öffnungen für die Vertebralarterien, die das Gehirn mit Blut versorgen.

Die Brustwirbelsäule befindet sich im mittleren, am wenigsten beweglichen Teil zwischen der Hals- und der Lendenwirbelsäule und besteht aus 12 Brustwirbelkörpern, T1 bis T12. Zusammen mit den Rippen und dem Brustbein bildet sie den Brustkorb.

Die Lendenwirbelsäule, die den Großteil des Gewichtes trägt, besteht aus fünf Wirbeln, L1 bis L5. An dieser Stelle kommt es am häufigsten zu schmerzhaften Reizungen. Direkt unterhalb der Lendenwirbelsäule sind die letzten neun Wirbel zusammengewachsen. Fünf Wirbel bilden einen keilförmigen Knochen, das Kreuzbein, auf dem die Wirbelsäule steht. Die meisten Menschen haben an dieser Stelle zwei kleine Vertiefungen auf dem Rücken, man nennt diese Stelle auch das Kreuzbein-Darmbein-Gelenk. Die letzten vier Wirbel, die zu einem einheitlichen Knochen verschmolzen sind, nennt man das Steißbein oder den Coccyx.

Der Wirbelkanal ist der schützende Kanal innerhalb der Wirbelsäule, in dem das Rückenmark verläuft. Das Rückenmark besteht aus eng aneinanderliegenden Nervenfasern, die Nachrichten mit hoher Geschwindigkeit transportieren, Bewegungen steuern, die man sich vorher überlegt hat, oder auch Reflexe weiterleiten sowie Empfindungen wie Temperatur und Schmerzen vermitteln.

Häufige Rückenleiden

Rückenschmerzen gehören zu den am meisten verbreiteten Beschwerden bei Erwachsenen. Speziell Schmerzen im Lendenwirbelbereich sind der häufigste Grund einer Bewegungsunfähigkeit bei Menschen unter 45 Jahren. Der Bereich der Wirbelsäule, vom Hals bis zum Gesäß, ist extrem anfällig für Muskel-, Bänder- oder Knochenverletzungen. Durch eine bewusste Lebensführung – dazu gehört auch eine korrekte Haltung und die Vermeidung von körperlichem Stress – lassen sich jedoch akute und chronische Beschwerden durchaus vermeiden.

Obwohl die meisten Rückenprobleme durch Skelettmuskelkrankheiten hervorgerufen werden, können Niereninfektionen, Magen-Darm-Leiden, Probleme der Fortpflanzungsorgane und andere innere Funktionsstörungen ebenfalls Rückenleiden verursachen. Daher ist es besonders wichtig, bei länger anhaltenden Schmerzen einen Arzt zu konsultieren.

Mechanische und entwicklungsbedingte Funktionsstörungen

SCHMERZEN IM LENDENWIRBELBEREICH: betrifft meist junge Erwachsene oder Menschen mittleren Alters. Die Symptome variieren von morgendlicher Steifheit bis zu plötzlichen Schmerzen in der Seite und der Unfähigkeit, sich gerade aufzurichten. Gewöhnlich werden sie verursacht durch gedehnte Bänder und/oder Muskeln oder eine verrutschte Bandscheibe (Bandscheiben absorbieren den Druck auf die Wirbelsäule). Die Behandlung von Schmerzen im Lendenwirbelbereich variiert entsprechend der Art der Verletzung, im Allgemeinen kann aber eine aufrechte Haltung sowie regelmäßige Bewegung dabei helfen, diese Art von Schmerzen zu reduzieren.

LORDOSE UND KYPHOSE: Lordose (Hohlkreuz) ist der medizinische Fachbegriff für eine nach vorne gewölbte Krümmung der Wirbelsäule, wovon normalerweise die Lendenwirbelsäule betroffen ist. Sie ist unter korpulenten Menschen sehr verbreitet, kann daher auch während der Schwangerschaft auftreten oder wird manchmal durch eine Fehlhaltung hervorgerufen.

Kyphose ist eine nach hinten gewölbte Krümmung der Wirbelsäule im oberen Brustbereich, bei unnatürlich starker Ausprägung spricht man auch von einem „Buckel". Die Kyphose geht häufig mit der Rückgratverkrümmung/ Skoliose einher, einer seitlichen Verbiegung der Wirbelsäule. Sie kann durch eine Rückenverletzung hervorgerufen werden oder auch erblich bedingt sein.

DER BANDSCHEIBENVORFALL: Sobald sich die Wirbelsäule bewegt, wird Druck auf die Bandscheiben ausgeübt. Dies kann dazu führen, dass der innere Gallertkern einer Bandscheibe (nucleus pulposus) durch den faserigen Knorpelring (anulus fibrosus) in den Wirbelkanal austritt und dabei

Nervenfasern gedrückt und gereizt werden. Die Schmerzen fühlt man im Versorgungsgebiet des eingeklemmten Nervs. Am häufigsten ist hiervon die Lendenwirbelsäule betroffen, da ihre Bandscheiben den größten Belastungen ausgesetzt sind. Strahlen die Schmerzen über das Gesäß ins Bein, handelt es sich um Ischias. Von Bandscheibenvorfällen sind mehr junge Männer als Frauen betroffen.

STEISSBEINLUXATION: Verlagerung des Steißbeins verursacht durch einen Sturz auf das Gesäß. Anhaltende, heftige Schmerzen am untersten Ende der Wirbelsäule. Beim Stuhlgang und im Sitzen verschlimmern sich die Schmerzen, im Stehen verbessert sich der Zustand. Es kann mehrere Monate dauern, bis die Luxation verheilt ist.

RÜCKGRATVERKRÜMMUNG (Skoliose): Einige Krümmungen im Hals sowie im oberen und unteren Brustbereich sind normal – tatsächlich braucht der Mensch diese Krümmungen, um den Oberkörper über dem Becken in Balance zu halten. Aber seitliche Verbiegungen sind anormal. Bei der Skoliose, die meist in früher Kindheit auftritt, verbiegt sich die Wirbelsäule seitlich in eine Richtung. Dies kann durch eine Verlagerung der zugrunde liegenden Knochen oder eine Muskelreaktion im Bereich der Wirbelsäule verursacht werden. Beide Ursachen können zu einer zeitweiligen Verlagerung der Wirbelsäule führen. Bei einer frühen Diagnose können die Auswirkungen durch gezielte Behandlung reduziert werden. In circa 80 Prozent aller Fälle ist die Ursache der Skoliose unbekannt, man bezeichnet sie auch als idiopathisch. Sie entsteht in der Jugend und verschlechtert sich in Zeiten verstärkten Körperwachstums, zum Beispiel in der Pubertät. Rückgratverkrümmung kann aber auch als Folge einer Verletzung auftreten, denn die stärkere Belastung der unverletzten Bereiche verursacht eine Fehlbelastung.

ISCHIAS: Schmerzen, die in der Hüfte und im Gesäß beginnen und dann am Ischiasnerv entlang ins Bein bis zu den Füßen herunterstrahlen, bezeichnet man als Ischias. Dieser Zustand wird manchmal noch von mehr oder weniger starken Schmerzen in der Lendengegend begleitet. Der Anfall kann manchmal sehr plötzlich auftreten und wird gewöhnlich durch Druck auf den Ischiasnerv ausgelöst, der wiederum meist Folge eines Bandscheibenvorfalls oder einer Arthrose ist.

Falls Sie unter dauerhaften Rückenschmerzen leiden oder glauben, dass sie ein spezielles Rückenleiden haben, gehen Sie bitte sofort zum Arzt. Eine unsachgemäße Eigendiagnose kann alles nur verschlimmern.

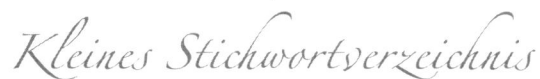

Kleines Stichwortverzeichnis

Hier finden Sie einige Begriffe, die Ihnen möglicherweise geläufig sind, deren genaue Bedeutung Sie jedoch noch einmal nachlesen möchten:

AKUT – Heftig, von kurzer Dauer.

ARTHROSE – Chronische, schmerzhafte, zunehmend funktionsbehindernde Gelenkveränderung. Im Gegensatz zur Arthritis sind hier die Gelenke nicht entzündet, sondern durch Abnutzung des Knorpels oder durch einen Unfall vom Verschleiß betroffen. Dieser Zustand ist in gewissem Maß unvermeidbar, kann jedoch durch sportliche Übungen verzögert werden.

BANDSCHEIBE – Polster aus elastischem Gewebe, das sich zwischen den Wirbeln am Rückgrat befindet. Diese Stoßdämpfer schützen die Wirbelsäule vor Verletzungen. Manchmal können sie sich vorwölben und dabei nahegelegene Nervenwurzeln reizen, was heftige Schmerzen verursacht. Dieser Zustand ist allgemein unter dem Begriff Bandscheibenvorfall bekannt, obwohl es hier unterschiedliche Krankheitsbilder gibt.

BÄNDER – Dehnbare, faserartige Bindegewebsstränge, die bewegliche Teile des Knochenskeletts flexibel zusammenfügen. Sie verbinden hauptsächlich Knochen mit Knochen, stabilisieren die Gelenke und beschränken die Beweglichkeit auf ein funktionell sinnvolles Maß.

CHRONISCH – Häufig wiederkehrender oder dauerhafter Zustand.

COCCYX – Das Steißbein des Menschen. Ein kleiner Knochen, entstanden aus der Verschmelzung von vier Wirbeln an der unteren Spitze des Kreuzbeines, das wiederum unterhalb der Wirbelsäule liegt.

GELENK – Die Verbindungsstelle von zwei oder mehr Knochen, die an dieser Stelle eine gewisse Bewegung erlaubt.

KNORPEL – Ein stabiler, dünner Belag aus weiß schimmerndem Gewebe, das die Gelenkenden überzieht. Dieses Gewebe ermöglicht ein reibungsarmes Gegeneinanderbewegen der Gelenkkörper.

KREUZBEIN (lat. os sacrum) – Fünf beim Menschen zu einem etwa keilförmigen Knochen verwachsene Wirbel, die mit dem Rumpf durch das Kreuzbein-Darmbein-Gelenk verbunden sind. Ganz am Ende der Wirbelsäule befindet sich das Steißbein (der Coccyx), das aus vier ebenfalls miteinander verschmolzenen Wirbeln besteht.

LUMBAGO – Ein nicht-medizinischer Begriff, der Schmerzen in der Lendengegend bezeichnet (lat. lumbus = Lende), bei uns auch als Hexenschuss bekannt.

LUMBALWIRBEL – Der untere Bereich der Wirbelsäule zwischen den Brust- und Sakralwirbeln, die Lendenwirbelsäule, besteht aus fünf Wirbeln. Diese fünf beweglichen Lendenwirbel sind die größten Segmente der Wirbelsäule

MUSKELZERRUNG – Muskeldehnung ohne Verletzung der Muskelfasern durch Überstrapazierung.

RÜCKENSCHMERZEN – Allgemeiner Begriff, um Schmerzen unterhalb der Halswirbelsäule zu benennen.

SCHULTERBLATT (lat. scapula) – Ein großer, dreieckiger, flacher Knochen auf beiden Seiten der rückseitigen Rippen.

SEHNE – Ein faseriges Gewebeband, das den Muskel mit dem Knochen verbindet. Die Sehne besteht fast hauptsächlich aus Collagen.

ORTHOPÄDIE – Sie befasst sich unter anderem mit der Erhaltung und Wiederherstellung des Bewegungsapparates. Dies beinhaltet die Behandlung von Funktionsstörungen der Wirbelsäule und Verletzungen der umliegenden Nervenstränge.

OSTEOPOROSE – Eine Erkrankung, die man auch als Knochenschwund bezeichnet. Dabei weisen die Knochen eine verringerte Knochendichte auf und sind ungewöhnlich porös. Beides lässt den Knochen leichter brechen und wird unter anderem durch den Mangel an Calcium und Vitamin D verursacht.

VERSTAUCHUNG – Verletzung eines Bandes, bei der die Fasern stark überdehnt werden. Es handelt sich dabei nicht um eine Verrenkung oder einen Bruch.

2. KAPITEL

Rückenschmerzen besser verstehen

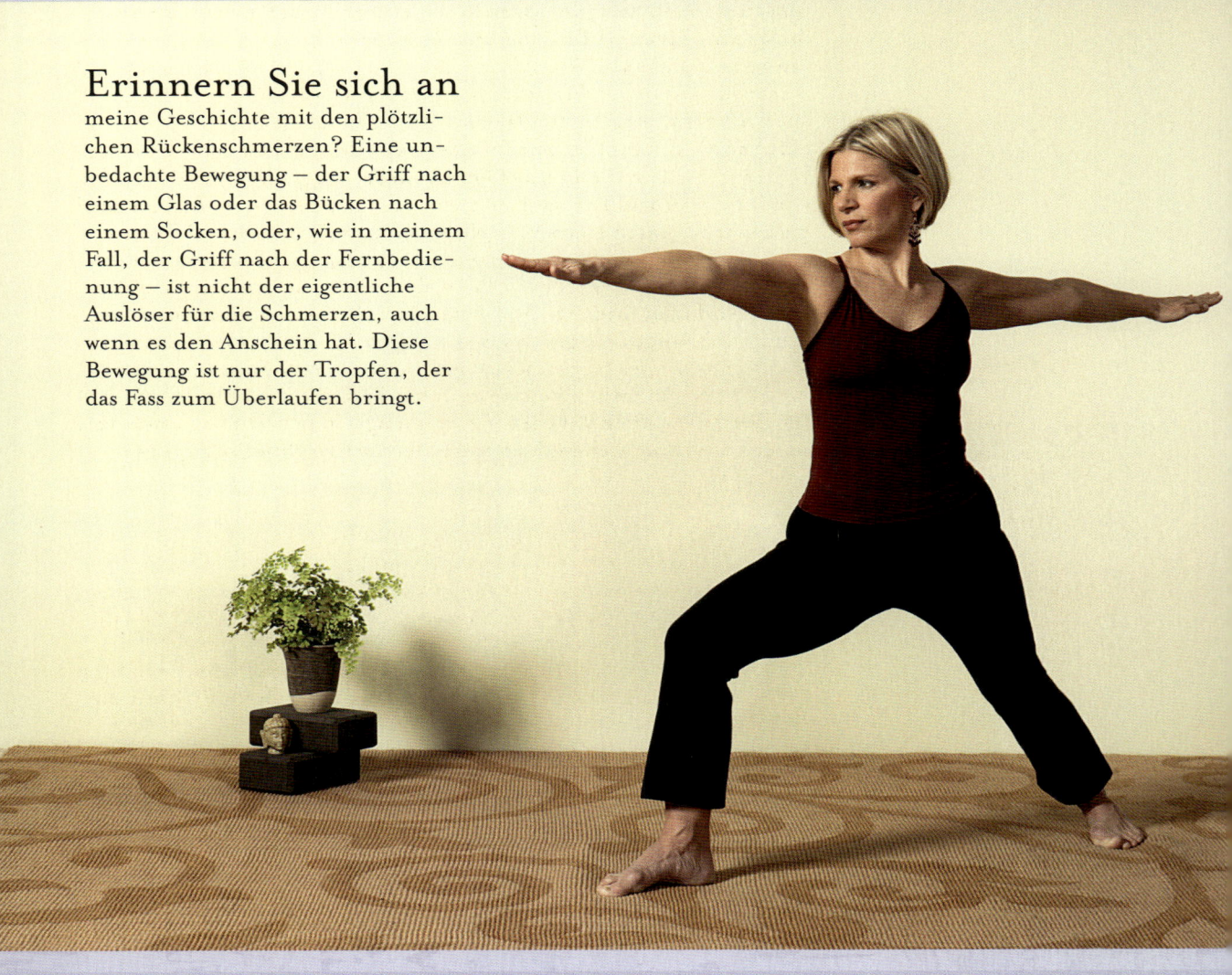

Erinnern Sie sich an

meine Geschichte mit den plötzlichen Rückenschmerzen? Eine unbedachte Bewegung – der Griff nach einem Glas oder das Bücken nach einem Socken, oder, wie in meinem Fall, der Griff nach der Fernbedienung – ist nicht der eigentliche Auslöser für die Schmerzen, auch wenn es den Anschein hat. Diese Bewegung ist nur der Tropfen, der das Fass zum Überlaufen bringt.

Gesunde Muskeln bewahren

Die Wirbelsäule ist von Muskeln umgeben, die sie stützen, stabilisieren und es ihr erlauben, sich in verschiedene Richtungen zu bewegen. Es ist daher nachvollziehbar, dass man seine Muskeln so gut wie möglich erhalten sollte, um sich die volle Funktion der Wirbelsäule und der umliegenden Nervenstränge zu bewahren. Wenn die Muskeln nicht mehr 100-prozentig funktionieren, tauchen mit größter Wahrscheinlichkeit Probleme auf. Dafür gibt es viele Gründe, meist beruhen sie jedoch auf einem fehlerhaften Körperbau oder falscher Körperhaltung, die man über einen längeren Zeitraum einnimmt. Diese anhaltende Belastung führt zur Schwächung der Muskeln, deren Funktion dann gezwungenermaßen von anderen Muskeln übernommen wird.

Für viele von uns sind Muskelschwächen die kumulative Wirkung von mangelhaftem Körperbewusstsein und einer schlechten Haltung. Es könnte ja sein, dass Sie gerade einem Fitnessstudio beigetreten sind, mit einer neuen Sportart begonnen haben oder dass Sie beständig dieselben Übungen ausführen und dabei immer wieder die gleichen Muskelpartien beanspruchen. Letztendlich sitzen wir alle im selben Boot; entweder pushen wir unseren Körper zu sehr und setzen ihn ständiger Überanstrengung aus oder wir strengen uns nicht genug an, bewegen uns nicht ausreichend und verbringen viel zu viel Zeit in derselben sitzenden Position. Den Faktor Stress dürfen wir an dieser Stelle auch nicht vergessen. Wenn wir besorgt oder gestresst sind, neigen wir dazu, unsere Muskeln anzuspannen. Dies kann Kopfschmerzen, verspannte Schultern, einen steifen Hals und sogar einen verspannten Kiefer verursachen. Wenn wir nie etwas gegen diese täglichen Verspannungen unternehmen, verstärken sie sich nach und nach und führen letztendlich zu chronischen Beschwerden.

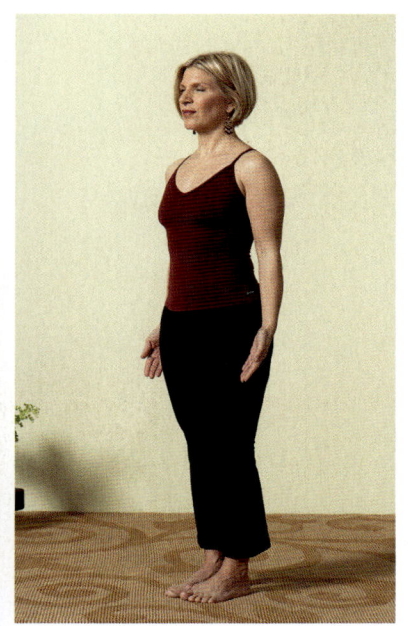

Perfekte Haltung

Wäre es nicht wunderbar, wenn sich unsere Gelenke, sobald wir uns hinstellen, immer sofort im perfekten Gleichgewicht befänden? Ich verspreche Ihnen, dass Ihnen das gelingen kann, es ist ganz leicht. Stellen Sie sich hin, die Füße hüftbreit auseinander und vergewissern Sie sich, dass Ihr Unterschenkel senkrecht steht und mit Ihren Füßen einen rechten Winkel bildet. Halten Sie die Kniegelenke gerade – sie sollten minimal angewinkelt und nicht völlig durchgestreckt sein. Das Becken sollte ebenfalls gerade stehen, die Hüften über den Knien liegen, und die Wirbelsäule sollte sich ganz natürlich biegen. Der Brustkorb ist locker, die Atmung leicht und effizient. Die Schultern sollten geöffnet sein, dazu werden die Schulterblätter leicht zusammengedrückt und fallen dann ein wenig nach unten. Zum Schluss halten Sie den Kopf gerade – am besten mittig auf den Schultern –, er sollte nicht zu weit nach vorne oder hinten kippen. Fühlen Sie sich nicht gleich besser? Wahrscheinlich sind Sie nun sogar ein Stückchen gewachsen!

Schmerzen lindern

Bei starken oder dauer-
haften Schmerzen:

- Kühlen Sie die betrof-
  fene Stelle ein oder zwei
  Tage mit einem Kühl-
  kissen (oder irgendeiner
  flexiblen Packung aus
  Ihrem Eisfach), um
  Schmerzen und Schwel-
  lungen zu lindern. Le-
  gen Sie dann ein Wär-
  mekissen auf (niedrige
  Einstellung), um die
  Blutzirkulation zu ver-
  bessern. Alternativ können Sie auch ein Wär-
  mepflaster oder eine
  Creme verwenden.

- Bei leichten bis mittel-
  schweren Schmerzen
  helfen auch entzün-
  dungshemmende Medi-
  kamente wie Aspirin
  oder Ibuprofen.

Schmerzbewältigung

Schmerzen sind die Antwort auf ein Signal des Körpers, das ans Gehirn
gesandt wurde. Dieses Signal wird von den Nerven weitergeleitet und
überträgt die Warnung, dass etwas nicht stimmt. Schmerzen können auf
vielerlei Weisen auftreten – sie können konstant, wiederkehrend, dumpf,
brennend oder stechend sein. Je nach Ursache kann man auch ein Krib-
beln oder ein Gefühl wie Brennnesseln in den Beinen verspüren.
Schmerzen werden außerdem in akute und chronische Beschwerden unterteilt. Ein plötzlicher stechender Schmerz ist akut. Er warnt vor einer
drohenden Gefahr oder körperlichem Schaden. Chronische Schmerzen
sind dumpf, sie warnen uns vor einer Erkrankung oder körperlichen
Fehlfunktionen. Akute Schmerzen überlagern gewöhnlich chronische
Schmerzen, da unser Gehirn nicht beide Signale gleichzeitig empfangen
kann, allerdings kehren chronische Schmerzen nach Abklingen akuter
Schmerzen zurück. Während akute Rückenschmerzen meist nach ungefähr
einem Monat abklingen, sind chronische Schmerzen weitaus hartnäckiger.
Der positive Aspekt ist jedoch, dass chronische Schmerzen im Lendenwirbelbereich durch regelmäßige Yogaübungen gelindert werden können.
Rückenschmerzen haben entweder organische oder psychische Ursachen.
Organische Funktionsstörungen der Wirbelsäule sind normalerweise auf
Überlastung zurückzuführen, beispielsweise aufgrund schlechter Körperhaltung oder einer Folge von Verletzungen, wie beispielsweise Bandschei-
benvorfälle. Diese werden durch lokale Störungen an den Knochen, Gelenken, Sehnen, Bändern, Muskeln und Nerven in der Lendengegend
hervorgerufen. Dabei wird die Intensität der Schmerzen sowohl von der
Lage der Wirbelsäule als auch von den individuellen Bewegungen des Er-
krankten beeinflusst. Die meisten organischen Funktionsstörungen verbessern sich im Laufe der Zeit und nur ein ganz geringer Prozentsatz der
Fälle benötigt operative Hilfe.

Häufigste Ursachen

Die meisten Rückenbeschwerden stammen aus dem Lendenwirbelbereich.
Sie können vielfältige Ursachen haben, sind auf diverse Symptome zurückzuführen und treten manchmal zuerst an anderen Stellen des Körpers
auf, bevor sie dann auf Muskeln oder andere Bereiche der Lendenwirbelsäule übergreifen. Manchmal kommen die Schmerzen auch direkt aus den
Nerven oder dem Nervensystem der Wirbelsäule. Es gibt mehr als 30 verschiedene Ursachen für Lendenschmerzen. Dazu zählen Verletzungen, Infektionen, Beeinträchtigungen durch Verschleiß, Entzündungen oder
auch Kreislaufprobleme.
Aufgrund der komplizierten Struktur der Wirbelsäule ist es für Ätze oft
schwer, die genaue Ursache für die Rückenschmerzen zu diagnostizieren.

Knochen, Bandscheiben, Muskeln, Bänder, Sehnen und verschiedene andere Gewebe ergeben als dreidimensionale Puzzleteile die Wirbelsäule. Kein Wunder also, dass die eigentliche Ursache leicht übersehen werden kann.

Ein durch Muskel-, Bänder- oder Sehnenverletzung verspannter Rücken ist einer der häufigsten Gründe für Rückenschmerzen. Es ist nicht ungewöhnlich, dass alltägliche Bewegungen wie das Aufheben eines Gegenstandes, Niesen oder Husten bereits Verspannungen auslösen können. Dazu gehört auch das Anheben von Gegenständen, die für den Betreffenden eigentlich zu schwer sind. In jedem Fall sendet das verletzte Gewebe Signale über die Nerven an das Gehirn und warnt die Muskeln. Diese Warnung löst einen Muskelkrampf aller Muskeln im Bereich der Wirbelsäule aus, auch wenn nur einer davon tatsächlich verletzt wurde.

Diese Muskelkrämpfe können manchmal sehr heftig sein und durch die Intensität des Schmerzes zu völliger Unbeweglichkeit führen. Obwohl die Krämpfe bewirken sollen, dass man in seiner Bewegung innehält und so die Muskelreizung stoppt, bleibt man, um den Muskelkrampf zu lockern, am besten in Bewegung. Vorsichtiges Bewegen ermöglicht es dem Muskel, seine Funktion zu überprüfen. Während die Reizung nach und nach abklingt, kehrt der Muskel zu seiner normalen Spannung zurück. Einfache Yoga-Dehnübungen sind hier förderlich, unterstützend können Sie auch ein Wärmekissen nutzen und, falls die Schmerzen sehr schlimm sind, etwas Aspirin einnehmen.

Die Bandscheiben

Wenn Sie Ihr 30. Lebensjahr erreichen, verändern sich Ihre Bandscheiben langsam von weichen Kissen zu platten Pfannkuchen. Diese Veränderung kann zu heftigen Rückenschmerzen führen, die bei jedem Menschen unterschiedlich ausfallen. Sport — also auch Yoga — ist das beste Mittel gegen die Bandscheibendegeneration. Denken Sie daran, dass Sie unweigerlich steif und müde werden, wenn Sie Ihre Wirbelsäule nicht regelmäßig bewegen. Falls Sie an einem Bandscheibenvorfall leiden, können Ihre Nervenstränge im Spinalkanal gereizt sein. Der Körper identifiziert die ausgetretene Masse des Gallertkerns als Fremdkörper und es kommt zu einer Entzündung. Enzyme lösen die ausgetretene Masse langsam wieder auf, dabei können allerdings auch erneut nahegelegene Nerven gereizt werden. Dies führt dann zu einer neuerlichen Entzündung des Ischiasnervs. Ischias (Hexenschuss) bezeichnet Schmerzen, die in der Hüfte und im Gesäß beginnen und tief ins Bein ausstrahlen. Dieser Zustand wird oft von Rückenschmerzen im Lendenwirbelbereich begleitet, die mehr oder weniger schlimmer ausfallen können als die Schmerzen im Bein. Schmerzen bei Ischias, der durch einen Bandscheibenvorfall hervorgerufen wurde, verschlimmern sich im Sitzen und verbessern sich im Stehen und Liegen. Rückenschmerzen können auch schon auftreten, bevor es tatsächlich zum Austritt des Gallertkerns kommt, da der Knorpelring gedehnt wird und dadurch Spannungen verursacht. Wenn es dann de facto zum Durchbruch kommt, werden die Schmerzen im Lendenbereich von heftigen Schmerzen im Bein und im Fuß abgelöst. Der Begriff Ischias beinhaltet, dass die Schmerzen vom Ischiasnerv herrühren, der von der Lendenwirbelsäule durch das Gesäß ins Bein verläuft.

Man spricht vom „echten Ischias", wenn durch einen Bandscheiben-vorfall im Lendenwirbelbereich eine Wurzel des Ischiasnervs gestaucht wird. Diese Art von Rückenschmerzen ist weniger verbreitet. Oft werden fälschlicherweise Schmerzen, die bei sportlichen Aktivitäten, bei der Freizeitgestaltung und bei schwerer Arbeit ausgelöst werden, ebenfalls als Ischias diagnostiziert.

Das häufigste Symptom bei „echtem Ischias" ist der Schmerz an der Rückseite des Oberschenkels, im Unterschenkel und/oder im Fuß. Diese Beschwerden sind weitaus unangenehmer als bei normalen Rü-ckenschmerzen. Es ist wichtig zu wissen, dass die Schmerzen beim „echten Ischias" bis über die Knie hinaus strahlen. Es kommt häufig vor, dass jemand bereits Tage oder Wochen, bevor die Schmerzen im Bein auftreten, über Rückenschmerzen klagt. In vielen Fällen werden die Beschwerden im Bein dann allerdings schlimmer als die Rücken-schmerzen und verdrängen diesen Schmerz bald völlig.

Andere bekannte Probleme

Andere systemische Krankheiten, wie zum Beispiel Fibromyalgie, sind für circa 10 Prozent der Rückenschmerzen verantwortlich. Derartige Krankheitsbilder verbessern oder verschlechtern sich jedoch weder durch Übungen noch durch längere Ruhephasen. Bedenken Sie, dass viele der inneren Organe, wie die Nieren und die Blase sowie zahlrei-che Blutgefäße und Lymphknoten, sich im unteren Bereich der Len-denwirbelsäule befinden. Krankheiten, die diese Organe befallen, können ebenfalls Rückenschmerzen hervorrufen. Sollten also andere Symptome wie Fieber, heftige Knochenschmerzen im mittleren Rü-ckenbereich oder Schmerzen hinzukommen, die im Liegen oder nachts schlimmer werden, so ist es auf jeden Fall ratsam, einen Arzt zu konsultieren.

Risikominimierung

Die meisten von uns nehmen sich nicht genug Zeit für die Gesundheits-vorsorge, vor allem dann, wenn es um Rückenprobleme geht. Wir warten einfach ab, bis etwas passiert, und erst dann bemühen wir uns darum, dass es sich nicht wiederholt. Doch sobald Sie erst einmal unter Rücken-schmerzen gelitten haben, steigt die Wahrscheinlichkeit eines neuen An-falls. Der erste Rückfall ereignet sich, wenn man nichts aus dem ersten Vorfall gelernt hat und wieder in die alten, schlechten Angewohnheiten verfällt – Dinge falsch hochzuheben, sich zu überanstrengen oder wieder zu lange zu sitzen. Wenn Sie jedoch mit einfachen Übungen beginnen und auf eine gute Körperhaltung achten, sich genug ausruhen und regel-mäßig Sport treiben, können Sie Rückenprobleme vermeiden.

Durch regelmäßiges Training, speziell auch der schwächeren Rückenmus-kulatur, kann man Probleme im Lendenwirbelbereich erheblich reduzieren. Dies ist besonders wichtig für Menschen, die im Rahmen ihrer beruflichen Tätigkeit schwere Gegenstände heben und harte körperliche Arbeit verrichten müssen. Auch Unterleibsübungen sind wichtig, um das Risiko einer Rückenverletzung zu minimieren. Obwohl Fettleibigkeit nicht automatisch zu Rückenschmerzen führen muss, fördert sie häufig einen eher sitzenden Lebensstil und hält von sportlichen Übungen ab. Rhythmische Übungen wie Laufen, Fahrrad fahren oder Aerobic erhöhen den Puls und erzeugen Wärme, was wiederum Kalorien verbrennt, die Blutzirkulation und die Beweglichkeit verbessert und die Muskeln aufbaut. Wenn es ums Essen geht, sollten Sie sich so gesund wie möglich ernähren. Stellen Sie sicher, dass Sie ausreichend natürliche Antioxidationsmittel mit Ihrer Nahrung zu sich nehmen, indem Sie viel frisches Gemüse und Obst essen, das Vitamin A, C und E – also die wichtigsten Antioxidationsmittel – enthält. Grüne und gelbe Obst- und Gemüsesorten enthalten viel Beta-Karotin, essen Sie daher ausreihend Aprikosen, Spinat und Möhren zu Ihren Mahlzeiten. Eine vielseitige, vitaminreiche Ernährung stärkt Ihren Körper, sodass er im Falle einer Verletzung in der Lage ist, Zellen schnell zu reparieren, was zu einer rascheren Genesung beiträgt. Genauso einfach wie eine gesunde Ernährung ist es, sich richtig zu bewegen. Eine gute Körperhaltung unterstützt die Wirbelsäule nachhaltig. Wenn Sie etwas hochheben, sollten Ihre Füße und der Rücken in dieselbe Richtung zeigen (nicht verdrehen!). Stellen Sie sich vor den Gegenstand, gehen Sie in die Knie und heben Sie den Gegenstand aus den Beinen hoch und nicht mit Hilfe des Rückens. Wenn Sie oft schwer heben müssen, sollten Sie sich vielleicht ein Unterleibskorsett zulegen, denn es trägt zur weiteren Entlastung des Rückens bei.

Wenn Sie schon einmal längere Zeit stehen mussten, ist Ihnen vielleicht aufgefallen, wie müde sich die Muskeln in Ihrem Rücken dann anfühlen. Diese aufrechte Position verstärkt die Krümmung in der Lendenwirbelsäule und dehnt den musculus psoas major, den Großen Lendenmuskel, der die Lendenwirbel mit dem Oberschenkel verbindet. Um die Muskeln zu lockern, verlagern Sie das Gewicht von einem Fuß auf den anderen oder strecken den Rücken durch das Kippen des Beckens. Falls Sie längere Zeit sitzen müssen, sollte die Sitzfläche nicht zu hoch sein. Die Füße sollten vollständig auf dem Boden stehen, Ober- und Unterschenkel mindestens einen rechten Winkel bilden können. Wenn Sie Rückenschmerzen haben, ist es am besten, einen Stuhl mit hoher Rücken- und seitlichen Armlehnen zu verwenden. Weiche Sessel und Sofas geben Ihrem Rücken nicht die nötige Unterstützung und der Körper muss selbst zu sehr nachhelfen, was die Schmerzen verschlimmern kann oder einfach sehr ermüdend ist.

Generell können Sie Rückenbeschwerden vermeiden, indem Sie sich bemühen, Ihre Position häufig zu verändern – egal, ob Sie stehen oder sitzen. Eine ständige Muskelanspannung wirkt auf Dauer nicht nur ermüdend, die Muskeln beginnen auch zu schmerzen. Und schmerzende Muskeln sind geschwächt und daher anfälliger für alle Arten von Verletzungen.

Risikominimierung oder Vermeidung von Rückenleiden durch:

- Stressreduzierung
- Nichtrauchen
- Gewichtsabnahme
- Ausreichenden Schlaf
- Korrektes Heben
- Innere Ausgeglichenheit
- Keinerlei Überanstrengung
- Schieben, nicht Ziehen

3. KAPITEL

Yoga besser verstehen

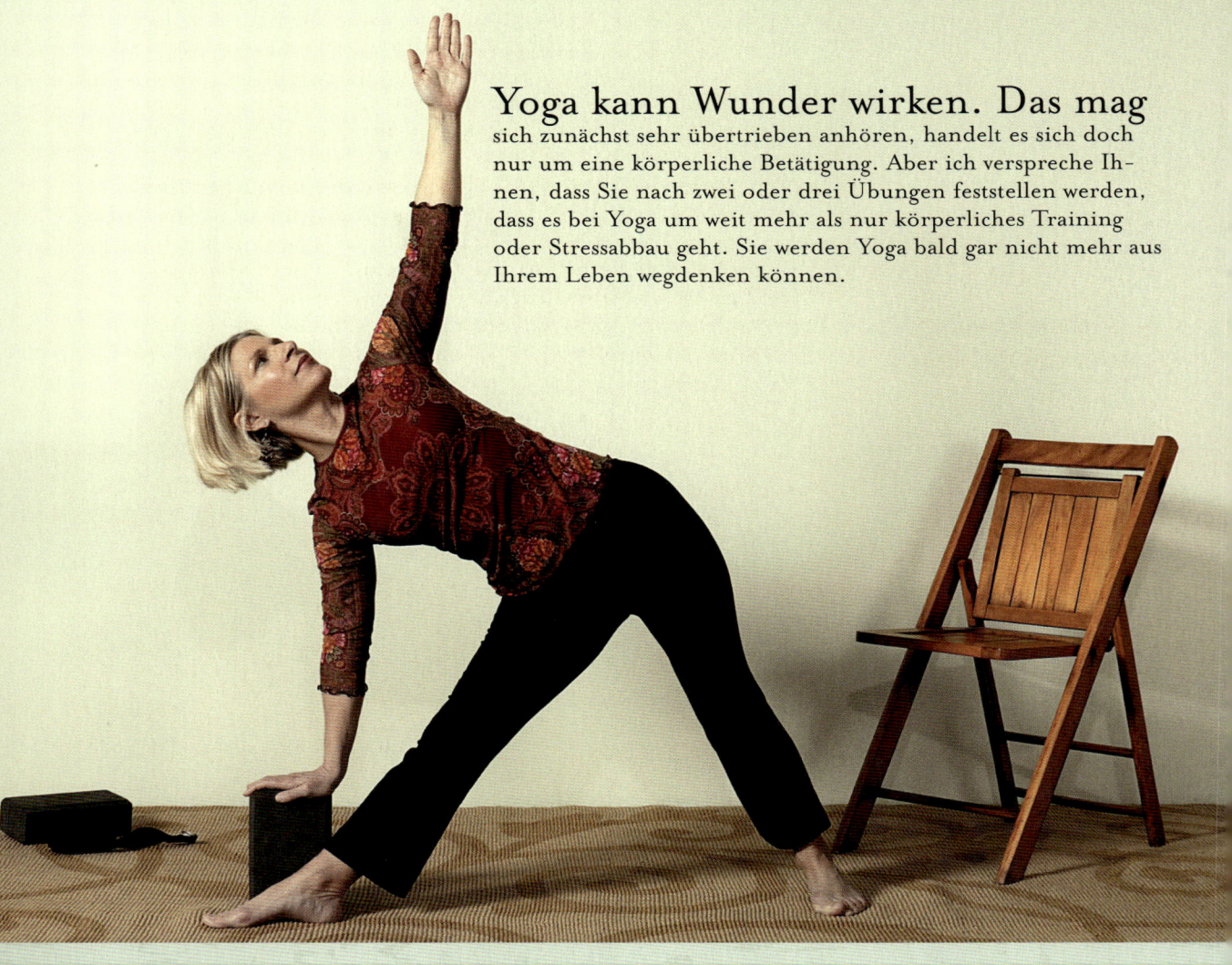

Yoga kann Wunder wirken. Das mag sich zunächst sehr übertrieben anhören, handelt es sich doch nur um eine körperliche Betätigung. Aber ich verspreche Ihnen, dass Sie nach zwei oder drei Übungen feststellen werden, dass es bei Yoga um weit mehr als nur körperliches Training oder Stressabbau geht. Sie werden Yoga bald gar nicht mehr aus Ihrem Leben wegdenken können.

Beginnen Sie am Anfang

Zuallererst ist es am wichtigsten, Ihren Geist und Ihre Seele zu öffnen und sich bewusst für Yoga zu entscheiden. Bedenken Sie, dass jeder mit unterschiedlichen Bedürfnissen startet, jedoch dieselbe Auffassungsgabe mitbringt. Ein Leistungssportler mag zwar bessere körperliche Fähigkeiten besitzen, aber seine Muskeln möglicherweise nicht in dem Maße entspannen können, um eine Yogaübung auszuführen wie jemand, der untrainiert ist. Bei Yoga sind alle gleichgestellt und jeder – ob gut oder schlecht trainiert – kann sich nach den Übungen erfrischt und entspannt fühlen. Dazu braucht man täglich nur 5 bis 10 Minuten zu trainieren. Solange Sie sich nur irgendwie bewegen, beginnen Sie bereits damit, Jahre des Nichtstuns wieder gut zu machen.

Die Yogalehre basiert auf 5000 Jahren von Beobachtungen und Theorien über den Einklang von Körper, Geist und Seele. Wenn Sie Yoga regelmäßig ausüben, verschmelzen Körper und Geist miteinander, die körperliche und geistige Entspannung führt zu innerer Gelassenheit und weckt unglaubliche Energiereserven. Mit der Zeit werden Sie erkennen, dass Yoga nicht nur Ihre Vitalität verbessert, sondern sich ebenfalls positiv auf den Kreislauf, die Atmung, die Nerven, die Verdauung und die Fortpflanzungsorgane auswirkt.

Warum die Positionen bewirken, was sie bewirken

Yogaübungen befassen sich mit bestimmten körperlichen Bedürfnissen, mit ihrer Hilfe kann gezielt Blut und Sauerstoff in unterversorgte Regionen geführt werden, um sie zu regenerieren. Bewusstes Atmen erfrischt den Geist und mobilisiert neue Energie. Wenn also Körper und Geist entspannt sind, werden wir automatisch zuversichtlicher, selbstsicherer, friedvoller und lebendiger.

Dies mag sich sehr nach klischeehaftem Kauderwelsch anhören, Fakt ist jedoch, dass die moderne Wissenschaft und Medizin immer wieder bestätigen, dass ein gesundes Verhältnis von Körper und Seele der Schlüssel zur vollkommenen Genesung und Balance von Körper und Geist ist. Wenn unser Geist überarbeitet und überanstrengt ist, sendet er verwirrende und sich widersprechende Signale an den Körper aus und verursacht dadurch Stress und inneres Ungleichgewicht. Dieser unausgeglichene Zustand kann zu Trägheit, Erschöpfung oder Krankheiten führen, der Körper reagiert nicht mehr auf die Signale des Gehirns.

Ihr ganz persönlicher Weg

Vielleicht absolvieren Sie die Yogaübungen ohne jede weitere Absicht. Sie sind einfach auf der Suche nach einer weniger anstrengenden, eher angenehmeren und schonenderen Form der körperlichen Bewegung. Wenn das so ist, dann ist Yoga wirklich die perfekte Wahl. Die Übungen wirken stabilisierend und beruhigend auf Körper und Geist. Das Gehirn und der Körper funktionieren im Einklang, die Energie fließt ungehindert durch alle Bereiche. Yogaübungen wirken immer stimulierend, aber nie irritierend. Ein Beispiel: Ein Läufer kann seinen Herzschlag beschleunigen, der Verbrauch der körperlichen Kräfte und Ausdauer kann jedoch zu Erschöpfung führen und ihm wiederholt Verletzungen der Gelenke und Bänder zufügen. Bestimmte Yogaübungen, wie zum Beispiel die Brücke, kosten viel Kraft. Das Herz schlägt schneller, genau wie beim Laufen, aber es schlägt gleichmäßiger und konstanter, was den Körper wiederum belebt und regeneriert, statt ihn zu entkräften.

Die Anstrengung beim Yoga ist gleichmäßig auf alle Körperteile verteilt. Weil der Körper dadurch entspannt bleibt, während Sie sich strecken, beugen und Muskeln und Gelenke dehnen, ist er vor Verletzungen und Stress geschützt. Die Übungen wirken sich ebenfalls positiv auf die Blutzirkulation in alle Zellen des Körpers aus, beleben und stärken das Nervensystem und erhöhen die Fähigkeit des Körpers, Stress zu bewältigen. Indem Sie Ihr Körpergewicht einsetzen, Yogastellungen halten und dabei gleichmäßig atmen, modulieren Sie den Körper, stärken Knochen und Muskeln, korrigieren Ihre Haltung, erweitern die Lungenkapazität und bilden Energiereserven.

Schließlich, auch wenn Sie es nicht gleich bemerken, werden Sie insgesamt ruhiger und konzentrierter. Mit der Zeit wird sich ein allgemeines Gefühl des Wohlbefindens einstellen. Sie werden feststellen, dass Ihnen Aufgaben nicht mehr so unlösbar erscheinen und Schwierigkeiten leichter zu bewältigen sind. Sie werden Prioritäten setzen und all die negativen und unnötigen Gedanken und Gefühle abschütteln können. Denken Sie bei Yoga an eine erfrischende Reinigung von Körper, Geist und Seele.

So funktioniert Yoga

Wenn Sie an das übliche sportliche Angebot ihres Fitnessstudios gewöhnt sind, wundern Sie sich wahrscheinlich, wie Ihnen eine kaum beleuchtete Umgebung und entspannende Musik zu einem gestählten Körper verhelfen können. Und wenn Sie sowieso unregelmäßig Sport treiben, glauben Sie wahrscheinlich, dass müde Knochen, steife Gelenke und ein gestresster Kopf niemals in der Lage sind, sich zu entspannen, zu strecken, geschweige denn irgendwelche völlig utopischen Übungen zu vollführen. Doch bedenken Sie immer, dass Yoga in erster Linie darauf abzielt, die Seele und den Körper zu entspannen. Jene unglaublich anmutenden, verschlungenen Übungen, die man häufig sieht, eignen sich nur für Fortgeschrittene. Bedenken Sie, dass egal, auf welchem Niveau wir mit den Übungen beginnen, die Anstrengung für uns alle die gleiche ist. Anders gesagt: Jemand, der gerade eine Vorwärtsbeuge geschafft hat, empfindet dieselbe Euphorie wie jemand, dem es nach langem Üben endlich gelungen ist, anmutig in den Handstand zu kommen. Beide haben es geschafft, ihr mehr oder weniger schwieriges Ziel erreicht und dabei ein neues Körperbewusstsein entwickelt.

Die beruhigende Wirkung von Yoga

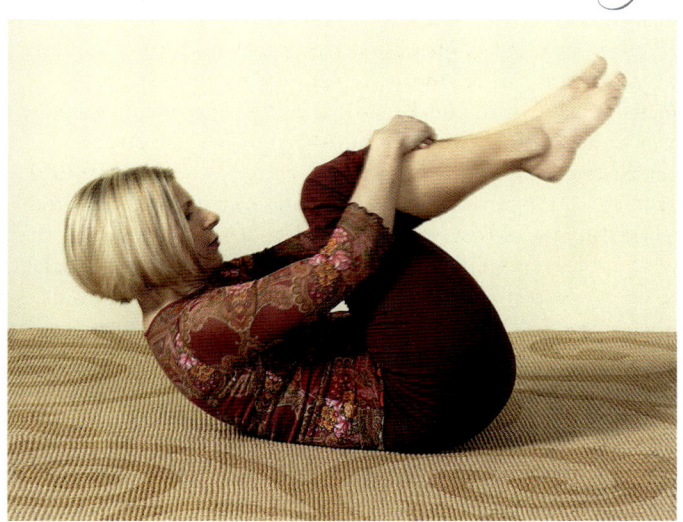

Viele Menschen wählen Yoga, um Schmerzen zu lindern. Die Übungen, auch Asanas genannt, wirken beruhigend und stärkend auf bestimmte Bereiche des Körpers, können aber ebenso die Gehirnströme stimulieren und dadurch das Körperbefinden positiv beeinflussen. Gedrehte Übungen zum Beispiel, wie der Drehsitz, massieren die inneren Organe und Giftstoffe, die bei der Verdauung entstehen, werden durch frisches Blut und Sauerstoff ausgespült. Umgekehrte Stellungen, wie der Kopf- oder der Schulterstand wiederum, beruhigen den Körper und stimulieren das Gehirn, der Herzmuskel bekommt eine Pause und die Nerven können sich entspannen.

Weil der Rücken aus Wirbeln und Gelenken besteht, kann sich jedes Teil in viele verschiedene Richtungen bewegen, allerdings besteht dadurch auch eine höhere Verletzungsgefahr als in anderen Bereichen des Körpers. Schmerzen im Lendenwirbelbereich sind daher am häufigsten verbreitet und werden vor allem durch Stress verursacht. Es ist nichts Ungewöhnliches, dass jemand, der verspannte, gestresste Muskeln hat, plötzlich einen Muskelkrampf erleidet, obwohl er nur etwas aufheben möchte. Tatsache ist, dass viele Studien den Einfluss von mentalem Stress auf die Muskeln bestätigen.

Einfache Yogaübungen, wie Sie sie in diesem Buch finden, helfen Ihnen dabei, Rückenbeschwerden und Stress zu lindern. Verbindet Sie dann diese Übungen noch mit einfachen Atemtechniken, können Blockaden gelöst, verspannte Muskeln entspannt und gelockert werden und Sorgen einfach verschwinden.

Die Atmung

Eine gleichmäßige und tiefe Atmung hat nicht nur eine große Bedeutung für Heilung und Entspannung, sie bildet den Anfang, die Mitte und das Ende einer jeden Übung. Die Atmung bringt Sauerstoff in jede Zelle, stärkt das Zwerchfell und lindert Schmerzen. Sie verhilft uns so zu Lebensenergie oder Entspannung. Durch das Zusammenspiel von der Yoga-Atmung und Bewegung bleibt man wachsam – mit anderen Worten: Man ist sich seiner Umgebung völlig bewusst.

Denken Sie immer daran, durch die Nase zu atmen (viele Yoga-Anhänger werden Ihnen sagen, dass die Nase zum Atmen und der Mund zum Essen da ist!). Dies hält die Wärme in Ihrem Körper, wärmt die Muskeln und lässt das Blut zirkulieren. Generell sollten Sie dann einatmen, wenn sie den Körper während einer Übung öffnen, und ausatmen, wenn Sie sich bücken. Die Länge des Atemzuges sollte auf die Dauer der Übung abgestimmt sein. Es kann sein, dass Sie am Anfang außer Atem sind. Führen Sie die Übung daher nur solange aus, wie Sie können und beginnen Sie dann von neuem. Nach einer Weile werden Sie die Übung mit der Atmung in perfekter Synchronität ausführen können.

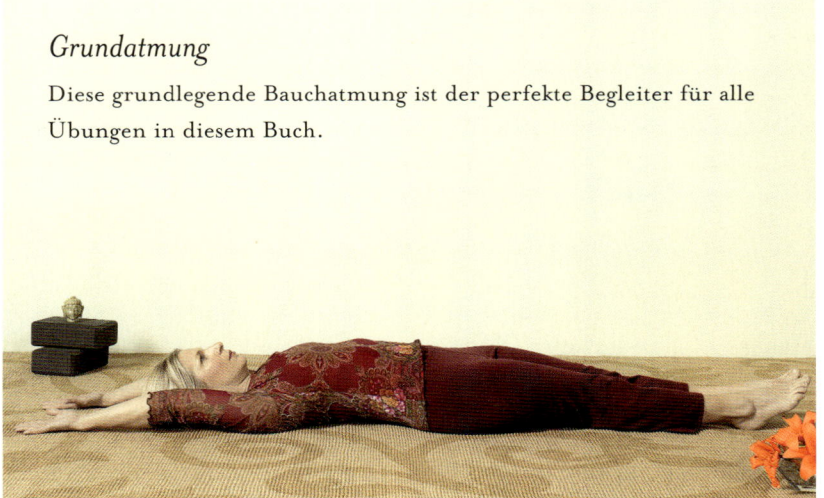

Grundatmung

Diese grundlegende Bauchatmung ist der perfekte Begleiter für alle Übungen in diesem Buch.

1. Setzen oder legen Sie sich bequem hin. Legen Sie die Arme neben sich, oder falls Sie sitzen, ruhen sie locker auf Ihren Knien. Schließen Sie die Augen und konzentrieren Sie sich darauf, was in Ihrem Kopf und in Ihrem Körper passiert. Verändern Sie nicht Ihre Atmung, achten Sie nur darauf, ob Sie gleichmäßig oder stockend atmen. Finden Sie Ihren natürlichen Rhythmus.

2. Beginnen Sie langsam, die Atemzüge zu verlängern und das Ein- und Ausatmen zu synchronisieren. Manchmal hilft es, dabei zu zählen. Während Sie einatmen, zählen Sie langsam bis vier oder fünf, beim Ausatmen ebenfalls.

3. Atmen Sie nun in den Bauch, füllen Sie ihn wie einen Ballon komplett mit Luft. Beim Ausatmen ziehen Sie den Bauchnabel ein (stellen Sie sich vor, Sie haben ein Band an Ihrem Nabel, das durch Ihren Rücken läuft und jemand zieht daran) und pressen Sie die gesamte Luft wieder hinaus.

4. Atmen Sie mehrfach weiter tief ein und aus. Sie werden feststellen, dass sich mit jedem Atemzug punktuelle Verspannungen lockern und auflösen. Denken Sie daran, dass Ihre Atmung automatisch an der Stelle wirkt, auf die Sie sich konzentrieren und daher ein wertvolles Mittel zur Entspannung ist.

Training zu Hause

Die erste Stunde in einem Fitness- oder Yogastudio kann manchmal einschüchternd wirken — erst recht, wenn die übrigen Teilnehmer bereits länger dabei sind. Daher ist es verständlich, wenn sich Anfänger zunächst zu Hause am wohlsten fühlen. Das glaube ich zwar auch, aber planen Sie für die nahe Zukunft die Teilnahme an einem Kurs mit ein. Ein Yogalehrer kann mögliche Fehlstellungen korrigieren und Fragen zu bestimmten Übungen oder Problemen beantworten. Für Ihre Übungen zu Hause benötigen Sie auf jeden Fall eine rutschfeste Yogamatte. Falls Sie ebenfalls eine Unterstützung oder Variationsmöglichkeiten benötigen, sollten Sie eine Decke, einen Yogablock sowie ein Band griffbereit haben.

Der richtige Platz nur für Sie

Bevor Sie anfangen, suchen Sie sich zunächst einen Raum oder einen Platz in einem Raum, den Sie leicht für Ihre Zwecke neu arrangieren können. Vielleicht gibt es ein spezielles Fenster, in das die Morgensonne oder der Mond scheint. Wenn Sie in der Stadt wohnen, kann es am Fenster auch zu laut sein, dann suchen Sie sich lieber einen abgeschlossenen, geschützteren Bereich. Wie auch immer Sie sich entscheiden, Sie sollten dort ungestört sein und sich absolut wohl fühlen. Umgeben Sie sich in diesem, nur für Sie reservierten Bereich mit schönen Dingen — vielleicht Blumen oder ein paar Duftkerzen. Ich bevorzuge zum Beispiel das Training am Abend. Ich liebe den Strand

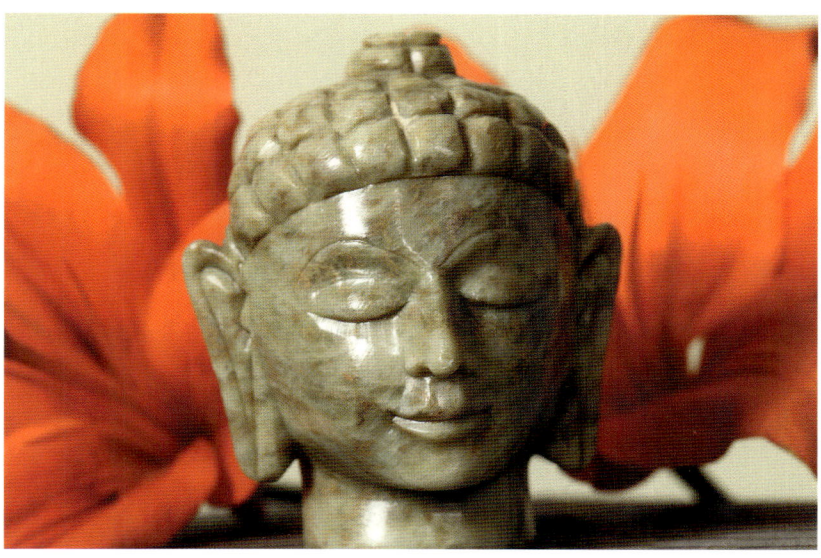

und Kerzenlicht, deshalb mag ich Muscheln in meiner Umgebung, Blumen und ein paar Duftkerzen.

Ich lasse auch immer sanfte Musik im Hintergrund laufen. Sie können dazu einen bekannten Künstler auswählen oder auf eine der wunderbaren CDs mit Yoga- und Meditationsmusik zurückgreifen. Die meisten Buchhandlungen und Musikgeschäfte haben eine große Auswahl in ihrem Sortiment. Wenn möglich, sollten Sie Ihre Übungen jeden Tag zur selben Zeit absolvieren. Ein regelmäßiger Zeitplan hilft Ihnen, sich bewusst auf die Übungen einzustellen, auch wenn es nur fünf Minuten sind. Die meisten Lehrer und Yoga-Meister vertreten die Auffassung, lieber jeden Tag ein bisschen zu tun als ab und zu zwei Stunden. Mit der Zeit und bei regelmäßiger Übung werden Sie feststellen, dass sich Ihr Körper nach Yoga sehnt. Da Ihnen die Yogaübungen und Atemtechniken bald sehr vertraut sein werden, verschwinden Verspannungen und aufgestauter Stress und jegliche neue Anspannung wird ganz leicht wieder abgebaut. Das Beste ist jedoch, dass Ihr Körper zu heilen beginnt.

Was ziehe ich an?

Für die Übungen wird meist lockere, bequeme Kleidung empfohlen. Auch wenn das sicherlich ein guter Tipp ist, rate ich Ihnen, eher eng anliegende Kleidung zu tragen. Zu lockere Kleidung verheddert sich meiner Meinung nach zu schnell und eine Korrektur der Körperstellung ist fast nicht möglich, weil die Kleidung die Konturen verschwimmen lässt. Natürlich dürfen Sie für einige der morgendlichen Übungen in diesem Buch, die man im Bett ausführen kann, auch den Pyjama anlassen. Das ist sicherlich am gemütlichsten.

Einführung zu den Übungen

Alle Yogastellungen in den nun folgenden Übungen werden Ihnen helfen, Ihre Muskeln zu strecken, zu kräftigen und verspannte Bereiche zu lockern. Das regelmäßige Yogatraining wird Sie stärker und beweglicher machen und die durch Stress verursachten Spannungen im Hals- und Nackenbereich werden sich langsam lösen. Vergessen Sie nicht, dass unser Rücken manchmal über mehrere Jahre die Last dieser Welt zu tragen hatte und es daher ein wenig Zeit braucht, diese Belastungen abzubauen und die Blockaden zu lösen. Geben Sie sich selbst genug Zeit und Sie werden über den langfristigen Erfolg erstaunt sein: ein gelenkiger, schmerzfreier Körper.

Fangen Sie langsam an und begeben Sie sich nur soweit in eine Stellung, wie es für Sie angenehm ist. Seien Sie aufmerksam, achten Sie auf Ihre Atmung und lassen Sie sich nicht ablenken. Mit jedem Tag werden Ihnen die Übungen leichter fallen, überfordern Sie daher Ihren Körper nicht.

Da eine schwache Bauchmuskulatur manchmal zu Rückenschmerzen führen kann, beschäftigt sich Kapitel 12 mit der Kräftigung des Unterleibes. Versuchen Sie, diese leichten Yoga-Crunches täglich oder mindestens jeden zweiten Tag auszuführen, um Ihren Unterleib zu stärken und eine solide Stütze für den Rücken aufzubauen.

Sie können sich aussuchen, ob Sie ein oder zwei Übungen – vielleicht eine morgens, eine abends – oder eventuell jeden Tag eine andere ausführen möchten. Sobald Sie besser werden, können Sie auch den Sonnengruß (Kapitel 13) in die Übungen einbauen, um Ihr Training zu intensivieren. Wenn Sie sich kräftiger fühlen, können Sie auch vier oder fünf Übungen zusammenstellen und diese nacheinander absolvieren, denn die Übungen sind so aufgebaut, dass man sie entweder alleine oder auch flüssig hintereinander ausführen kann. Stellen Sie sich Ihren individuellen Plan zusammen – Sie haben die Wahl. Wenn Ihnen die Stellungen geläufig sind, dann stellen Sie sie ruhig immer wieder neu zusammen. Yoga sollte Spaß machen, erfrischend und entspannend sein. Erforschen Sie Ihren Körper und Ihren Geist und lernen Sie, sich selbst zu lieben!

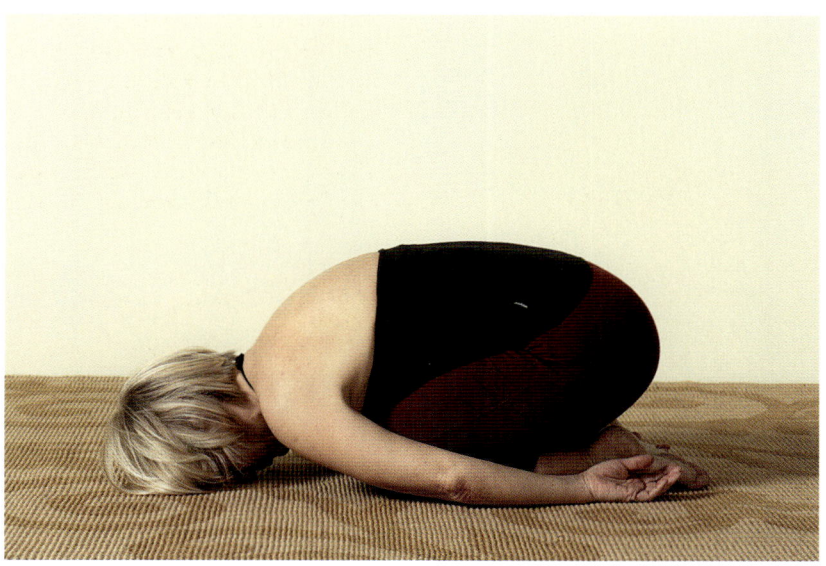

4. KAPITEL

Dehnübungen am Morgen

Warum sollten Sie nicht jeden Morgen Ihrem

Körper etwas Gutes tun? Statt sofort aus dem Bett zu springen und in die morgendliche Routine zu verfallen, gönnen Sie sich ruhig ein wenig Ruhe und Behaglichkeit. Es ist noch genug Zeit, sich für den Rest des Tages stressen zu lassen! Zuerst stellen Sie den Wecker aus und freuen Sie sich auf den neuen Tag. Dann konzentrieren Sie sich langsam auf Ihre Atmung und nehmen ein paar tiefe Atemzüge. Versuchen Sie, nicht daran zu denken, was Sie an diesem Tag alles erledigen möchten, sondern konzentrieren Sie sich ganz auf Ihre Atmung, aber schlafen Sie dabei nicht wieder ein! Nach ein oder zwei Minuten wecken Sie Ihren Körper mit ein wenig Yoga. Sie können diese sanften Dehnübungen auf dem Bett oder auf dem Boden ausführen – das überlasse ich Ihnen. Es sollte nur bequem für Sie sein. Die folgende Übung dauert nur fünf Minuten, so viel Zeit haben Sie sicherlich übrig, um sich und Ihrem Rücken einen gesunden Start in den Tag zu bieten.

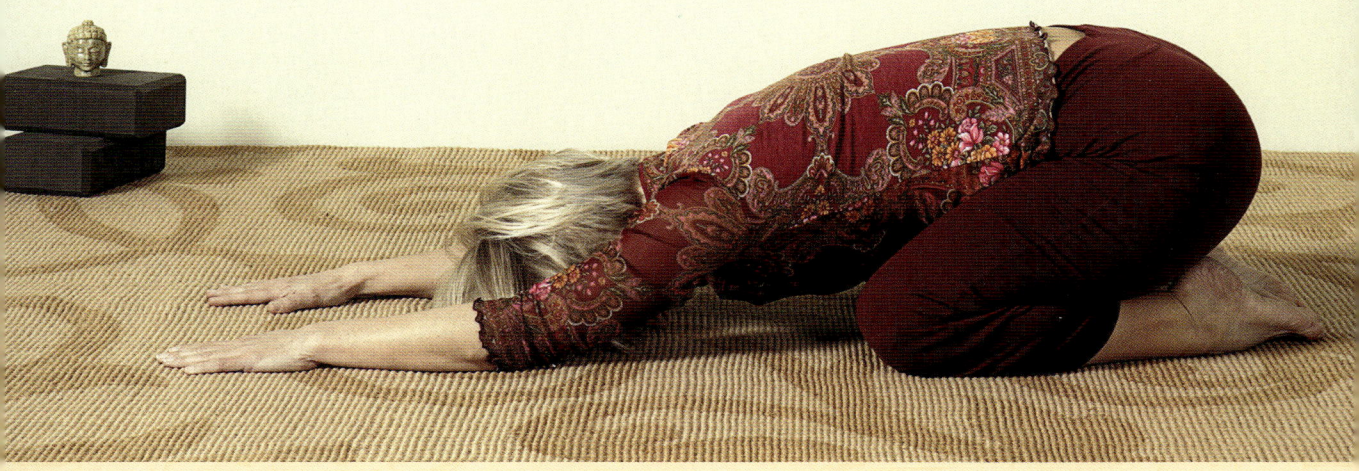

Abgewandelte Totenstellung mit Atmung

Der erste Teil der morgendlichen Dehnübung ist einfach, erfordert jedoch die ungeteilte Aufmerksamkeit. Es ist wichtig, sich durch nichts ablenken zu lassen.

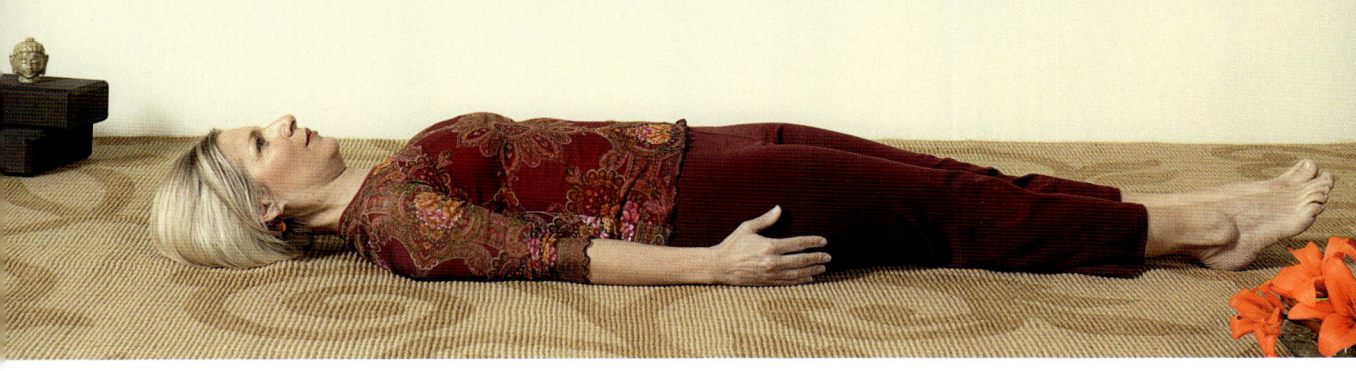

1. Legen Sie sich auf den Rücken, drücken Sie Ihre Schulterblätter leicht zusammen und ziehen Sie sie in Richtung Gesäß, die Arme liegen dabei neben Ihrem Körper. Schieben Sie das Steißbein nach oben und drücken Sie dabei die untere Rückenpartie auf den Boden. Die Beine liegen gestreckt auf dem Boden, die Füße sind geflext oder gestreckt.

2. Atmen und spüren Sie in sich hinein. Gibt es Beschwerden oder Verspannungen in Ihrem Rücken? Manchmal schlafen wir falsch und belasten dadurch ungewollt unsere Muskeln. Atmen Sie daher tief ein und aus, um Ihren Körper zu entspannen.

Gestreckte Totenstellung

Sie haben diese Übung wahrscheinlich schon hundertmal gemacht. Diesmal sind Sie sich Ihres Handelns und der Wirkung auf Ihren Körper jedoch wesentlich bewusster.

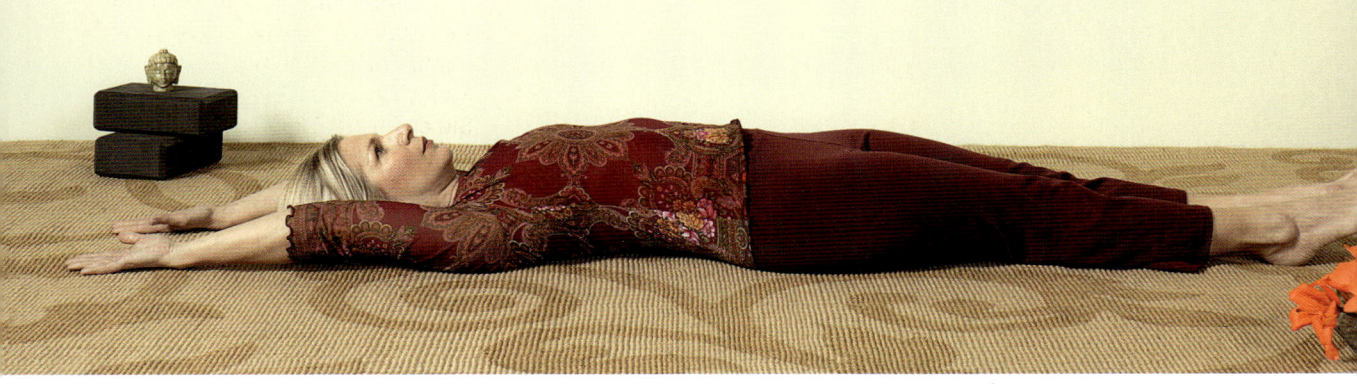

1. Legen Sie sich auf den Rücken und strecken Sie Ihre Arme über den Kopf nach hinten, die Schultern bleiben auf dem Boden.

2. Strecken Sie Ihren Körper so weit wie möglich und atmen Sie dabei tief ein und aus. Gehen Sie in Gedanken zu Ihren Beinen, die sich aus den Hüftpfannen lösen, zu den Armen, die sich aus den Schultergelenken strecken. Strecken Sie sich bei jedem Atemzug noch länger.

3. Ziehen Sie dann abwechselnd die rechte und die linke Seite lang und entspannen Sie die eine Seite zwischendurch völlig.

4. Versuchen Sie, jede Streckung fünf Atemzüge lang zu halten.

Arm- und Beinlifts im Wechsel

Diese fließende Bewegung wird langsam Ihre Arme und Beine wecken und die Blutzirkulation in Gang bringen.

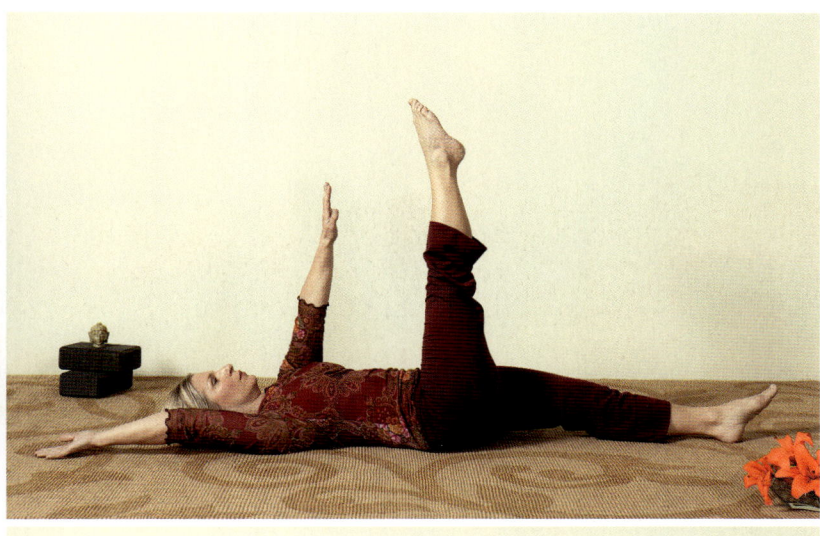

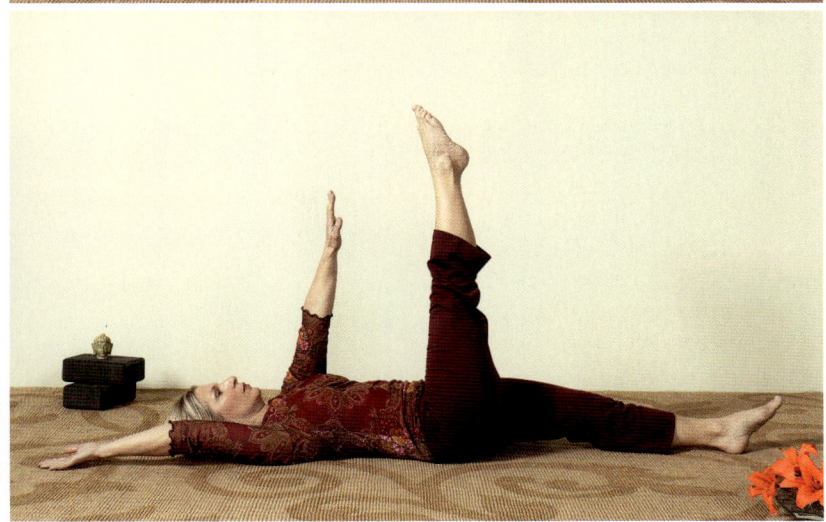

1. Aus der gestreckten Totenstellung heraus strecken Sie, während sie ausatmen, langsam Ihren rechten Arm und Ihr linkes Bein in Richtung Decke. Spüren Sie, wie Sie durch die Fingerspitzen und Zehen nach oben wachsen und halten Sie diese Position drei Atemzüge lang.

2. Atmen Sie ein und legen Sie dabei Ihr Bein und den Arm wieder ab. Strecken Sie nun das andere Bein und den anderen Arm, dehnen Sie drei Atemzüge lang und senken Sie Bein und Arm wieder ab.

3. Machen Sie abwechselnd so weiter. Bewegen Sie sich so schnell oder so langsam, wie es Ihnen am angenehmsten ist, atmen Sie dabei immer gleichmäßig weiter. Versuchen Sie, die Übung fünf- bis zehnmal auf jeder Seite zu wiederholen und kommen Sie dann wieder in die gestreckte Totenstellung.

Sanfte Brücke mit ausgestreckten Armen

Diese Version der Brücke weckt Ihre Wirbelsäule und öffnet Ihren Bauch. Die größeren Muskeln des Unterkörpers, wie die der Oberschenkel, der Hüften und des Gesäßes, werden ebenfalls sanft gefordert.

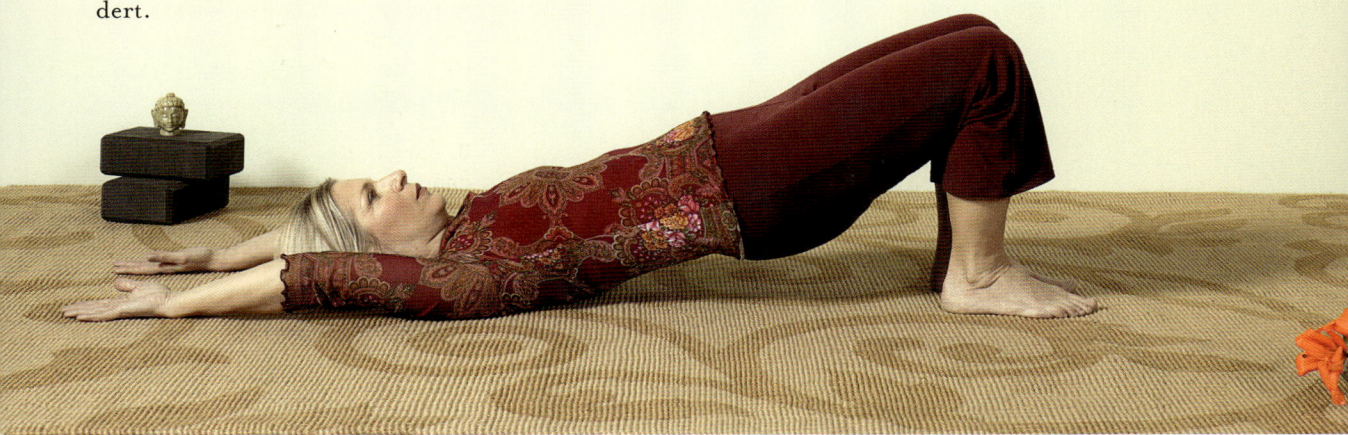

1. Aus der gestreckten Totenstellung heraus stellen Sie Ihre Füße flach und hüftbreit auseinander auf den Boden, die Knie sind gebeugt.

2. Schieben Sie Ihr Steißbein nach vorne und halten Sie Ihre untere Rückenpartie so flach wie möglich am Boden. Ziehen Sie Ihren Bauchnabel ein und halten Sie die Spannung in der Körpermitte.

3. Beim Einatmen heben Sie die Hüften mit Hilfe der Gesäßmuskeln an.

4. Knie und Hüften sollten eine Linie bilden, die Hüften sollten nicht zu weit angehoben werden. Halten Sie diese Position etwa zwei bis drei Atemzüge, ziehen Sie dann den Bauchnabel ein und rollen Sie langsam mit nach vorne geschobenem Becken Wirbel für Wirbel auf den Boden ab.

5. Sobald Ihr Steißbein den Boden berührt, drücken Sie Ihre Hüfte wieder nach oben. Wiederholen Sie diese Übung dreimal. Es sollte sich wie eine wunderbare Wirbelsäulenmassage anfühlen.

Auf dem Rücken liegende Katze

Die Katze wird öfter aus der Table-Top-Position ausgeführt, aber so ist es für den Rücken nicht so anstrengend und daher bestens für die morgendliche Routine geeignet. Die Bewegungen sind sehr fein, daher sollten Sie sich gut darauf konzentrieren. Diese Übung wird den unteren Rückenbereich stimulieren und wecken, das fühlt sich toll an.

1. Nach der letzten Brücke legen Sie die Arme wieder neben Ihren Körper oder über den Kopf, wenn Ihnen das lieber ist.

2. Während Sie einatmen, drücken Sie sanft Ihr Steißbein gegen den Boden, dabei krümmt sich Ihr Rücken leicht.

3. Atmen Sie aus und ziehen Sie den Bauchnabel ein. Rollen Sie über die Lendenwirbelsäule langsam ab, während Sie das Becken nach oben schieben.

4. Wiederholen Sie diese Übung solange wie es Ihnen dabei gut geht.

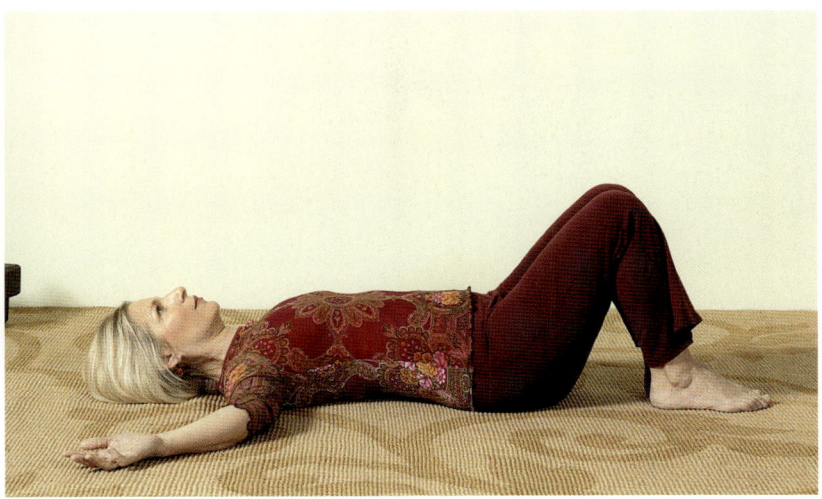

Massage der Lendenwirbelsäule

Eine sanfte Bewegung zur Linderung von
Rückenbeschwerden aller Art.

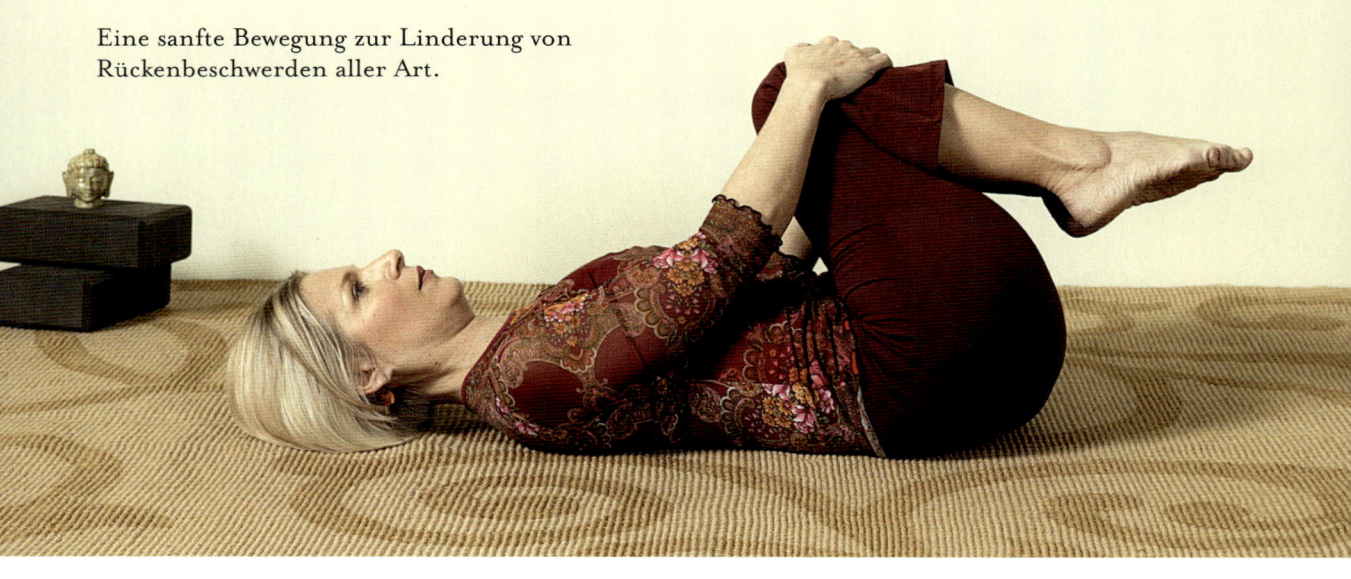

1. Beide Knie umfassen, an die
Brust ziehen und dreimal ein- und
ausatmen.

2. Die Hände auf die Knie legen
und die Beine sanft im Uhrzeigersinn kreisen lassen, solange Sie
wollen, dann wieder in die Ausgangsposition zurückkehren.

3. Wiederholen Sie dieselbe Bewegung in die entgegengesetzte Richtung.

4. Führen Sie diese Übung durch,
solange Sie möchten und genießen
Sie sie!

Drehung der Lendenwirbelsäule

Diese Bewegung löst Spannungen im Rücken. Sie tut zu jeder Tageszeit gut, besonders, wenn der Tag sehr stressig ist. Das Drehen am Morgen hilft ebenfalls dabei, die Muskeln von nächtlichen Verspannungen zu befreien.

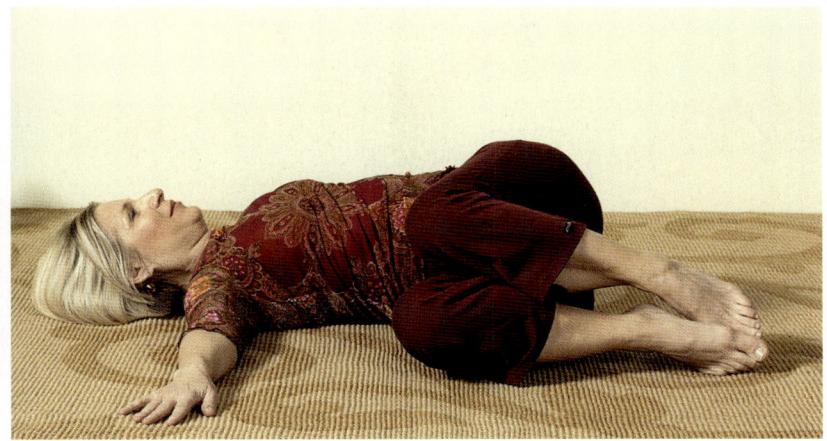

1. Ziehen Sie beide Knie mit den Händen zur Brust. Die Beine bleiben angewinkelt, während Sie die Arme rechts und links ausbreiten, die Handflächen zeigen nach unten.

2. Strecken Sie nun Ihren Oberkörper vom Kopf bis zum Steißbein, das Kinn fällt etwas auf die Brust.

3. Beim Ausatmen lassen Sie beide Beine zur rechten Seite fallen, beide Schultern bleiben dabei auf dem Boden. Atmen Sie ruhig. Fühlen Sie, wie die Luft in die Rückenmuskulatur wandert, sie dort wärmt und Spannungen löst. Atmen Sie in dieser Stellung drei- bis fünfmal ein und aus, dann kommen Sie wieder zur Mitte und wiederholen Sie die Übung zur anderen Seite.

4. Wiederholen Sie die Übung so oft Sie wollen langsam zu beiden Seiten, atmen Sie dabei gleichmäßig ein und aus. Wenn Sie fertig sind, rollen Sie auf die rechte Seite und setzen Sie sich auf. Nach weiteren fünf Atemzügen können Sie aufstehen und Ihren Tag beginnen!

Die Reihenfolge der morgendlichen Dehnübungen

Passen Sie die Übungen dem Rhythmus ihrer Atmung an. Sollten Sie sich mal verspannt fühlen oder Ihre Gedanken abschweifen, entspannen Sie sich und begeben Sie sich erneut in die Grundstellung der jeweiligen Übung. Atmen Sie mehrmals tief ein und aus und fahren Sie dann ganz normal fort.

1

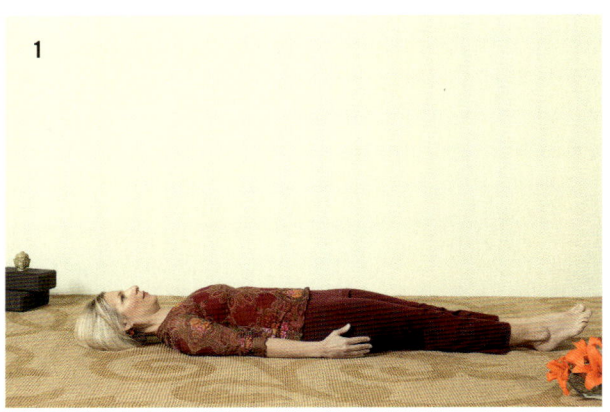

3a

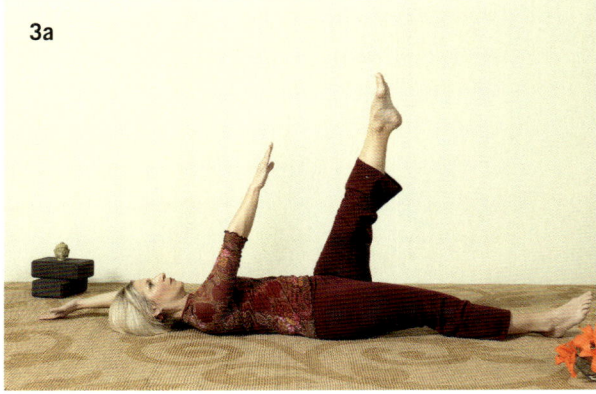

2

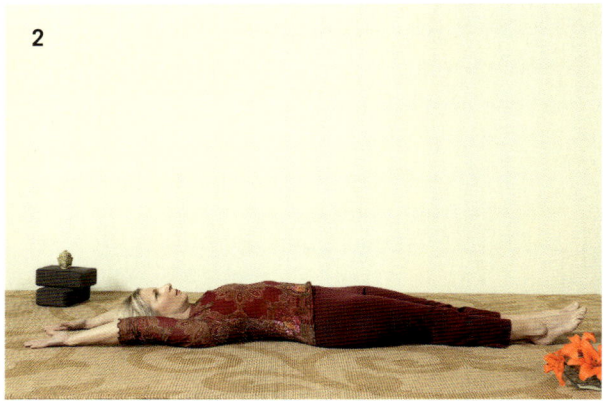

3b

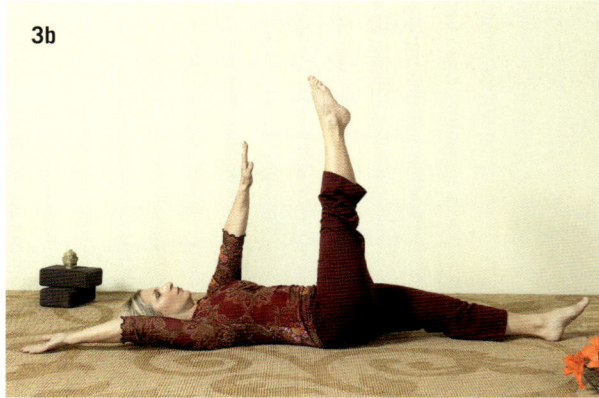

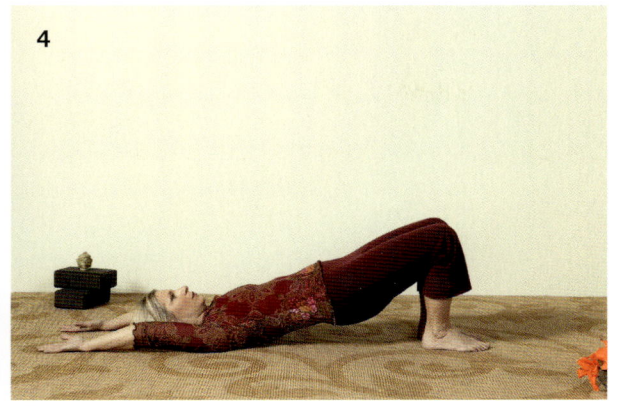

4

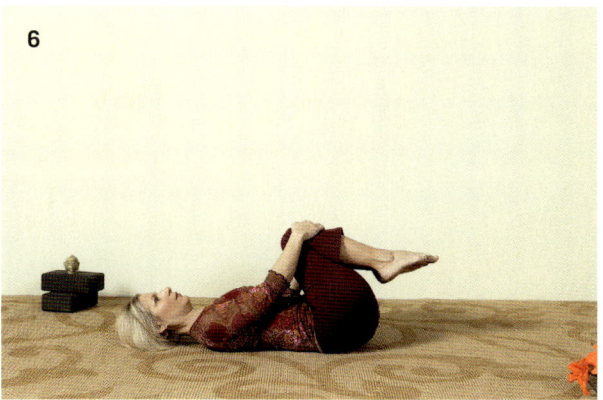

6

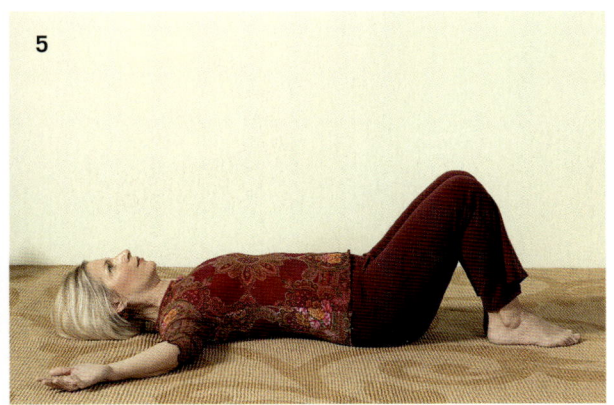

5

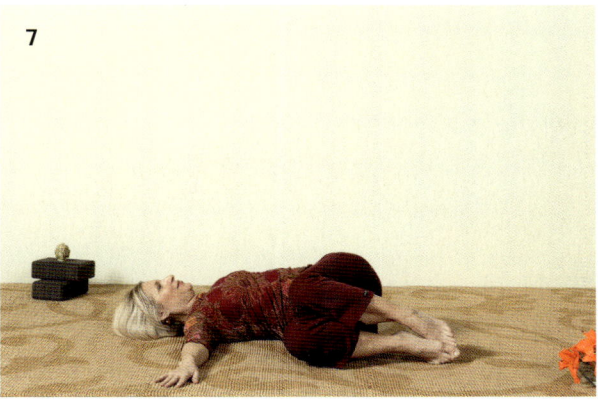

7

Ausrichtung der Wirbelsäule

Eine der wichtigsten Dinge zur

Vermeidung von Schmerzen und Problemen im Rücken ist eine korrekte Körperhaltung mit einer ideal ausgerichteten Wirbelsäule. Diese Übungsabfolge wird Ihnen dabei helfen, verengte Bereiche der Wirbelsäule zu strecken und zu öffnen und die Muskeln durch die Atmung zu wärmen und zu beruhigen, damit Sie sich entspannen können.

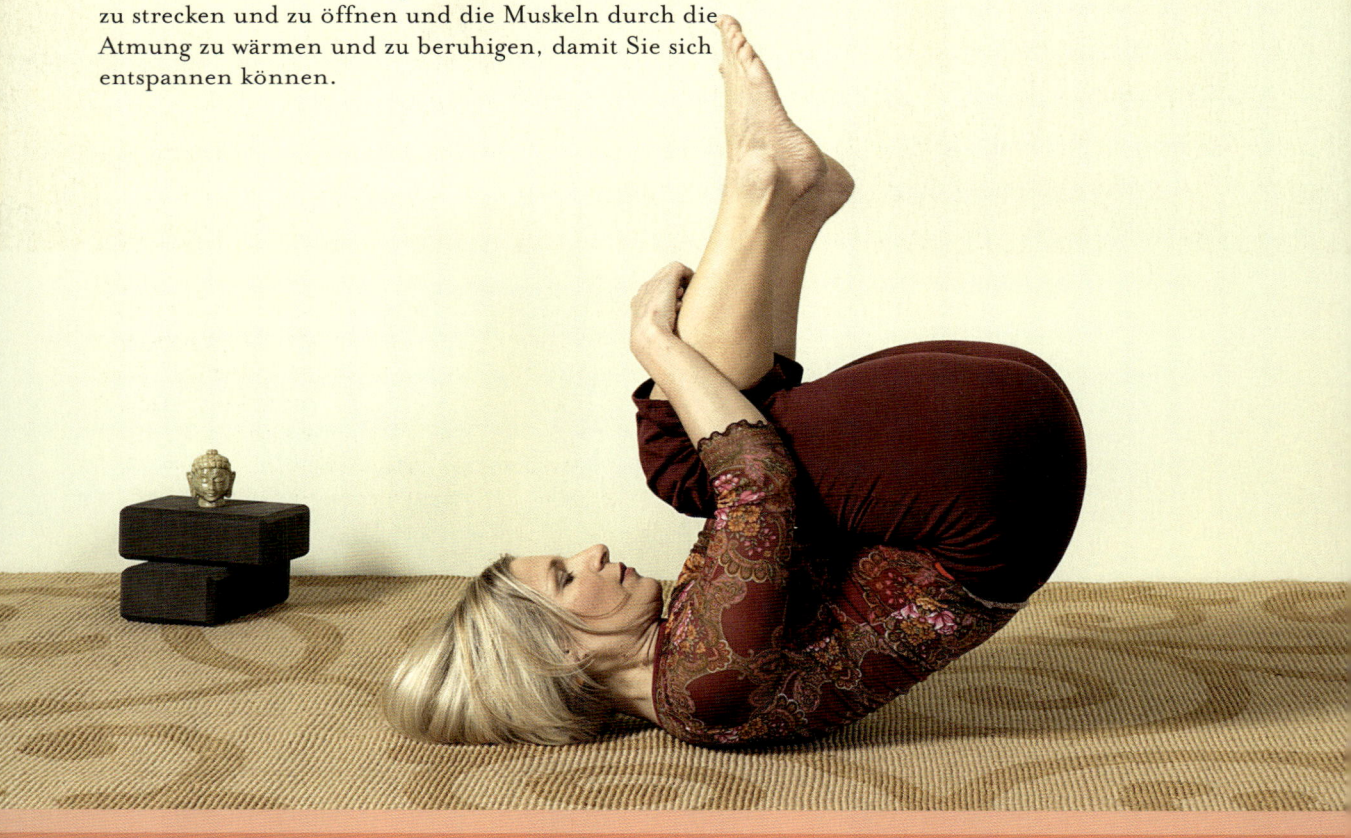

Abgewandelte Totenstellung mit Atmung

Diese Übung ist einfach, erfordert jedoch die ungeteilte Aufmerksamkeit. Es ist wichtig, sich durch nichts ablenken zu lassen.

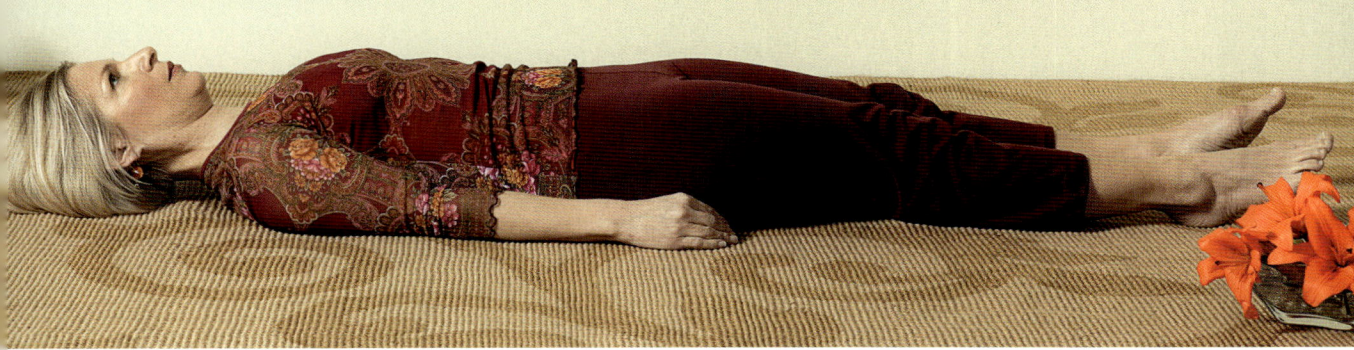

1. Legen Sie sich auf den Rücken, drücken Sie Ihre Schulterblätter leicht zusammen und ziehen Sie sie in Richtung Gesäß. Die Arme liegen längst neben Ihrem Körper. Schieben Sie das Steißbein nach oben und drücken Sie dabei die untere Rückenpartie fest auf den Boden. Die Beine liegen gestreckt auf dem Boden, die Füße sind geflext oder gestreckt.

2. Atmen und spüren Sie. Gibt es Beschwerden oder Verspannungen in Ihrem Rücken? Manchmal schlafen wir falsch und belasten dadurch ungewollt einige Muskeln. Atmen Sie daher tief ein und aus, um Ihren Körper zu entspannen.

Wechselseitige Kniebeuge

Diese Übung entspannt den unteren Bereich des Rückens. Achten Sie auf eine synchrone Atmung; immer ein Knie beim Ausatmen anziehen.

1. Stellen Sie beide Füße flach auf den Boden und beugen Sie die Knie. Achten Sie darauf, dass Ihr Rücken bequem auf dem Boden liegt, die Wirbelsäule ist in der neutralen Position, also nicht zu flach und nicht zu sehr gekrümmt.

2. Ziehen Sie das rechte Knie mit beiden Händen an Ihre Brust. Halten Sie es dort zwei bis drei Atemzüge lang und spüren Sie, wie die Atmung Verspannungen löst.

3. Während Sie einatmen, stellen Sie das Bein zurück, dann atmen Sie aus und ziehen das linke Bein zu sich heran. Wiederholen Sie diese Übung mehrmals, bis Sie die Wärme spüren und sich Ihr Lendenwirbelbereich entspannt anfühlt.

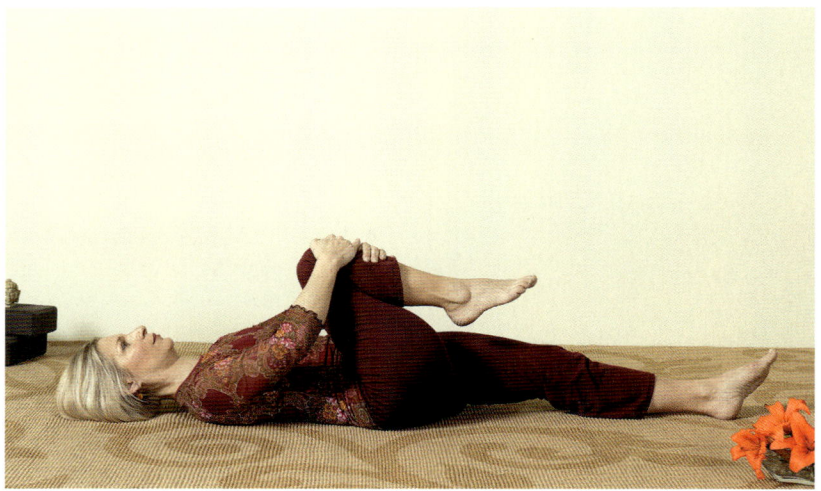

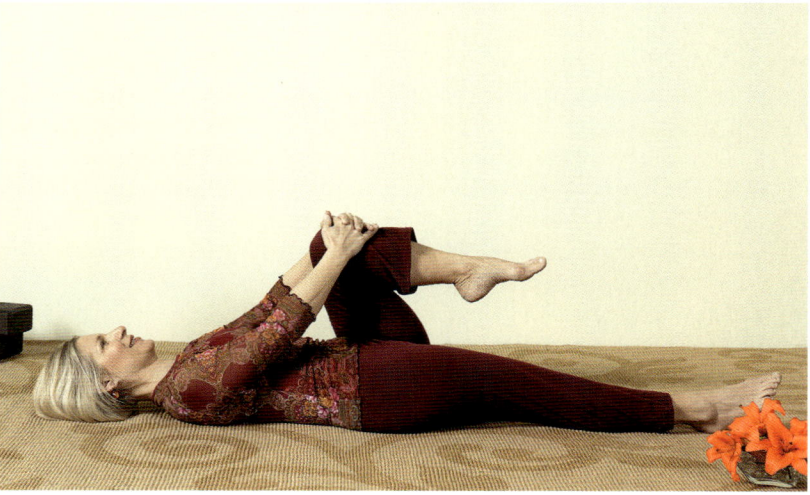

Krokodil Drehübung

Diese Übung sollte sich richtig gut anfühlen! Sie streckt die Wirbelsäule und die Schultern, stärkt den unteren Rückenbereich, fördert die Verdauung, massiert die inneren Organe und lindert Schmerzen im Hals, in der Hüfte und im Lendenwirbelbereich.

1. Ziehen Sie das rechte Bein mit beiden Händen zur Brust, die Hände umfassen das Knie.

2. Strecken Sie das linke Bein aus. Halten Sie den Kopf und den Hals gerade, die Wirbelsäule ist in der neutralen Position.

3. Stellen Sie den rechten Fuß vorsichtig auf Ihr linkes Knie.

4. Strecken Sie den rechten Arm aus, die Handfläche zeigt nach unten. Legen Sie die linke Hand auf das rechte Knie.

5. Während Sie ausatmen, drücken Sie das rechte Knie nach links, Ihr Kopf rollt nach rechts, Ihr Blick folgt Ihrem ausgestreckten rechten Arm.

6. Atmen Sie gleichmäßig weiter und halten Sie die Dehnung, solange sie Ihnen angenehm ist. Dabei können Sie die Dehnung beim Ausatmen jedes Mal noch etwas verstärken.

7. Drehen Sie sich wieder zur Mitte und wiederholen Sie die Übung mit dem anderen Bein.

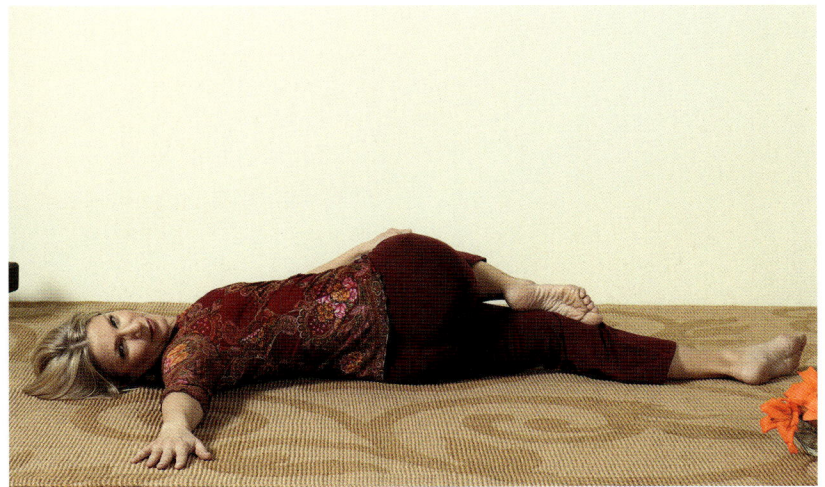

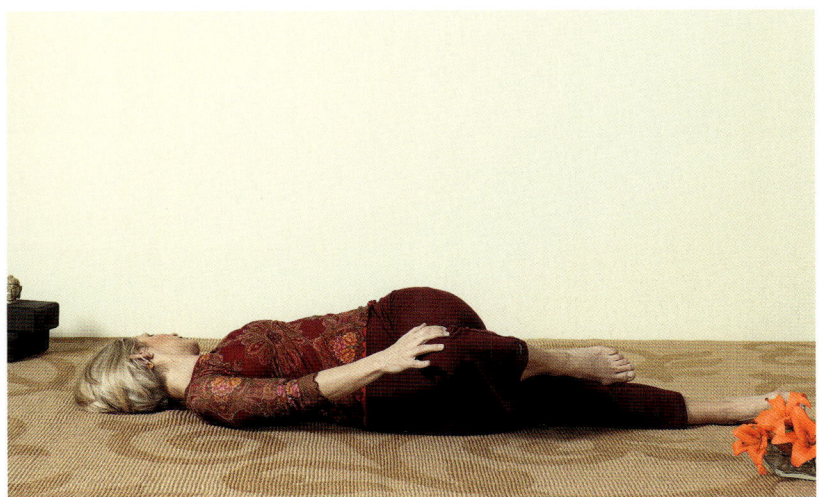

Happy Baby

Erinnern Sie sich als Sie klein waren – bevor Sie all die Schmerzen und Beschwerden hatten – und Sie einfach nur zum Spaß auf dem Wohnzimmerteppich herumgerollt sind? Ich verrate Ihnen hier, dass Sie den gleichen Spaß noch einmal haben können! Seien Sie nicht überrascht, wenn Sie anfangen zu kichern, sondern denken Sie einfach daran, dass Sie Ihren Nieren eine wunderbare Massage gönnen, Sie Ihre hinteren Oberschenkelmuskeln strecken und Sie Spannungen im Lendenwirbelbereich lösen. Na dann, viel Spaß!

1. Legen Sie sich auf den Rücken, ziehen Sie die Knie an und legen Sie jeweils eine Hand darauf.

2. Öffnen Sie die Knie weit nach außen. Strecken Sie dann die Unterschenkel nach oben, die Fußsohlen zeigen zur Decke.

3. Greifen Sie durch Ihre Beine nach Ihren Füßen und halten Sie sie fest. Wenn Sie wollen, können Sie auch die ersten beiden Finger jeder Hand um den großen Zeh wickeln.

4. Rollen Sie nun ganz sanft von einer Seite zur anderen. Drücken Sie mit den Händen auf die Fußsohlen, das presst die Knie in Richtung Ellenbogen, die Beine werden gedehnt.

5. Fahren Sie damit fort und genießen Sie das wohltuende Gefühl in Ihrem Körper!

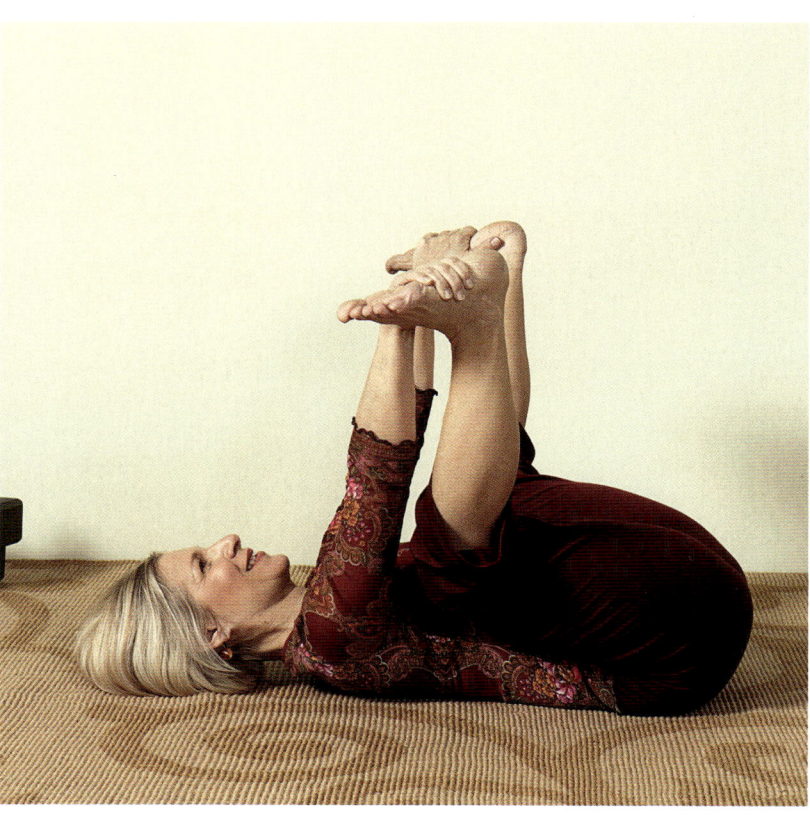

Rollen im Schneidersitz

Nach dieser Übung, bei der Sie langsam vor und zurück schaukeln, werden Sie sich wie neu geboren fühlen. Ihr Innerstes wird stimuliert, da Ihre Unterleibsmuskeln die Schaukelbewegung auslösen. Gleichzeitig bekommen Sie eine wunderbare Rückenmassage. Wenn Sie feststellen, dass Sie sich so nicht aufsetzen können, rollen Sie auf die rechte Seite und nehmen Ihre Arme zur Hilfe. Nach einer Weile werden Sie stark genug sein, um schwungvoll in den Sitz zu kommen.

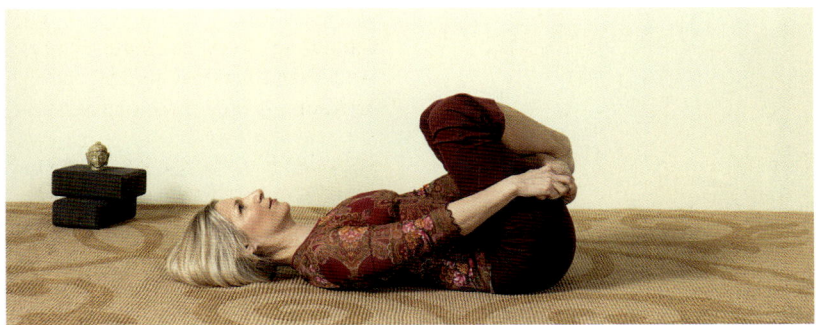

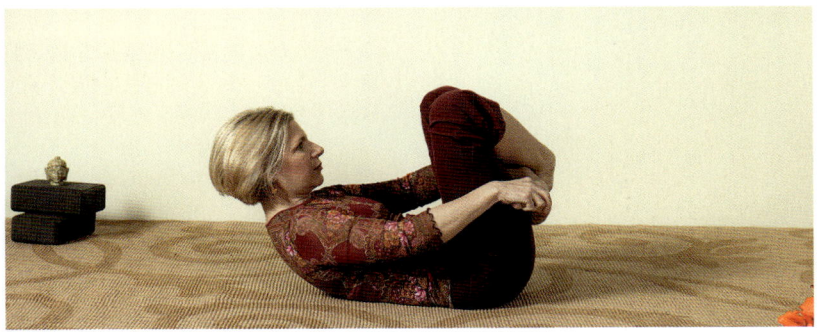

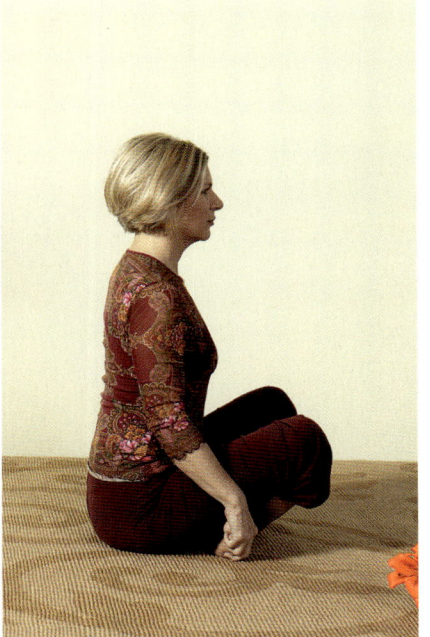

1. Legen Sie sich auf den Rücken, ziehen Sie beide Knie an und überkreuzen Sie die Beine.

2. Halten Sie Ihre großen Zehen fest und beginnen Sie, langsam vor- und zurückzuschaukeln.

3. Verstärken Sie die Schaukelbewegung, bis Sie sich ganz einfach hinsetzen können.

Einfache Drehung im Schneidersitz

Das ist eine sehr einfache Übung, um die Wirbelsäule zu dehnen und zu revitalisieren. Sie lindert Rücken-, Hals- und Ischiasschmerzen, unterstützt eine gute Körperhaltung und fördert die Verdauung.

1. Setzen Sie sich bequem in den Schneidersitz. Versuchen Sie, direkt auf Ihren Sitzhöckern zu sitzen. Spüren Sie den Untergrund?

2. Legen Sie die Hände auf die Knie und strecken Sie Ihre Wirbelsäule so weit wie möglich nach oben.

3. Legen Sie Ihre rechte Hand hinter die rechte Hüfte und die linke Hand auf das rechte Knie.

4. Während Sie einatmen, drücken Sie sich mit der rechten Hand aus Ihrer Hüfte noch weiter nach oben. Beim Ausatmen pressen Sie die linke Hand gegen das rechte Knie und drehen den Oberkörper und den Kopf nach rechts.

5. Wiederholen Sie das Drehen und Atmen. Verstärken Sie die Drehung beim Einatmen und lösen Sie die Spannung beim Ausatmen. Halten Sie die Spannung für drei bis fünf Atemzüge, dann drehen Sie sich zurück zur Mitte und beginnen mit der Übung auf der anderen Seite.

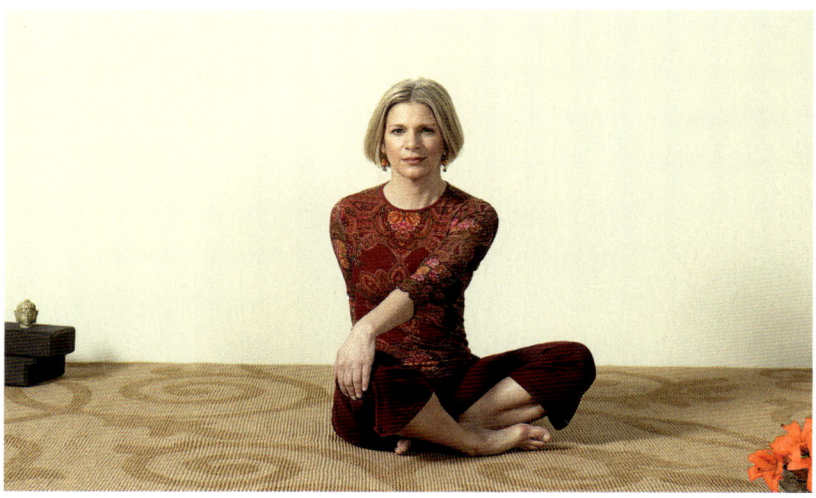

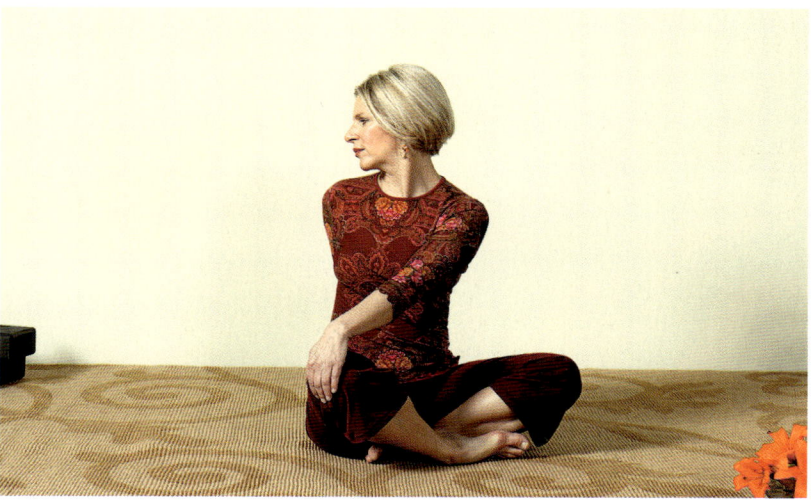

Drehung im Sitzen mit überkreuzten Beinen

Rotationen im Sitzen steigern nicht nur Ihre Energie, sondern stärken auch die inneren Organe, was wiederum einen positiven Einfluss auf die Verdauung und das Lymphgefäßsystem hat. Diese Übung mildert Ischiasbeschwerden und Rückenschmerzen, besonders im Lendenwirbelbereich.

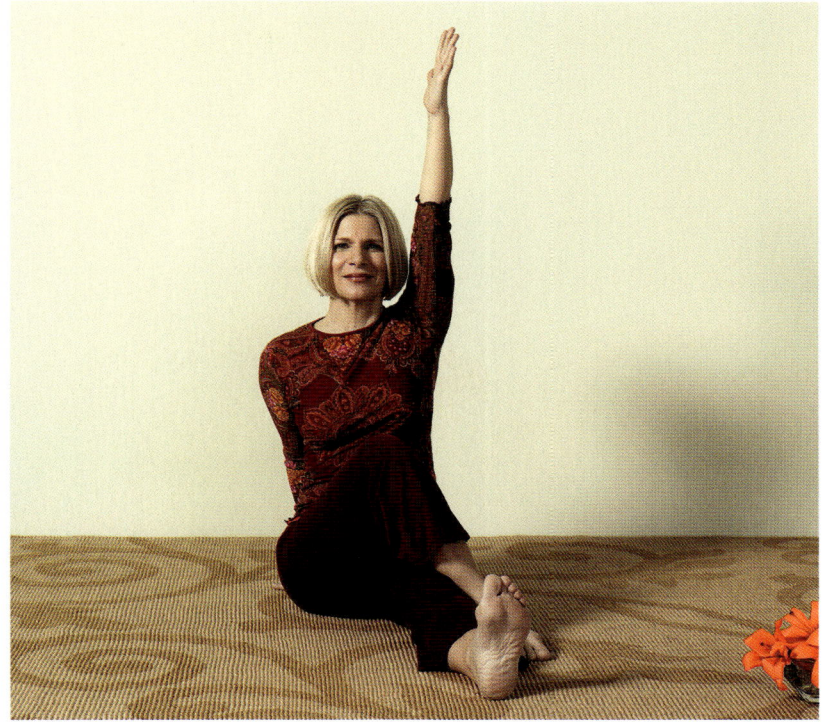

1. Setzen Sie sich hin und strecken Sie beide Beine gerade aus.

2. Spüren Sie den Boden unter Ihren Sitzhöckern.

3. Beugen Sie das rechte Bein und stellen Sie den Fuß flach auf den Boden. Umarmen Sie nun mit beiden Armen Ihr aufgestelltes Bein. Strecken Sie Ihre Wirbelsäule, dabei können Sie sich am aufgestellten Bein abstützen.

4. Sie spüren nun die Energie, die von den Sitzhöckern über die Wirbelsäule bis zum Scheitel durch Ihren Körper strömt.

5. Heben Sie den rechten Fuß über das linke Bein und setzen ihn außen neben das linke Knie.

Fortsetzung auf der nächsten Seite

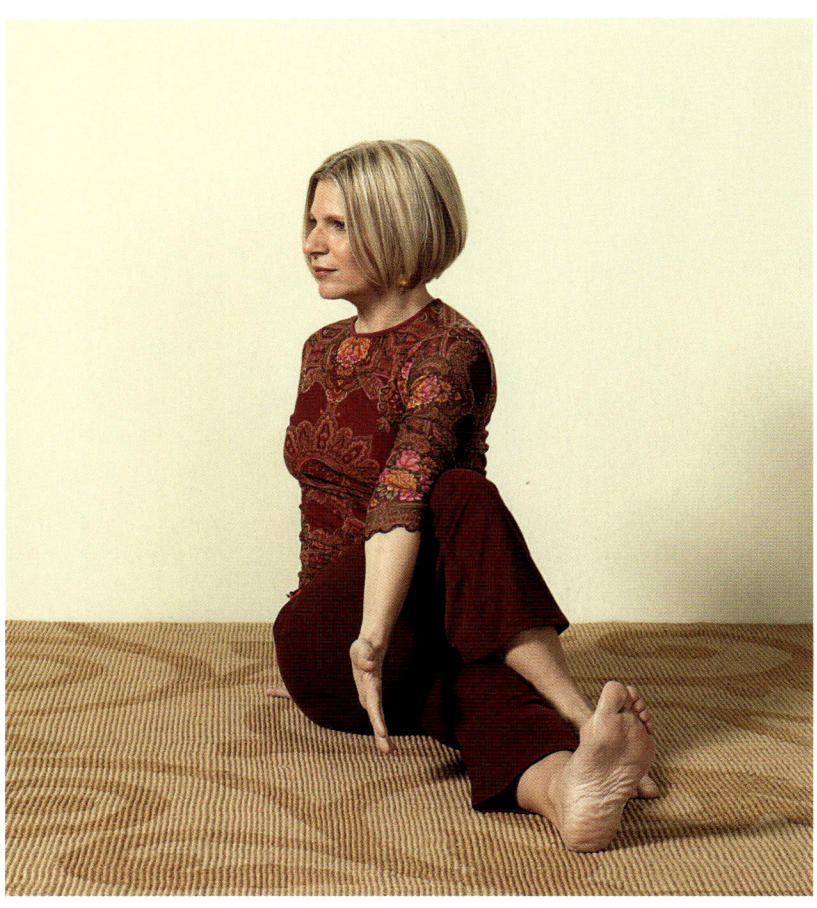

6. Legen Sie Ihre rechte Hand auf den Boden neben Ihrer rechten Hüfte. Strecken Sie den linken Arm bis in die Fingerspitzen ganz nach oben.

7. Atmen Sie ein und strecken Sie Rippen und Taille weiter auseinander.

8. Atmen Sie aus und drehen Sie den Oberkörper nach rechts. Legen Sie den gestreckten linken Arm über das rechte Bein gegen den rechten Oberschenkel.

9. Spannen Sie beide Arme an, und drücken Sie, während Sie ausatmen, kräftig mit der linken Hand gegen das rechte Bein. Drehen Sie sich so weit es geht nach rechts und schauen Sie über die linke Schulter.

10. Bleiben Sie in dieser Position! Versuchen Sie, die Drehung mit jedem Atemzug noch zu verstärken – beim Einatmen ein wenig hochdrücken, beim Ausatmen etwas mehr drehen. Selbst wenn es nur ein weiterer Millimeter ist, fühlen Sie, wie Sie Ihren Oberkörper wie einen Schwamm wringen und dabei alles Gift herauspressen.

11. Halten Sie diese Stellung drei bis fünf Atemzüge lang, dann drehen Sie sich langsam zurück in die Mitte. Bevor Sie mit der anderen Seite fortfahren, strecken Sie beide Beine und lockern sie sie kurz aus.

Positionswechsel: Rollen auf dem Rücken

Eine lustige Art, auf den Boden zu kommen.

1. Setzen Sie sich hin, ziehen Sie beide Knie an die Brust und umfassen Sie beide Beine mit den Armen.

2. Beginnen Sie langsam vor und zurück zu schaukeln, steigern Sie die Bewegungen, bis Sie sich schließlich kräftig nach vorne und hinten rollen.

3. Rollen Sie solange Sie möchten, hin und her, dann bleiben Sie einfach mit angezogenen Knien auf dem Rücken liegen.

4. Massieren Sie Ihren Rücken, indem Sie Ihre Knie zuerst im Uhrzeigersinn, danach gegen den Uhrzeigersinn drehen.

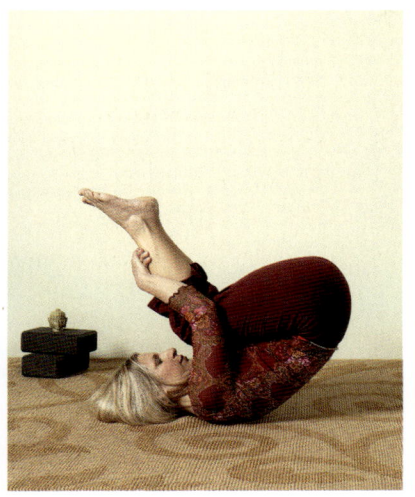
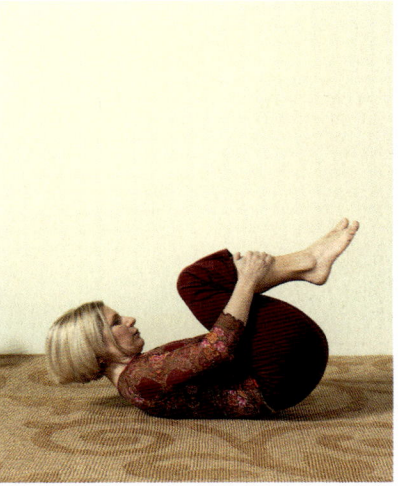
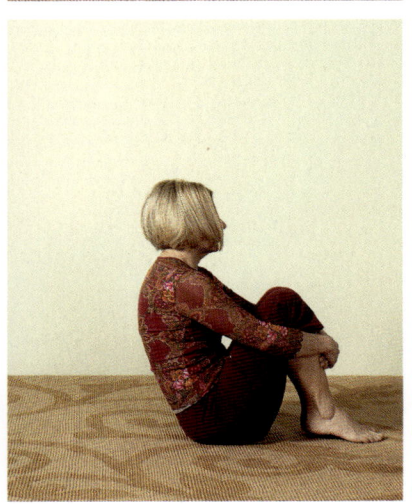
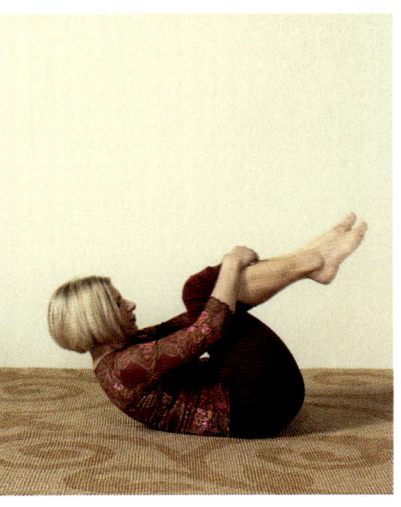

Dehnung oberer Rumpf (Füße auf dem Boden)

Eine weitere tolle Entspannungsübung, die zu jeder Tageszeit sehr angenehm ist.

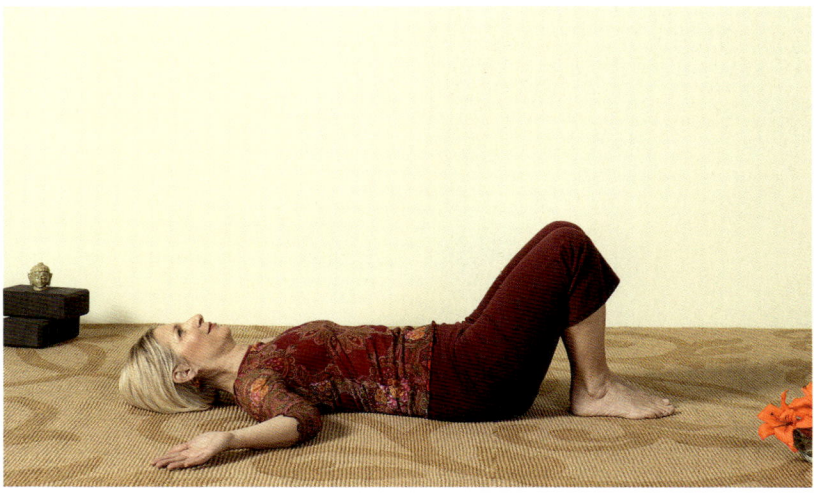

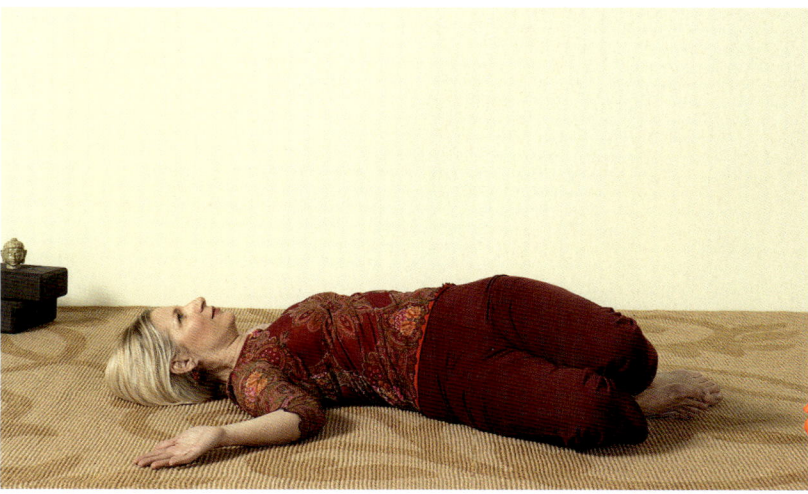

1. Legen Sie sich auf den Rücken. Beugen Sie beide Knie, stellen Sie beide Füße nebeneinander fest auf den Boden. Breiten Sie die Arme aus, die Handflächen zeigen nach oben.

2. Strecken Sie Ihren Oberkörper auf der Matte – spüren Sie das Steißbein am unteren Ende und strecken Sie sich mit einem leicht gegen die Brust gedrückten Kinn bis in die Haarwurzeln.

3. Legen Sie beim Ausatmen beide Beine nach rechts ab, die Schultern bleiben auf dem Boden. Halten Sie diese Position ungefähr drei bis fünf Atemzüge, drehen Sie sich dann wieder zur Mitte und wiederholen Sie die Übung zur anderen Seite.

4. Wechseln Sie von einer Seite zur anderen so oft und so schnell oder langsam, wie es Ihnen am angenehmsten erscheint. Genießen Sie die Leichtigkeit und Wärme, die nun durch Ihre Muskeln fließt.

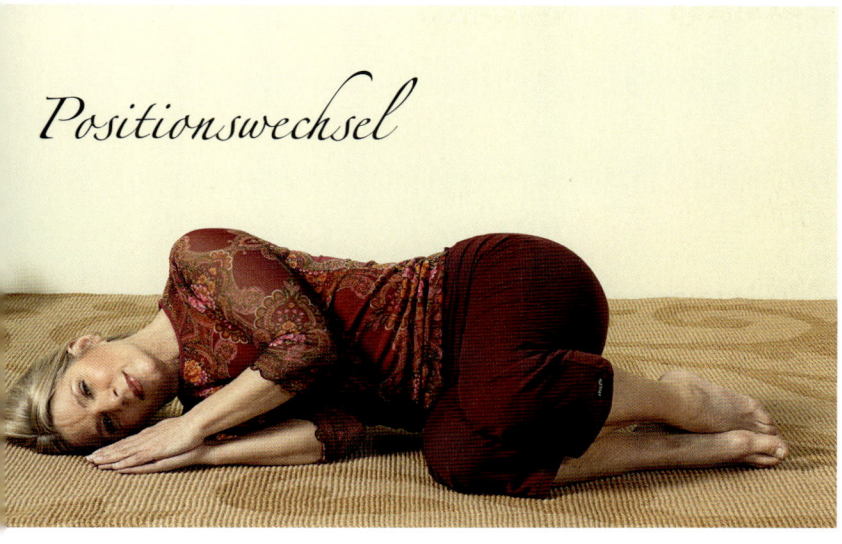

Positionswechsel

Vom Rücken auf den Bauch.

1. Rollen Sie auf Ihre rechte Seite, der Kopf liegt auf dem Boden, die Hände sind wie zum Gebet gefaltet, die Knie sind an die Brust gezogen.

2. Bleiben Sie für einen Moment so liegen und genießen Sie das wohltuende Gefühl.

3. Rollen Sie sich dann auf den Bauch in die Stellung des Kindes.

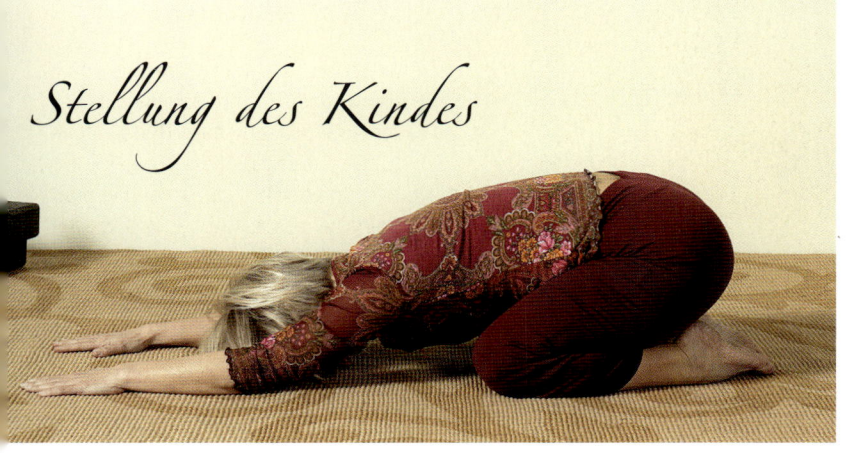

Stellung des Kindes

1. Strecken Sie nun die Arme und Fingerspitzen nach vorne.

2. Wandern Sie langsam mit den Fingerspitzen nach vorne, bis sich Ihr Gesäß vom Boden löst und Sie sich in den Vierfüßlerstand begeben können.

3. Ihre großen Zehen berühren sich, die Knie sind etwas breiter geöffnet.

4. Setzen Sie sich auf Ihre Füße, strecken Sie die Arme nach vorne, die Stirn ruht auf dem Boden.

5. Entspannen Sie sich und atmen Sie gleichmäßig ein und aus.

Dies ist eine besonders wohltuende und entspannende Position für die gesamte Wirbelsäule. Sie lindert Verspannungen und Schmerzen besonders im Kopf-, Nacken- und Brustbereich. Der Beckenboden sowie die Lenden und Hüften weiten sich, der Blutkreislauf wird aktiviert und Stress abgebaut. Machen Sie diese Übung immer, wenn Sie eine Pause vom Stress brauchen, der Sie umgibt. Atmen Sie bewusst tief ein und lassen Sie sich in diese Position fallen.
Lassen Sie sich durch nichts ablenken. Dies ist Ihre Chance, Ihren Körper zu untersuchen. Die Stellung des Kindes lässt Sie in sich hinein horchen, sie beruhigt das zentrale Nervensystem und verschafft dem Gehirn eine Pause.

Übungsreihe zur Dehnung der Wirbelsäule

Diese Übungen bringen Sie ein bisschen in Schwung, und wahrscheinlich werden Sie bereits nach dem ersten Mal einen Unterschied in Ihrem Rücken verspüren. Ich schlage vor, dass Sie die Übungen ein paar Mal hintereinander wiederholen, damit sich Ihre Herzfrequenz ein wenig erhöht. Damit können Sie sich auch täglich die gewünschten 10 Minuten Fitness in ihren Tagesablauf einplanen und sich den Gang ins Studio oder den Spaziergang um den Block sparen. Außerdem fühlt sich Ihr Rücken danach einfach großartig an!

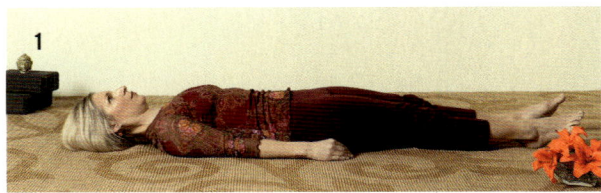

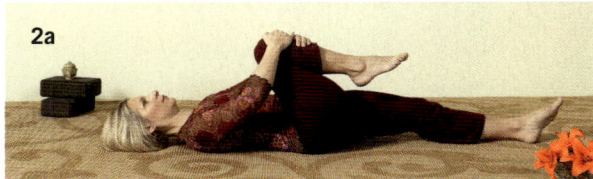

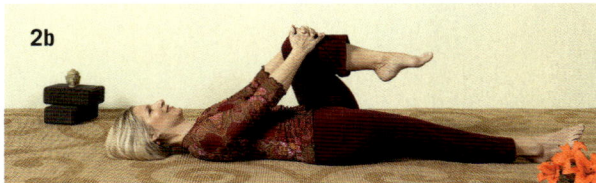

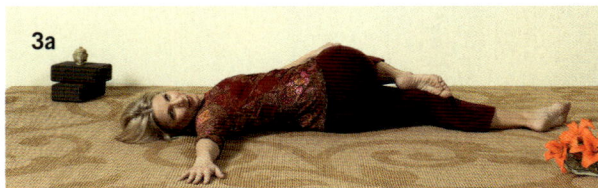

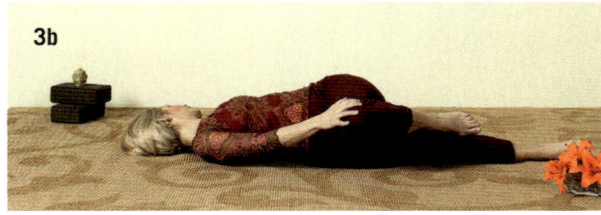

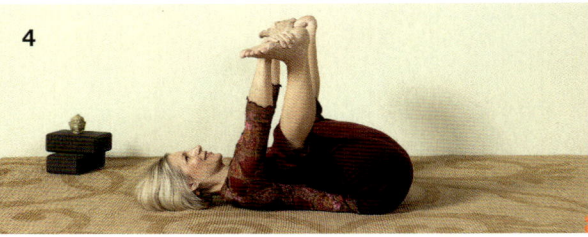

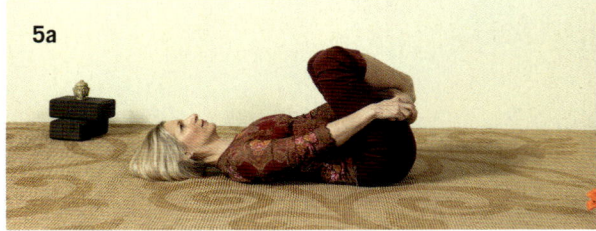

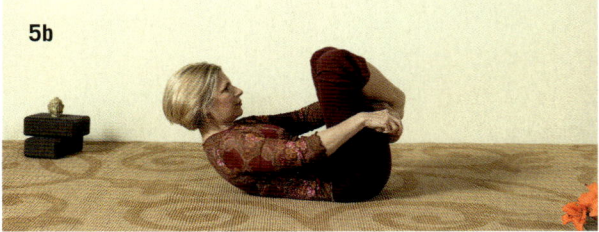

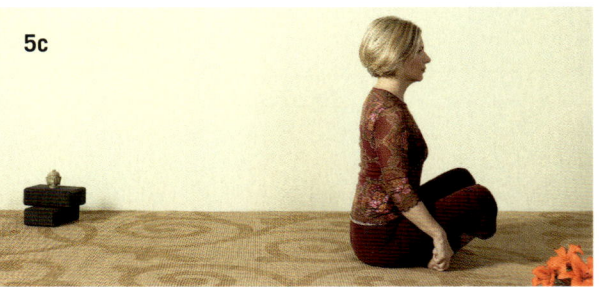

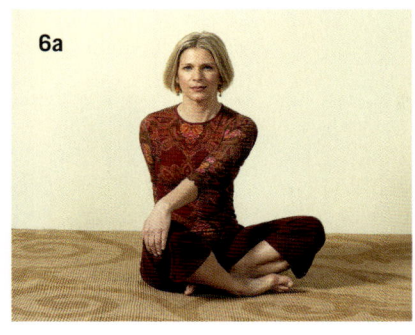

6a

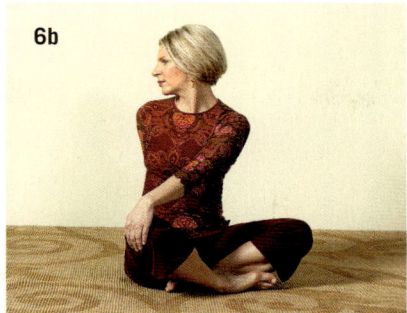

6b

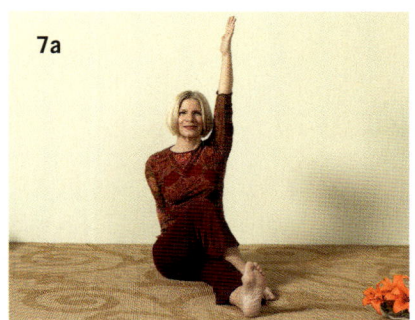

7a

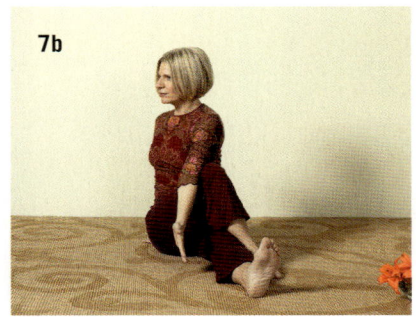

7b

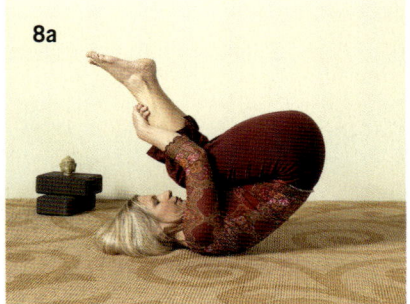

8a

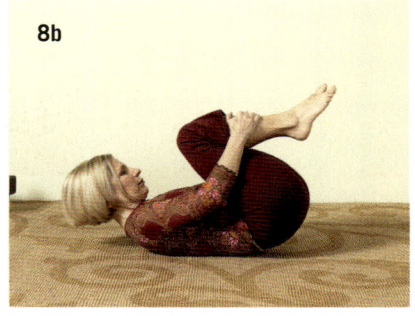

8b

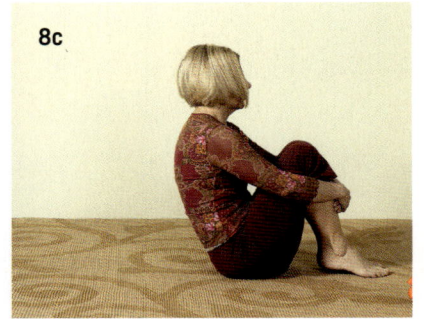

8c

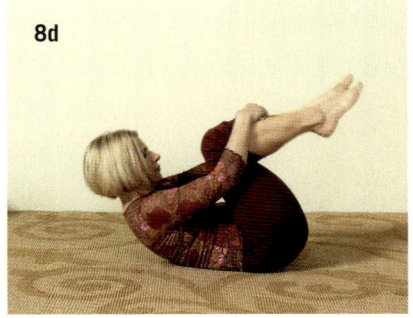

8d

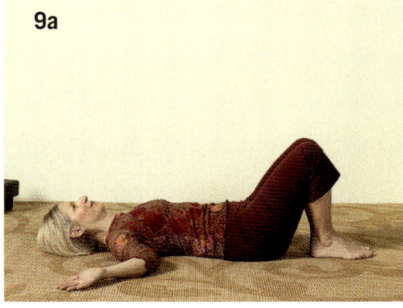

9a

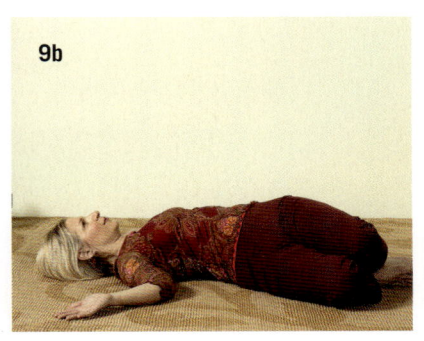

9b

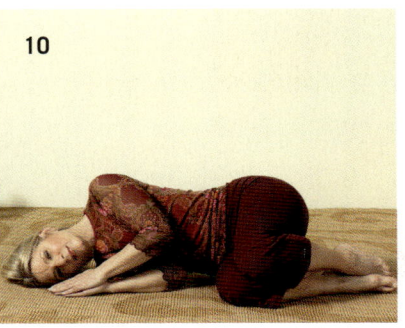

10

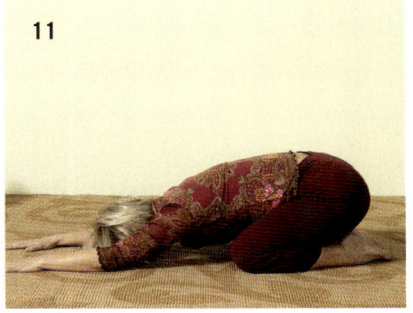

11

6. KAPITEL

Rückwärtsbeugen

Rückwärtsbeugen stimulieren die

Nebennieren und setzen dadurch eine Unmenge an Energie frei. Sie wirken unheimlich belebend und öffnen die Halswirbelsäule, den Brustkorb, die Schultern und die Leistengegend. Sie bieten eine tolle Möglichkeit, Stress abzubauen und können für eine gerade, aufrechte Haltung Wunder wirken. Sie kräftigen die Muskeln im Rücken und entlang der Wirbelsäule und fördern die Verdauung sowie die Blutzirkulation. Vergessen Sie nicht, während der Übungen gleichmäßig weiterzuatmen und fangen Sie niemals kurz vor dem zu Bett gehen damit an, sonst können Sie vor lauter Energie nicht mehr einschlafen. Entspannen Sie sich und Ihren Körper mit entsprechenden Gegendehnübungen, zum Beispiel der Stellung des Kindes.

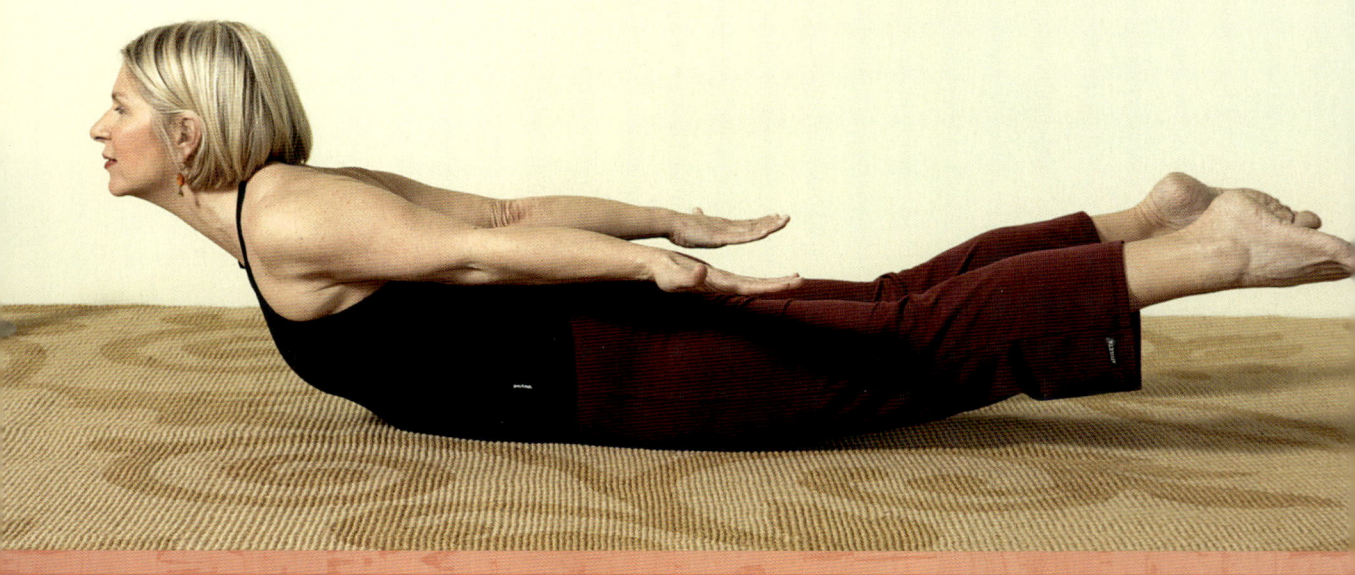

Stellung des Kindes

Wenn das Chaos um Sie herum mal wieder überhand nimmt oder Sie sich einfach nur entspannen wollen, begeben Sie sich in diese Position. Bei der folgenden Übungsreihe können Sie nach jeder Rückwärtsbeuge wieder in die Stellung des Kindes gehen. Sie dient dazu, durch die Übung hervorgerufene Verspannungen zu lösen und Ihre Wirbelsäule zu neutralisieren. Atmen Sie tief und geben Sie sich völlig dieser entspannten Haltung hin. Lassen Sie sich durch nichts und niemanden ablenken. Mit Hilfe dieser sanften Dehnung lassen sich außerdem Kreuzschmerzen lindern.

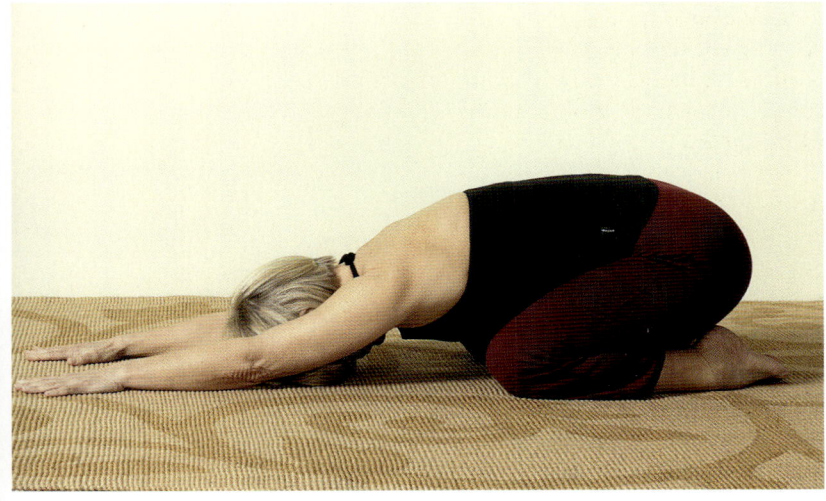

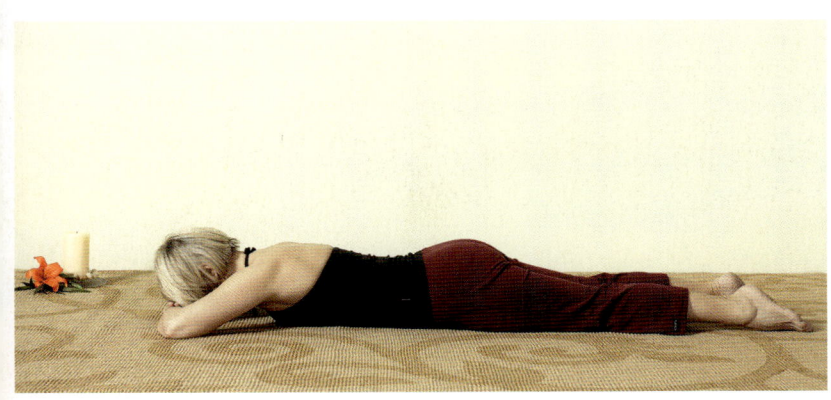

1. Begeben Sie sich in den Vierfüßlerstand, beide Füße liegen nebeneinander, die großen Zehen berühren sich, die Knie sind etwas weiter geöffnet.

2. Gehen Sie in den Fersensitz, strecken Sie die Arme nach vorne, die Stirn ruht auf dem Boden.

3. Entspannen Sie sich und atmen Sie gleichmäßig.

4. Schauen Sie nach vorne und gleiten Sie in die Totenstellung.

5. Nun spüren Sie, wie das Gewicht Ihres Körpers tief in den Boden sinkt. Sie können Ihren Kopf auf die vor Ihnen übereinanderliegenden Hände legen oder ihn auf die Seite drehen und die Arme neben den Körper legen. Atmen Sie so 20-Mal tief ein und aus.

Die Sphinx

Die Sphinx ist eine sanfte Variation der Kobra, sie stärkt und entlastet den unteren Rücken und verhilft Ihnen zu einer aufrechten Haltung.

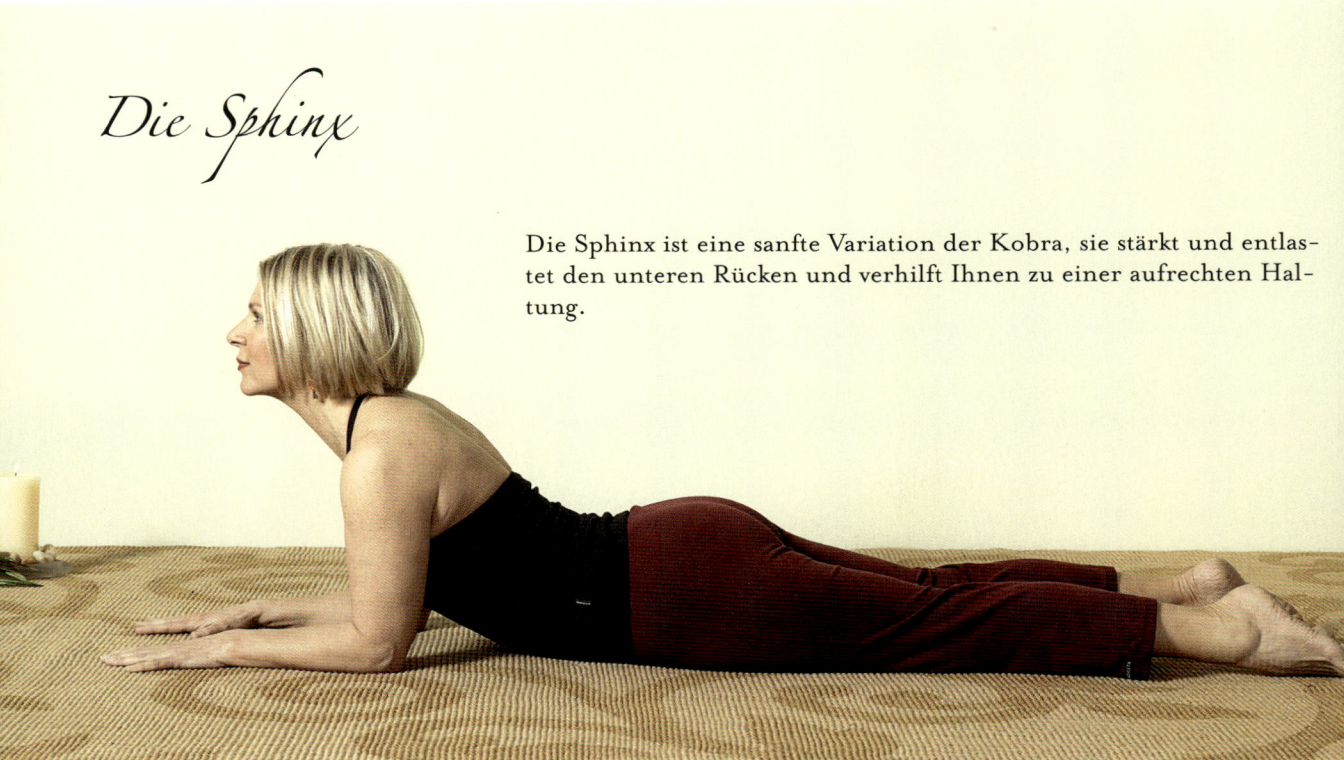

1. Legen Sie sich auf den Bauch, die Hände sind flach auf dem Boden und liegen unter den Schultern. Die gestreckten Beine sind etwa hüftbreit auseinander, der Fußrücken liegt auf dem Boden.

2. Beim Einatmen stützen Sie sich auf die Hände und heben langsam Stirn, Nase, Kinn und Brust.

3. Kontrollieren Sie, ob Ihre Ellbogen unter den Schulterblättern liegen. Spreizen Sie die Finger weit auseinander. Halten Sie diese Stellung für drei bis fünf Atemzüge.

Die halbe Kobra

Wenn Sie für die volle Kobra-Position noch nicht stark genug sind, versuchen Sie diese etwas leichtere Variante. Sie wird dieselben positiven Auswirkungen auf Ihren Körper haben – sie stärkt den Rücken, die Hüften und die Beine; verbessert die Körperhaltung, öffnet Ihren Geist und reduziert Stress – alles ohne den zusätzlichen Energieverbrauch der eigentlichen Kobra.

1. Legen Sie sich auf den Bauch, die Stirn ruht auf dem Boden. Die Hände liegen unter den Schultern flach auf dem Boden, die Ellbogen sind angewinkelt.

2. Die Schulterblätter werden zusammengedrückt. Die Ellbogen bleiben dicht an Ihrem Körper und zeigen nach oben. Die Beine sind hüftbreit auseinander, die Fußrücken drücken auf den Boden.

3. Beim Einatmen heben Sie den Kopf, dabei drücken das Becken und die Beine gegen den Boden. Stützen Sie sich auf die Hände und heben Sie Ihren Brustkorb sanft an.

4. Schauen Sie nach vorne, spüren Sie, wie sich die Rückenmuskeln anspannen. Atmen Sie langsam und gleichmäßig ein und aus. Halten Sie diese Position drei bis fünf Atemzüge lang, dann kehren Sie beim Ausatmend in die erste Position zurück.

Die Kobra

Neben einer verbesserten Körperhaltung hat die Kobra noch weitere angenehme Auswirkungen auf Ihren Körper: Sie stärkt den Rücken, die Hüften und die Beine, fördert die Blutzirkulation sowie die Verdauung und regelt das Lymphgefäßsystem, öffnet Ihren Geist und reduziert Stress.

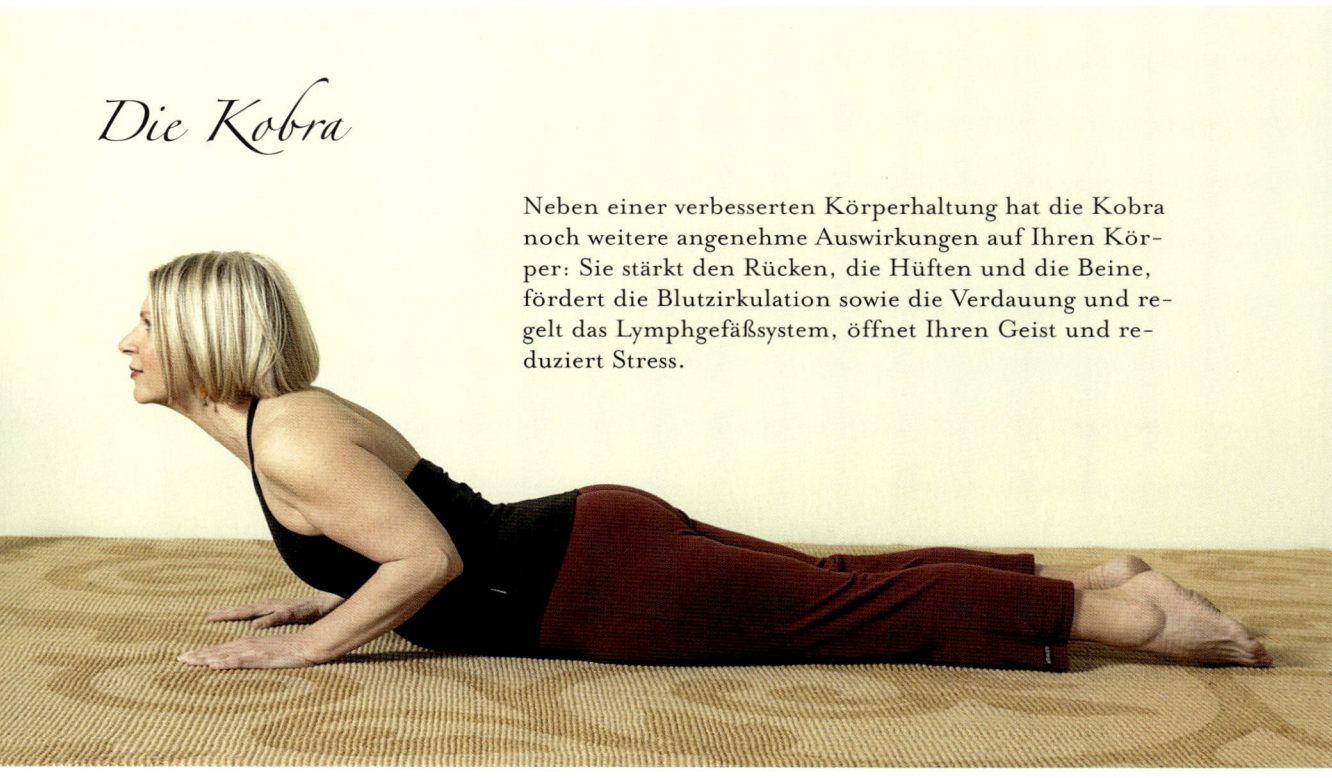

1. Legen Sie sich auf den Bauch, die Stirn auf den Boden. Die Ellbogen sind gebeugt, die Hände liegen neben dem Körper auf Höhe der unteren Rippen.

2. Beim Ausatmen pressen Sie die Hände auf den Boden, um die Wirbelsäule zu strecken, drücken Sie dann die Schulterblätter zusammen und ziehen diese nach unten.

3. Üben Sie Druck auf Ihre Fußrücken aus und pressen Sie Ihr Steißbein nach unten. Beim Einatmen drücken Sie den Oberkörper mit den Händen in die Höhe.

4. Strecken Sie Ihren Hals und richten Sie den Blick leicht nach oben. Halten Sie diese Stellung für drei bis fünf Atemzüge.

Die modifizierte Heuschrecke

Die Heuschrecke wirkt stark aktivierend auf den Geist, weil sie die Wirbelsäule streckt und die Beine, das Gesäß, die Schultern und die Arme kräftigt. Sie erhöht die Beweglichkeit und massiert die inneren Organe, fördert die Verdauung und verbessert die Körperhaltung.

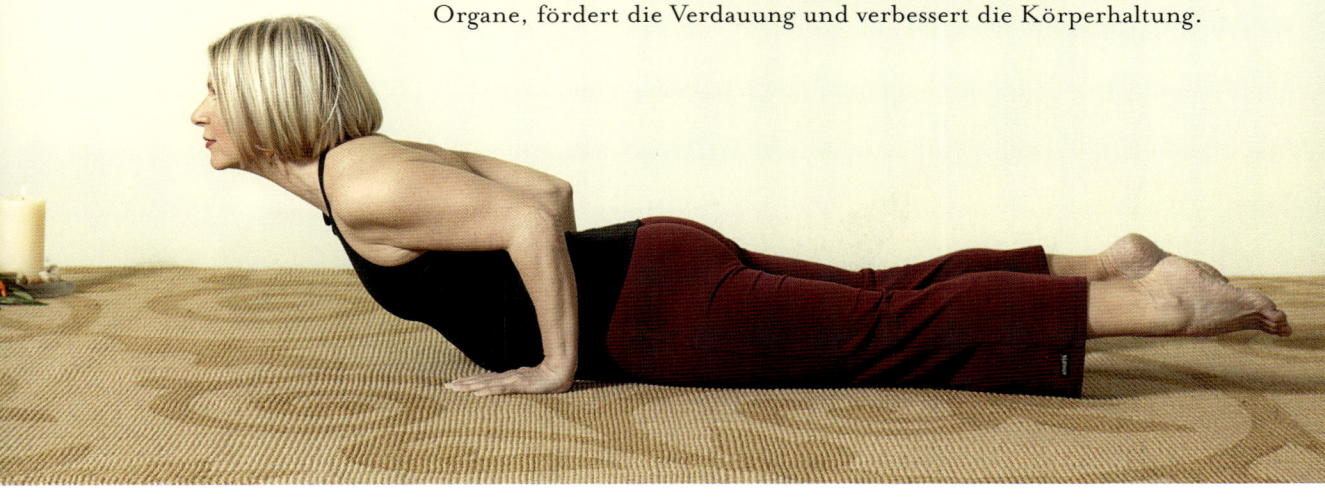

1. Legen Sie sich auf den Bauch, die Stirn ruht auf dem Boden. Die Ellbogen sind gebeugt, die Hände liegen neben dem Körper auf Höhe der Taille knapp oberhalb der Hüfte.

2. Die Füße liegen ungefähr hüftbreit auseinander, die Schulterblätter sind zusammengedrückt und ziehen nach unten in Richtung Gesäß.

3. Beim Einatmen heben Sie den Kopf, Ihre Brust und Ihre Beine an, dabei drücken Ihre Handflächen und Ihr Becken in den Boden.

4. Atmen Sie ruhig drei- bis fünfmal ein und aus und kehren Sie dann langsam in die Ausgangsposition zurück.

Die fliegende Heuschrecke

Sie wirkt aktivierend auf den Geist, streckt die Wirbelsäule und stärkt die Beine, die Gesäßmuskeln, die Schultern und die Arme. Die fliegende Heuschrecke erhöht ebenfalls die Beweglichkeit, massiert die inneren Organe, fördert die Verdauung und verbessert die Körperhaltung.

1. Legen Sie sich auf den Bauch, die Stirn ruht auf dem Boden. Legen Sie die Arme mit den Handflächen nach unten lang neben den Körper.

2. Die Füße sind ungefähr hüftbreit auseinander, die Schulterblätter sind zusammengedrückt und ziehen nach unten in Richtung Gesäß. Legen Sie die Arme ein wenig weiter von Ihrem Körper weg, als wären es „Flügel".

3. Beim Einatmen heben Sie den Kopf, die Brust, die Arme und die Beine an, dabei drückt das Becken in den Boden.

4. Atmen Sie ruhig drei- bis fünfmal tief ein und aus, dann kehren Sie langsam in die Ausgangsposition zurück.

Positionswechsel
Legen Sie die Hände unter die Schultern, drücken Sie sich nach hinten in den Fersensitz bzw. die Stellung des Kindes.

Stellung des Kindes mit Armen nach hinten

Diese Übung wird Kopf-, Nacken- und Brust-
schmerzen lindern; Sie öffnet das Becken ebenso wie
den gesamten Rücken und die Hüften und reduziert
Stress.

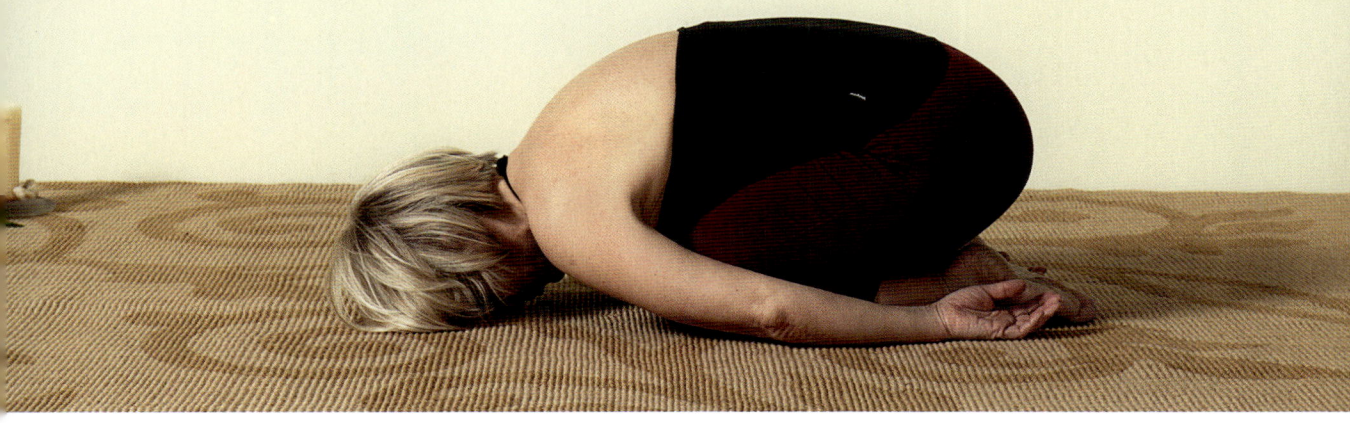

1. Aus der Heuschrecke kommend
legen Sie die Beine und die Füße
nebeneinander.

2. Gehen Sie nun langsam zurück
in den Fersensitz. Beugen Sie Ihren
Oberkörper nach vorne, bis die
Stirn den Boden berührt, die Arme
liegen entspannt neben dem Körper.

3. Entspannen Sie sich und atmen
Sie tief ein und aus.

Das Kaninchen

Das Kaninchen oder der Hase dient als eine ausgezeichnete Gegendehnung für die Wirbelsäule nach rückwärts beugenden Übungen. Sie öffnet den gesamten Rücken, den Nacken und die Schultern, beruhigt die Nerven und wirkt sich ebenfalls positiv auf die Blutzirkulation sowie Ihren Teint aus.

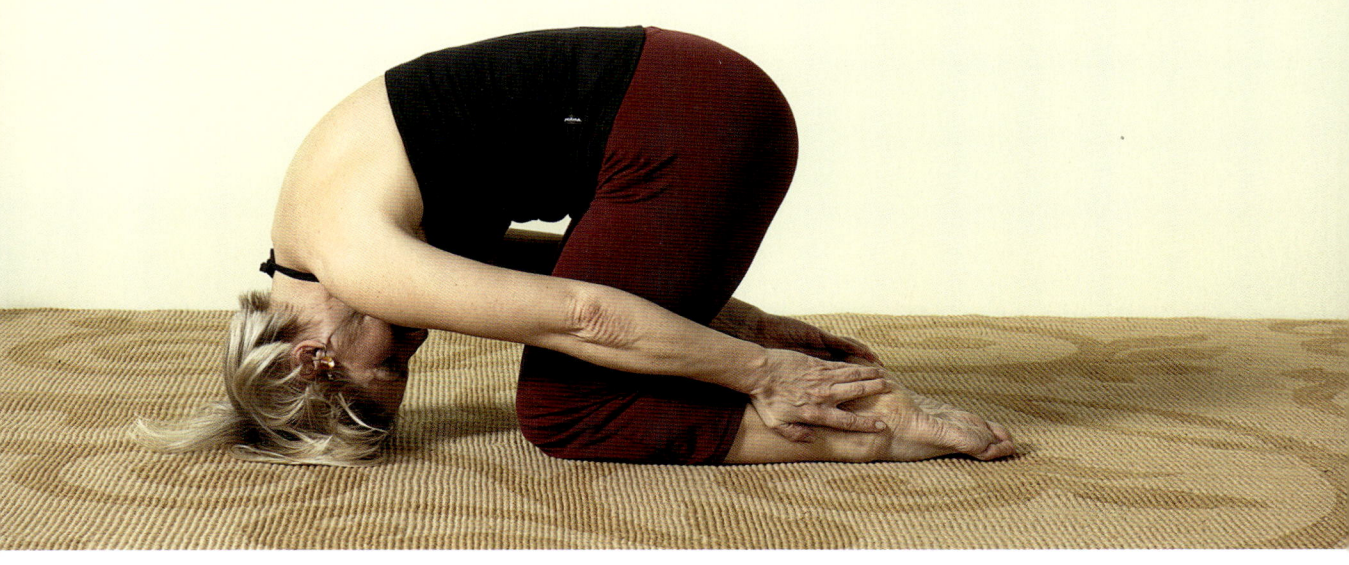

1. Aus der Stellung des Kindes heraus schieben Sie Ihren Kopf näher an Ihre Knie, die Stirn ruht weiter auf dem Boden. Halten Sie Ihre Fersen mit Ihren Händen fest.

2. Bringen Sie die Stirn so dicht wie möglich an die Knie heran.

3. Beim Einatmen heben Sie Ihr Gesäß an, machen einen Buckel und rollen von der Stirn auf Ihren Kopf. Atmen Sie tief in Ihren Rücken und den Nacken hinein, und spüren Sie, wie sich die Muskeln erwärmen und entspannen.

4. Bleiben Sie zwei bis fünf Atemzüge in dieser Stellung, dann kehren Sie in die Ausgangsposition zurück. Wiederholen Sie dies noch zwei- bis dreimal.

Positionswechsel

Setzen Sie sich aus der Stellung des Kindes auf die Fersen. Setzen Sie sich seitlich neben die Fersen und strecken Sie die Beine nach vorne aus.

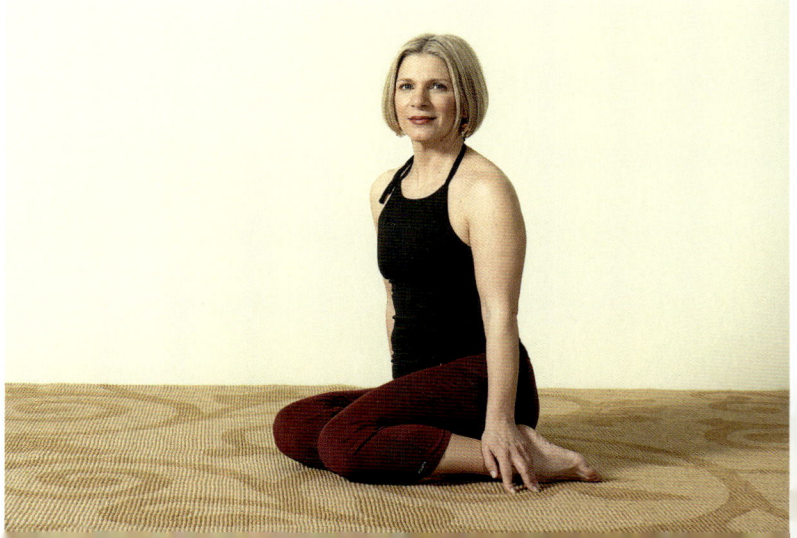

Die Kopf-Knie-Stellung

Die Kopf-Knie-Stellung wird ebenfalls als eine Gegendehnung nach Rückwärtsbeugen ausgeführt, sie entlastet und massiert das Herz, beruhigt die Nebennieren, belebt die inneren Organe, aktiviert eine träge Leber und fördert die Verdauung. Sie streckt die gesamte Wirbelsäule, die Oberschenkelmuskulatur und die Waden, beruhigt das Nervensystem und mildert Bluthochdruck.

1. Setzen Sie sich mit ausgestreckten Beinen auf den Boden, die Zehenspitzen zeigen nach oben. Achten Sie darauf, direkt auf Ihren Sitzhöckern zu sitzen.

2. Strecken Sie die Arme nach oben bis in die Fingerspitzen aus und ziehen Sie die Wirbelsäule lang, die Schultern sind entspannt.

3. Beim Einatmen strecken Sie sich noch weiter nach oben, der Brustkorb und die Taille dehnen sich weiter auseinander.

4. Beim Ausatmen senken Sie den Oberkörper aus dem Becken heraus nach vorn. Halten Sie dabei den Rücken gestreckt und verlängern Sie die Dehnung durch die Finger bis nach unten.

5. Wenn Sie sich nicht weiter vorbeugen können, dürfen Sie einen runden Rücken machen und den Teil Ihrer Beine oder Füße festhalten, den Sie bequem erreichen können, ohne die Knie zu beugen. Egal, wie beweglich Sie sind, Sie sind genau dort, wo Sie sein sollen.

6. Atmen Sie tief, entspannen Sie sich und geben Sie sich ganz der Schwerkraft und Ihrer Atmung hin. Bleiben Sie drei bis zehn Atemzüge in dieser Stellung, dann richten Sie sich langsam wieder auf.

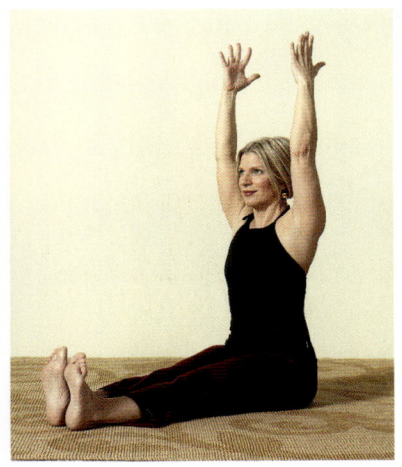

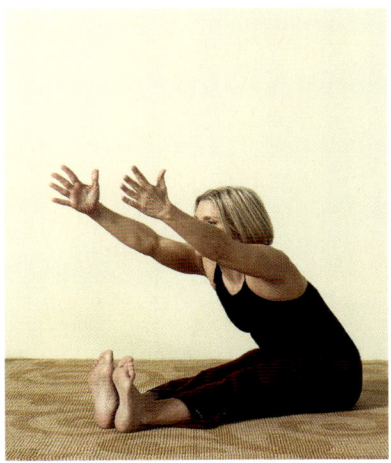

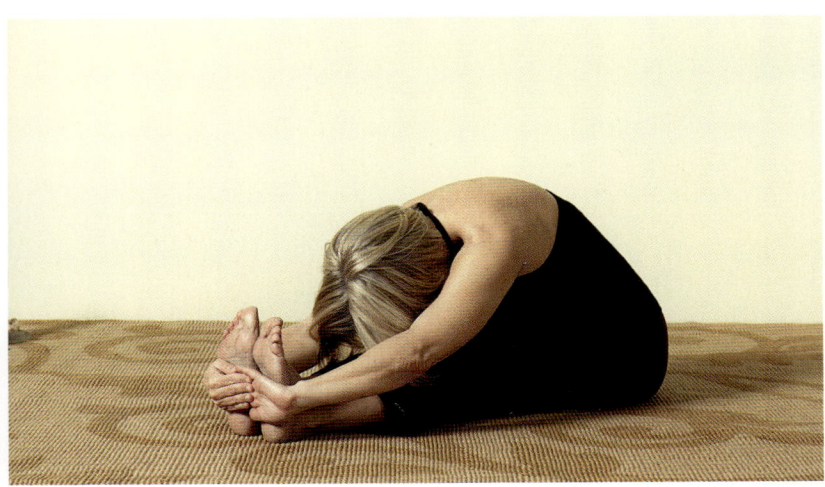

Übungsreihe zu Rückwärtsbeugen

Für manche Yoga-Neulinge gelten Rückwärtsbeugen als die schwierigsten
Übungen und deshalb schrecken viele davor zurück. Dies ist wiederum schade,
da man durch langes Sitzen am Schreibtisch oder häufiges Autofahren eine
eher nach vorn geneigte Haltung einnimmt, die unsere Körperhaltung völlig
ruinieren kann. Daher sind Rückwärtsbeugen für all diejenigen äußerst empfehlenswert, die lange sitzen müssen. Die Übungsreihe in diesem Kapitel ist
nicht so anstrengend, daher eignet sie sich bestens dazu, den Körper nach der
Arbeit oder nach einer langen Autofahrt zu dehnen und zu entspannen.

1a

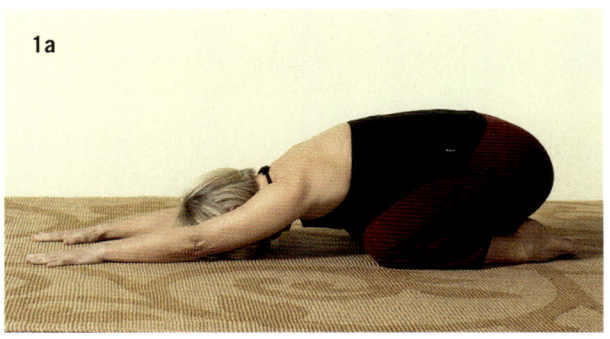

3

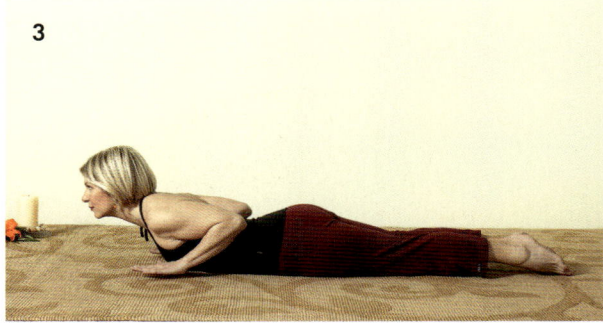

1b

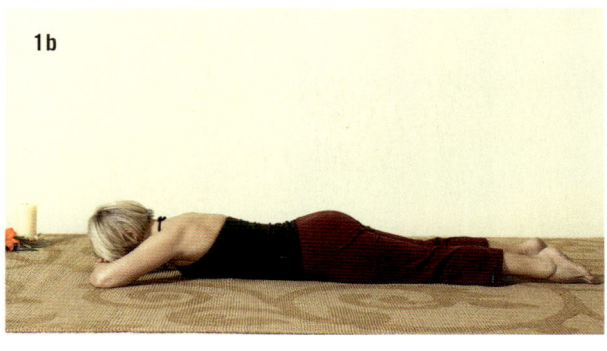

4

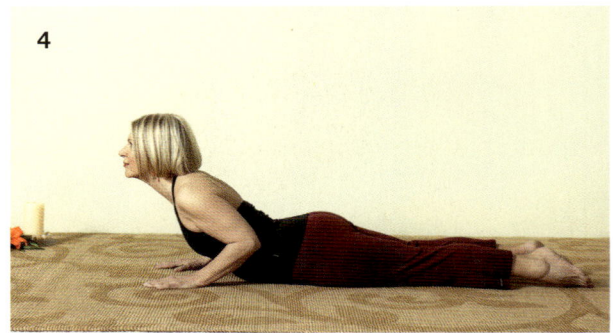

2

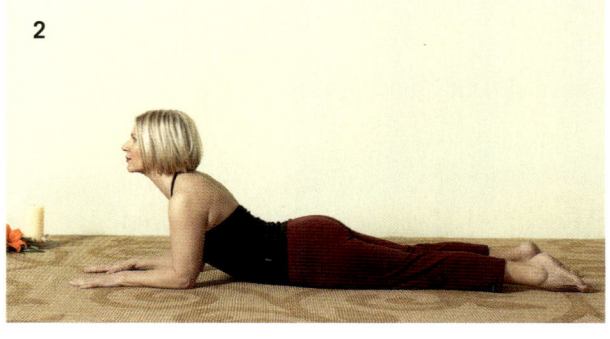

5

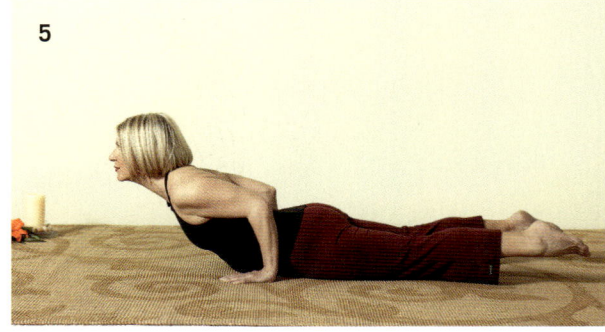

6

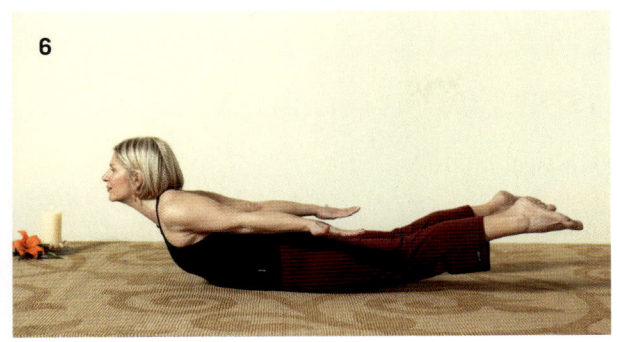

7

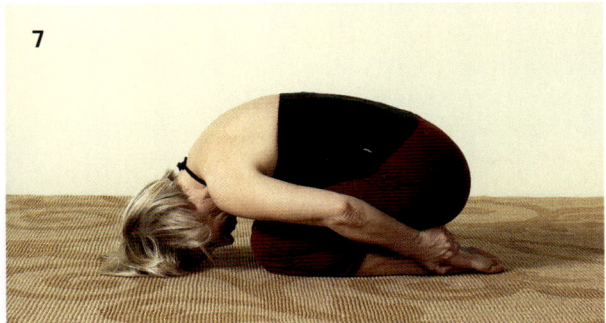

8a

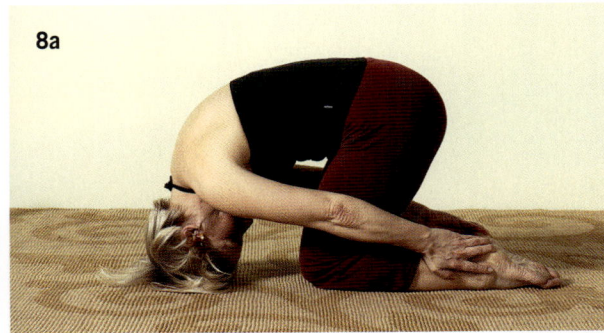

8b

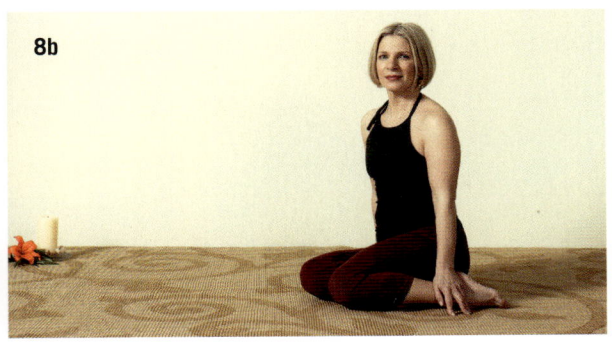

9a

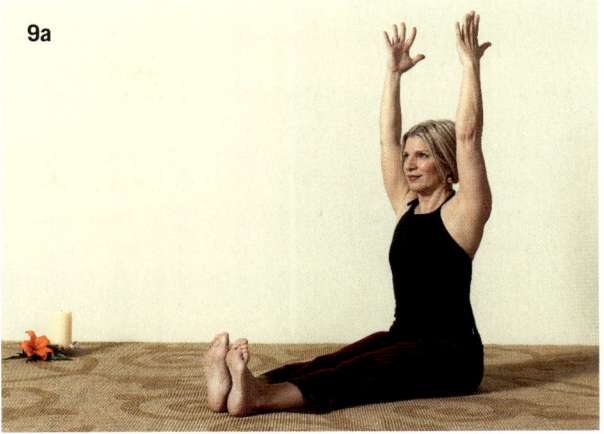

9b

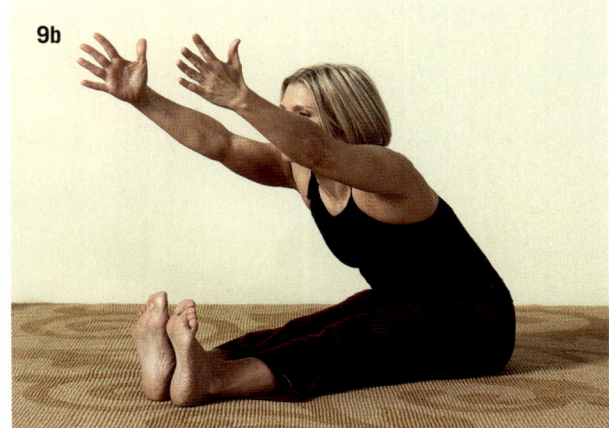

9c

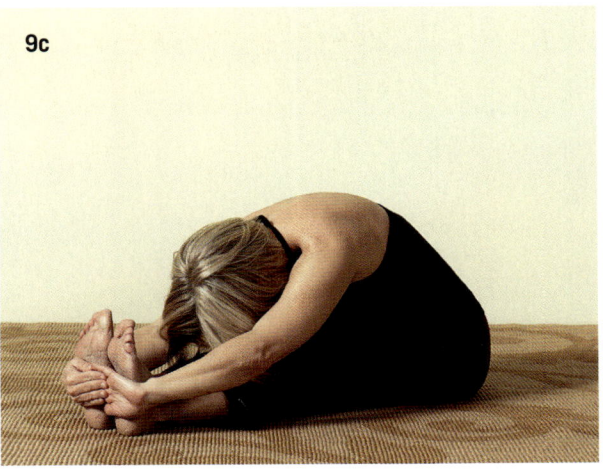

7. KAPITEL

Weitere Rückwärtsbeugen

Diese Übungen sind etwas anspruchsvoller.

Sie lassen sich jederzeit mit den etwas einfacheren Übungen aus dem vorherigen Kapitel kombinieren oder auch vereinzelt durch schwierigere Stellungen ganz nach Bedarf ersetzen. Rückwärtsbeugen erzeugen einen regelrechten Energieschub im Körper. Sie bauen Stress ab, wirken Wunder für die Körperhaltung, beleben und stärken die gesamte Rückenmuskulatur und fördern Kreislauf und Verdauung. Denken Sie immer an eine gleichmäßige Atmung und halten Sie nie die Luft an. Es ist wichtig, dass die Muskeln mit ausreichend Blut und Sauerstoff versorgt werden.

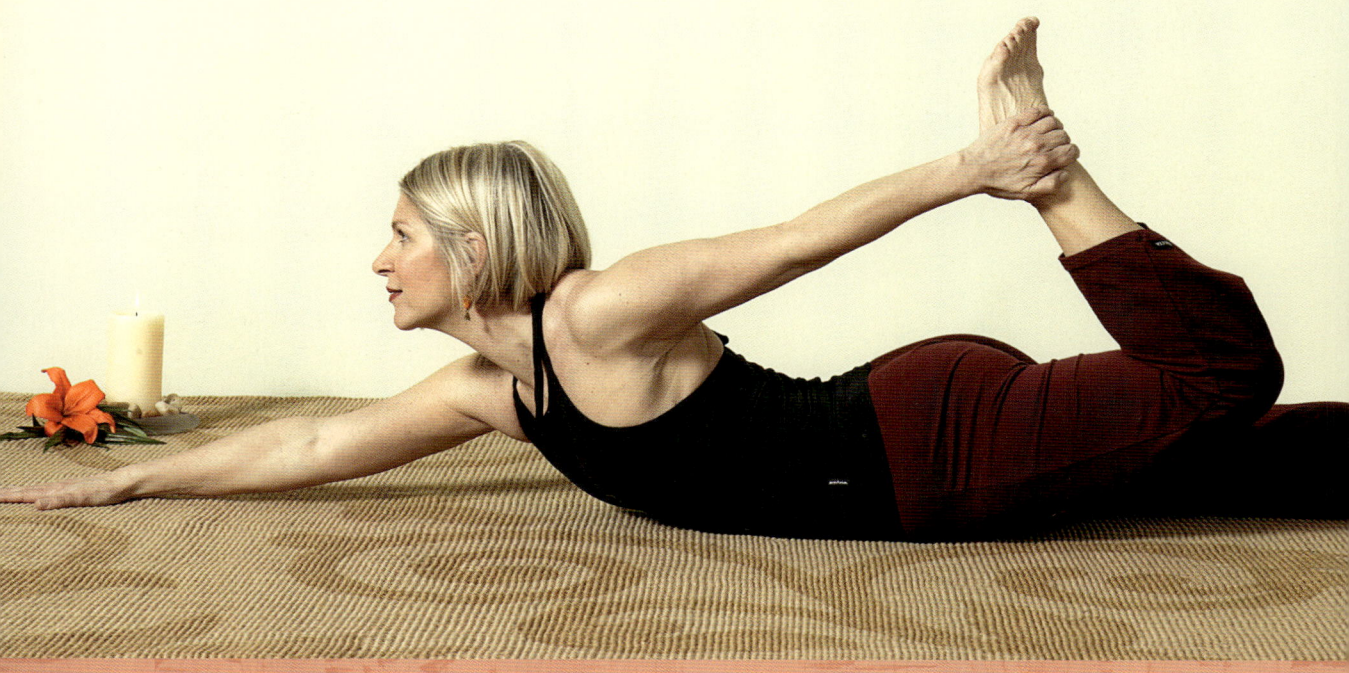

Die sanfte Brücke

Diese Variante der Brücke macht die Wirbelsäule geschmeidig und dehnt die Bauchorgane. Sie stärkt die Muskeln im unteren Rücken, in den Oberschenkeln, im Gesäß und im Becken.

1. Gehen Sie in die Rückenlage, beugen Sie die Knie und stellen Sie die Füße hüftbreit auseinander flach auf den Boden. Legen Sie die Arme mit den Handflächen nach unten neben den Körper.

2. Schieben Sie Ihr Steißbein nach vorne und drücken Sie den Lendenwirbelbereich, so gut Sie können, sanft gegen den Boden. Ziehen Sie Ihren Bauch ein und spannen Sie die Bauchmuskulatur an.

3. Beim Einatmen heben Sie Ihr Becken an. Verwenden Sie dazu Ihre Gesäßmuskeln.

4. Versuchen Sie, Hüfte und Knie auf einer Linie zu halten und drücken Sie Ihre Hüfte nicht zu weit nach oben. Halten Sie diese Stellung für zwei bis drei Atemzüge, senken Sie dann Ihren Oberkörper Wirbel für Wirbel mit eingezogenem Bauchnabel langsam wieder ab.

5. Sobald Ihr Steißbein den Boden berührt, heben Sie Ihr Gesäß wieder an. Wiederholen Sie die Übung dreimal. Ihre Wirbelsäule sollte sich dabei wunderbar massiert anfühlen.

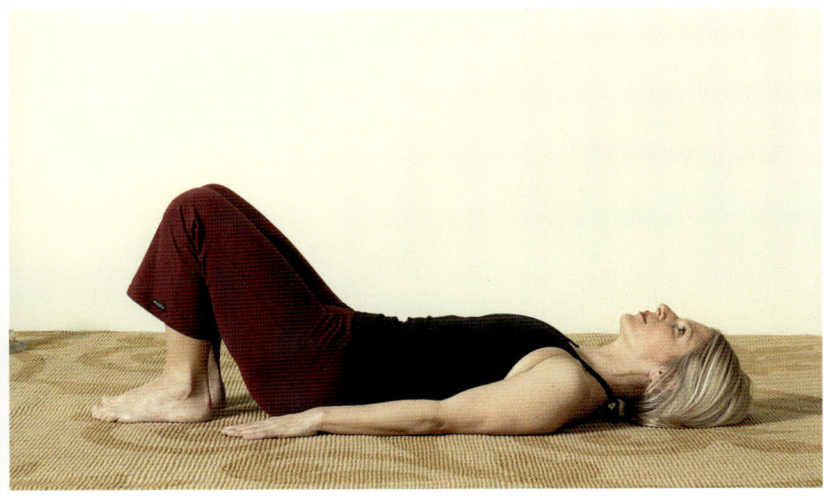

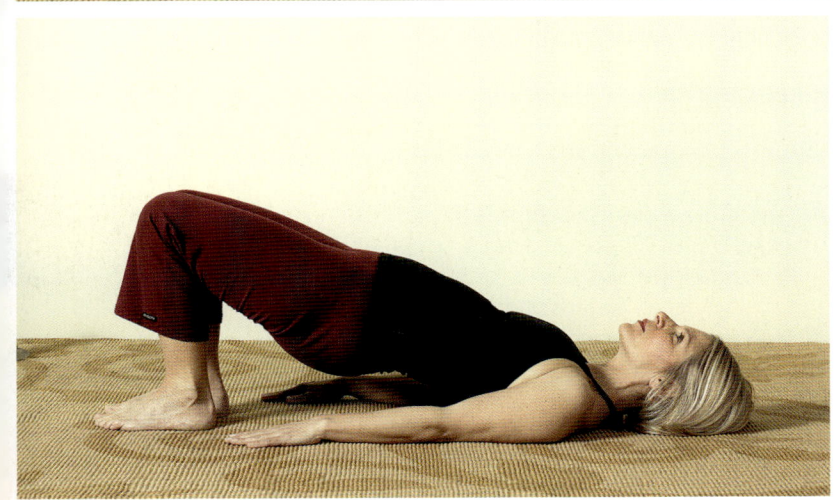

Die Brücke

Diese Übung wirkt wie die vorangegangene einfachere Variante wohltuend auf die Wirbelsäule und die Schultern, erweitert den Brustkorb und den Nacken und erhöht dadurch die Lungenkapazität. Sie stimuliert das zentrale Nervensystem, normalisiert die Funktion der Schilddrüsen und Nebenschilddrüsen; sie mildert Bluthochdruck, Asthma und Nebenhöhlenentzündungen, fördert die Verdauung und belebt den Körper. Alles gute Gründe, um diese Übung täglich zu absolvieren!

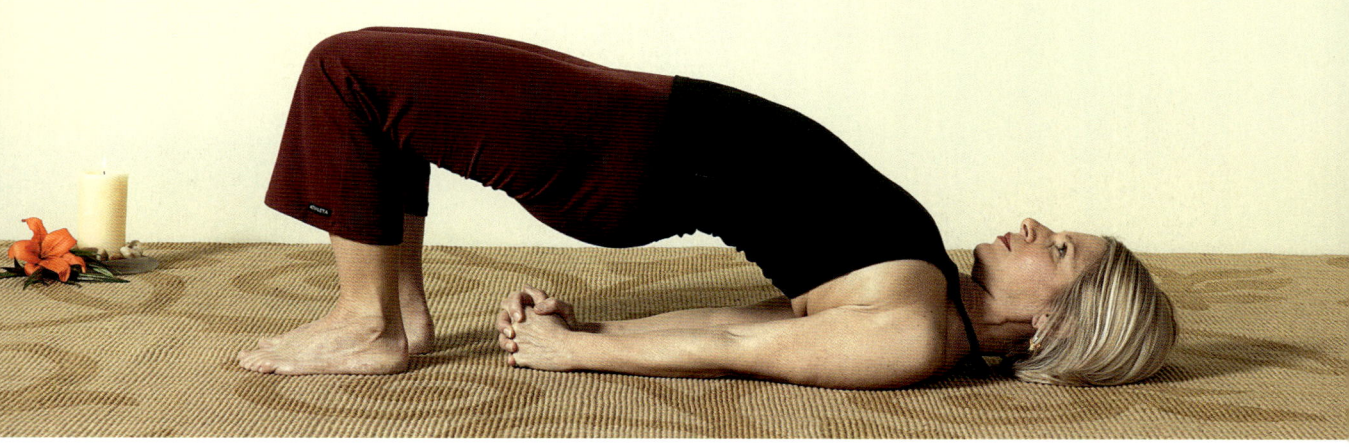

1. Begeben Sie sich in die Rückenlage, die Füße stehen hüftbreit auseinander.

2. Die Wirbelsäule sollte entspannt und normal gekrümmt sein. Beim Einatmen heben Sie Ihr Becken an, dabei fühlen Sie, wie sich Ihr Körper über das Steißbein, das Becken bis hin zu den Knien streckt.

3. Heben Sie mit Hilfe Ihrer kräftigen Unterleibsmuskeln – Ihren Gesäßmuskeln, dem Quadrizeps und den hinteren Oberschenkelmuskeln – das Becken noch weiter an. Dann drücken Sie die Schulterblätter zusammen und verschränken Ihre Hände unter Ihrem Körper.

4. Halten Sie weiterhin das Gewicht mit Ihren Füßen, die Knie sind parallel zueinander – als wenn Sie mit Ihren Knien einen Gegenstand festhalten müssten. Bleiben Sie ungefähr drei bis fünf Atemzüge lang in dieser Stellung.

5. Lösen Sie Ihre Hände und legen Sie die Arme wieder neben Ihrem Körper ab. Ziehen Sie langsam den Bauchnabel ein und drücken Sie Ihr Becken nach oben, während Sie ganz langsam Wirbel für Wirbel abrollen. Lassen Sie sich Zeit, denn Sie massieren damit gleichzeitig Ihre Lendenwirbelsäule.

Die Brücke mit gekreuzten Beinen

Diese Brückenvariation verstärkt die Dehnung im Becken und in den Beinen und entlastet gleichzeitig die Unterleibsmuskulatur.

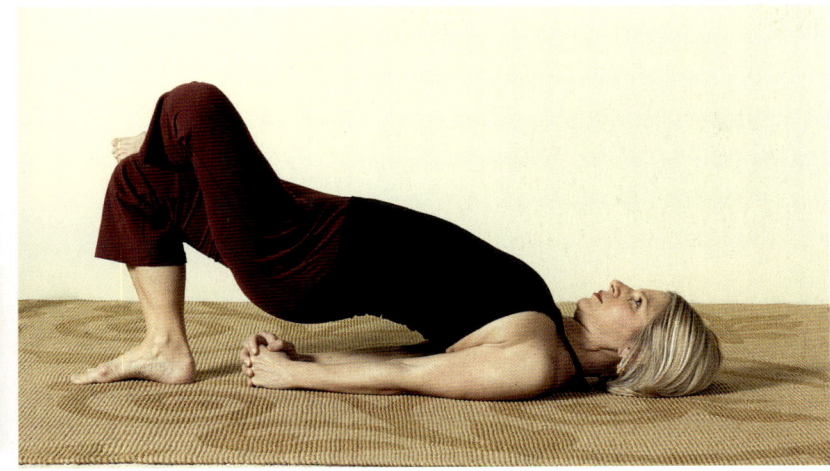

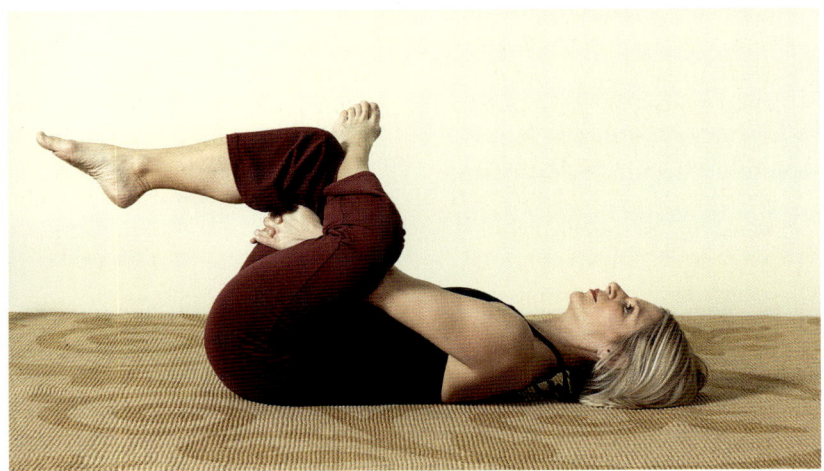

1. Legen Sie sich auf den Rücken, die Füße stehen hüftbreit auseinander.

2. Kreuzen Sie den linken Fuß über das rechte Bein, die linke Wade sollte auf dem rechten Oberschenkel liegen.

3. Beim Einatmen heben Sie Ihr Becken an. Drücken Sie es, so weit es geht, mit Hilfe Ihres rechten hinteren Oberschenkelmuskels und der Gesäßmuskeln weiter nach oben.

4. Sie können Ihre Schulterblätter zusammendrücken und beide Hände unter dem Körper verschränken oder Sie legen Ihre Arme einfach neben dem Körper ab.

5. Bleiben Sie ungefähr drei bis fünf Atemzüge lang in dieser Position und rollen Sie dann vorsichtig Wirbel für Wirbel ab. Sobald Ihr Steißbein den Boden berührt, heben Sie Ihren rechten Fuß und umfassen Ihren rechten Oberschenkel mit beiden Händen. Beim Ausatmen legen Sie den linken Fuß auf das rechte Knie. Um die Dehnung zu verstärken, drücken Sie Ihren linken Ellbogen in den linken Oberschenkel. Halten Sie diese Dehnung für circa drei bis fünf Atemzüge. Fühlen Sie, wie sich Ihre rechte Hüfte und der linke hintere Oberschenkelmuskel dehnen und öffnen.

6. Lösen Sie vorsichtig die Hände und stellen Sie nacheinander erst das rechte und dann das linke Bein wieder auf dem Boden ab. Wiederholen Sie diese Übung auf der anderen Seite.

Entspannungsphase: Liegender festgehaltener Winkel

Diese entspannende Stellung eignet sich hervorragend als Gegendehnung zwischen den Rückwärtsbeugen. Sie fördert die Verdauung und den Kreislauf, stärkt die Prostata, Nieren und Harnwege, verhindert Krampfadern, wirkt positiv auf die Fortpflanzungsorgane und beruhigt.

1. Legen Sie sich auf den Rücken, die Füße sind aufgestellt.

2. Lassen Sie die Knie nach außen fallen, die Fußsohlen berühren sich dabei.

3. Schieben Sie Ihr Steißbein weiter vor und drücken Sie Ihre Lendenwirbelsäule gegen den Boden.

4. Entspannen Sie sich in dieser Haltung und lassen Sie die Seele baumeln. Spüren Sie Ihr Körpergewicht und befreien Sie sich mit jedem Atemzug von allen überflüssigen Gedanken.

Abgewandelter Bogen

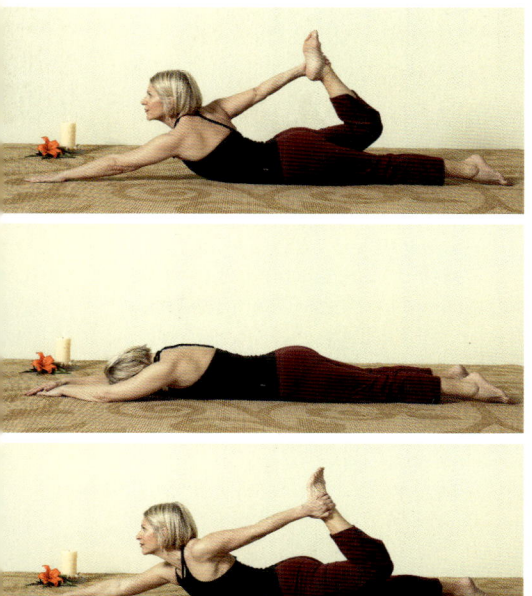

Für diese Übungsreihe wandeln wir den klassischen Bogen etwas ab, die Wirkung dieser intensiven Rückwärtsbeuge auf Ihren Körper bleibt jedoch erhalten. Diese Übung belebt Ihren ganzen Körper, stärkt gleichzeitig die Wirbelsäule, erweitert den Brustkorb und den Hals, streckt die Oberschenkel, reduziert Stress und lindert leichte Depressionen.

1. Beginnen Sie aus der Bauchlage heraus, die Stirn ruht auf dem Boden und die Arme sind lang nach vorne ausgestreckt.

2. Beugen Sie Ihr rechtes Knie, greifen Sie mit der rechten Hand nach hinten und umfassen Sie den rechten Knöchel oder Ihren Fuß. (Die linke Hand bleibt nach vorne ausgestreckt, das linke Bein ist ebenfalls gerade nach hinten gestreckt.)

3. Beim Einatmen drücken Sie Ihr Becken gegen den Boden, während Sie Ihren rechten Oberschenkel hoch und runter bewegen.

4. Schauen Sie nach vorne und spüren Sie, wie sich Ihre rechte Schulter durch den Druck Ihres Fußes in Ihrer Hand öffnet und dehnt. Bleiben Sie für drei bis fünf Atemzüge in dieser Stellung, dann lösen Sie langsam die Spannung.

5. Machen Sie eine kurze Pause (circa drei Atemzüge) und beginnen Sie mit der linken Seite.

Das Kamel

Ein großer Teil der täglichen Anspannung staut sich in unserer Bauchhöhle an. Diese Übung wirkt wunderbar entspannend auf den Solarplexus und beruhigend auf die Seele ein. Durch das Kamel werden insbesondere die Oberschenkel, der Rumpf, der Brustkorb, die Schultern und der Hals gedehnt, es stärkt die Beine, das Becken und den unteren Rücken. Es stimuliert die Blutzirkulation, verbessert die Körperhaltung, und dehnt die Wirbelsäule und belebt den Körper und den Geist.

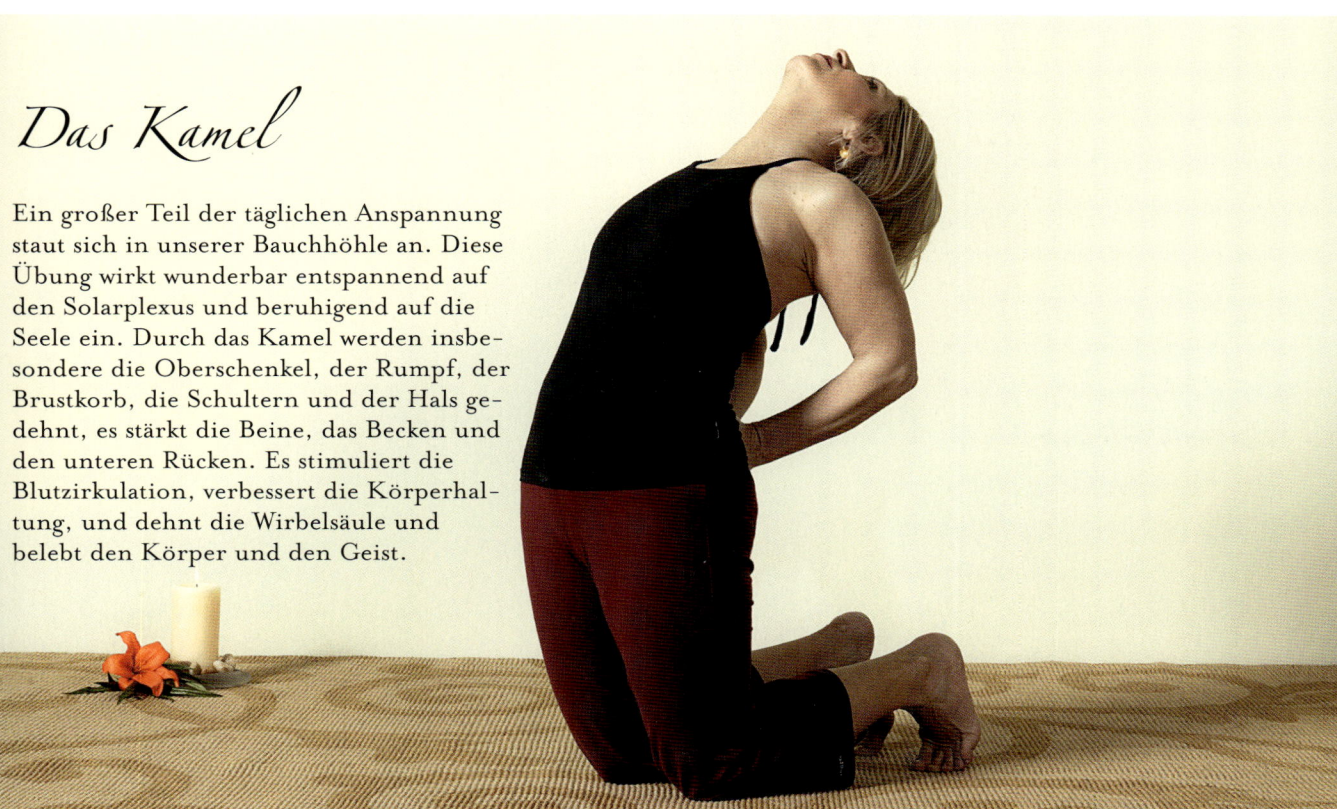

1. Knien Sie sich auf den Boden, die Oberschenkel sind parallel. Schieben Sie Ihr Becken nach vorn über die Knie und die Schultern nach hinten hinter das Becken. Drücken Sie Ihr Steißbein nach unten, um Ihre Wirbelsäule zu verlängern.

2. Pressen Sie Ihre Schulterblätter zusammen und ziehen Sie sie nach unten. Legen Sie Ihre Hände auf Ihr Kreuzbein, die Finger zeigen nach oben. Wenn Ihnen das unangenehm ist, ballen Sie Ihre Hände zu Fäusten. Bringen Sie Ihre Ellbogen zusammen.

3. Beim Einatmen drücken Sie Ihr Becken und Ihre Oberschenkel nach vorne, gleichzeitig pressen Sie Ihre Hände fest in Ihr Kreuzbein. Ihr Kopf fällt nach hinten, allerdings nur soweit, wie es Ihnen angenehm ist, dabei atmen Sie tief ein und aus*

4. Bleiben Sie ungefähr drei bis fünf Atemzüge in dieser Stellung, dann können Sie sich langsam wieder aufrichten. Dabei stützen Ihre Hände die ganze Zeit Ihren Rücken.

*Um den Schwierigkeitsgrad zu erhöhen, lassen Sie Ihre Arme gerade hängen und greifen Sie die Fersen mit den Händen. Drücken Sie Ihr Becken und Ihre Oberschenkel weiter nach vorne, sodass sich die Bauchhöhle richtig öffnen kann. Atmen Sie in dieser Stellung drei- bis fünfmal tief und gleichmäßig ein und aus, dann richten Sie sich langsam wieder auf. Ihre Hände stützen dabei die ganze Zeit den Rücken, bis Sie wieder in der Ausgangsposition angekommen sind.

Stellung des Kindes

Dies ist eine besonders wohltuende und entspannende Position für die gesamte Wirbelsäule. Sie lindert Verspannungen und Schmerzen besonders im Kopf-, Nacken- und Brustbereich. Der Beckenboden sowie die Lenden und Hüften weiten sich, der Blutkreislauf wird aktiviert und Stress abgebaut. Gehen Sie immer in diese Stellung, wenn Sie eine Pause vom Stress benötigen. Atmen Sie bewusst tief ein und lassen Sie sich durch nichts ablenken. Dies ist Ihre Zeit, um in Ihren Körper zu spüren. Die Stellung des Kindes lässt Sie in sich hineinhorchen, dies beruhigt das zentrale Nervensystem und verschafft dem Gehirn eine Pause.

1. Begeben Sie sich in den Vierfüßlerstand, die Füße stehen nebeneinander, sodass sich die großen Zehen berühren, die Knie sind gespreizt.

2. Schieben Sie Ihr Becken nach hinten und setzen Sie sich auf Ihre Füße. Strecken Sie die Arme vor dem Kopf aus oder legen Sie sie neben den Körper, die Stirn ruht auf dem Boden

3. Entspannen Sie sich und atmen Sie ruhig ein und aus.

Winkel nach vorne

Diese Übung streckt den unteren Rücken sowie die innere und hintere Oberschenkelmuskulatur während sie gleichzeitig den oberen Rücken und den vorderen Rumpf entspannt.

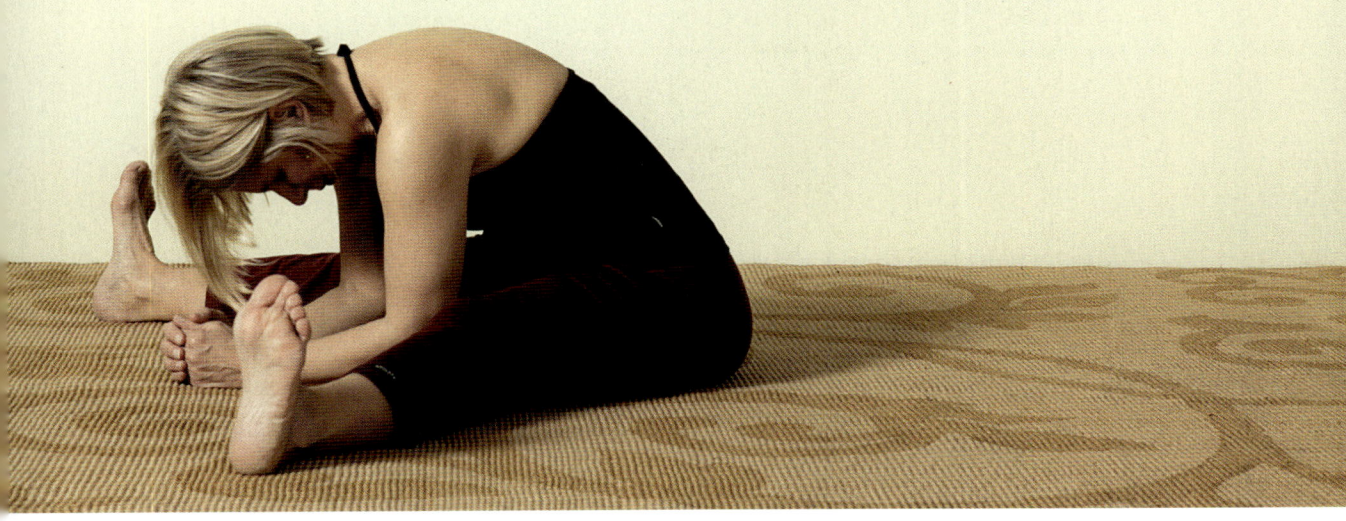

1. Setzen Sie sich mit gestreckten Beinen auf den Boden. Achten Sie darauf, dass Sie auf Ihren Sitzhöckern sitzen und spüren Sie Ihre Verbindung zum Untergrund.

2. Grätschen Sie die Beine, bis Sie die Dehnung an den inneren Oberschenkeln spüren.

3. Legen Sie Ihre Hände und Ellbogen auf den Boden und beugen Sie sich mit Ihrem Oberkörper vor, die Schultern bleiben ganz locker.

4. Beim Ausatmen lehnen Sie sich aus dem Becken heraus weit nach vorne. Strecken Sie Ihre Wirbelsäule und die Arme bis in die Fingerspitzen und beugen Sie sich so weit wie möglich nach unten.

5. Wenn Sie diese Stellung nicht länger halten können, machen Sie mit dem Rücken einen Buckel und legen Sie die Arme irgendwo auf Ihre Beine. Manche mögen in der Lage sein, Ihre Füße zu fassen, während andere nur bis zu den Knien

oder Schienbeinen kommen. Bedenken Sie, dass egal wo Sie sind, Sie genau dort sein sollen.

6. Atmen Sie tief, entspannen Sie sich, dann geben Sie sich ganz der Schwerkraft und Ihrer Atmung hin. Bleiben Sie drei bis zehn Atemzüge lang in dieser Stellung, dann richten Sie sich langsam wieder auf.

Übungsreihe mit weiteren Rückwärtsbeugen

Diese Übungen werden auf jeden Fall Anzeichen von einer gebückten oder in sich zusammenge-
sackten Haltung entgegenwirken. Aber vor allem sind Rückwärtsbeugen dafür bekannt, dass sie
das Herz öffnen und den Yogi, der sie gerade ausübt, in eine heitere Stimmung versetzen. Wenn
Sie diese Übungen durchführen, sollten Sie darauf achten, dass Ihr vorderer Brust- und Bauch-
raum weit wird, also die Schultern, die Brust und der Rumpf, aber auch Ihre Rückenmuskulatur, die die kräftigende Arbeit verrichtet. Viele Menschen verspüren ein Gefühl der Erleichterung und Entspannung während dieser Yogaübungen, was wiederum entspannend auf Ihren
Rücken wirkt!

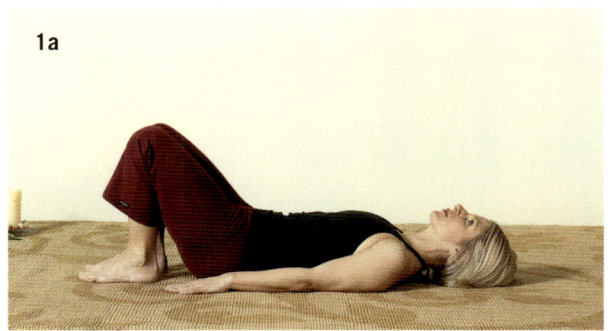

1a

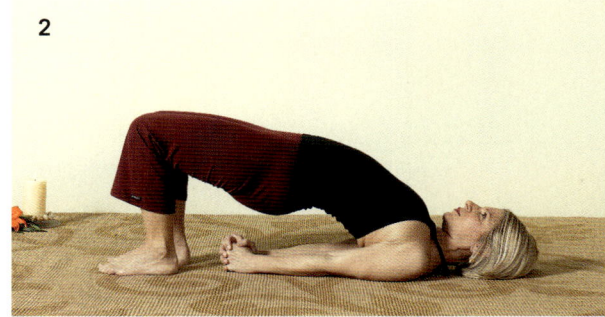

2

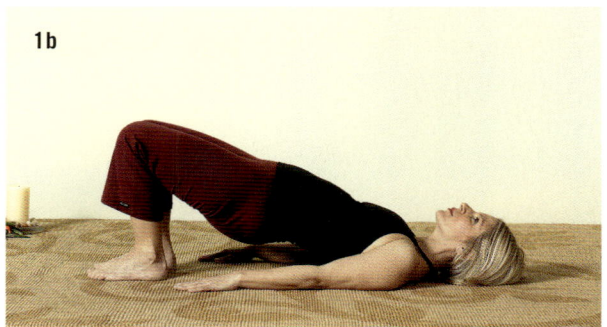

1b

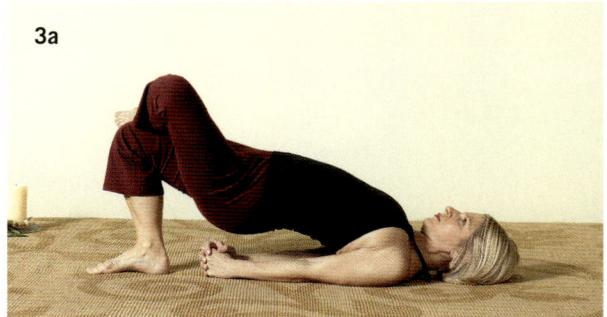

3a

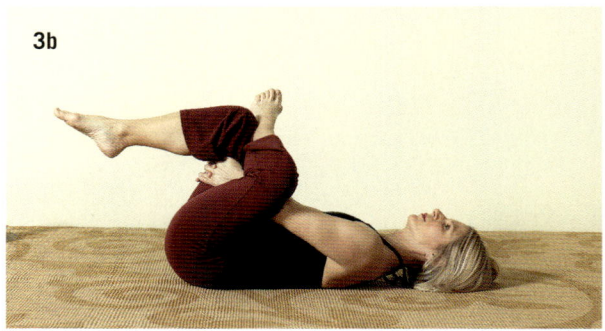

3b

4a

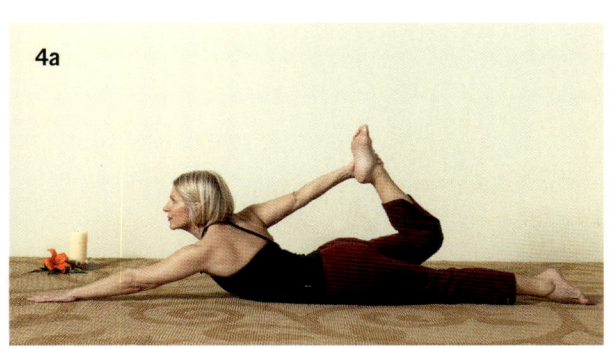

5

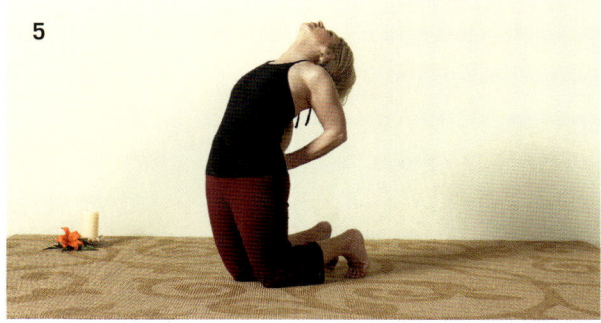

4b

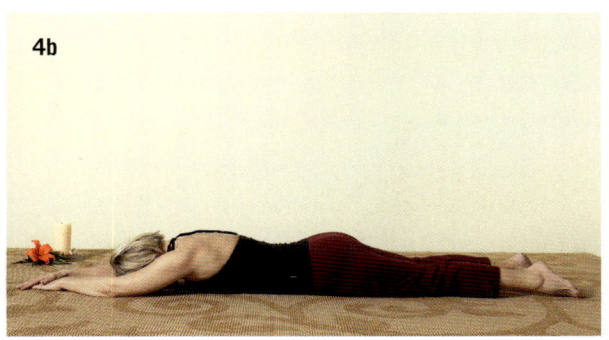

6

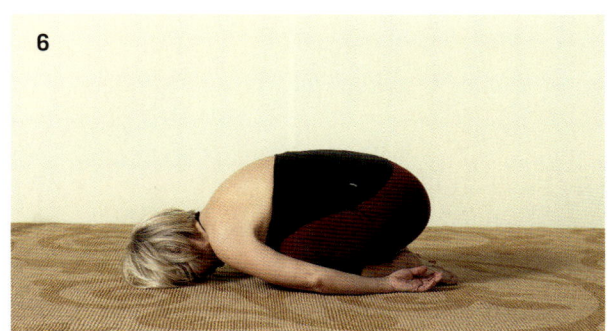

4c

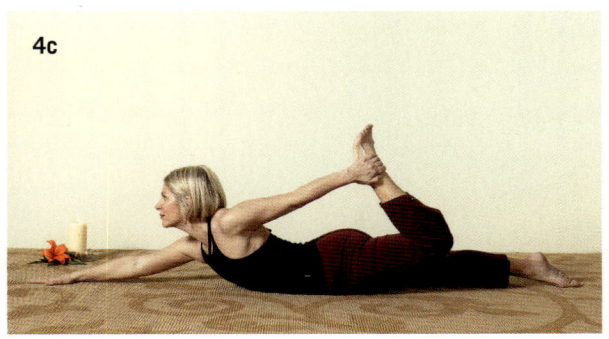

7

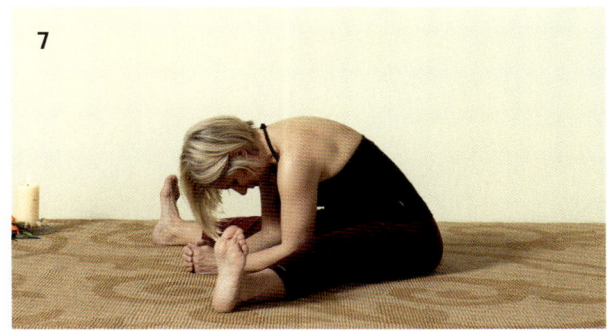

8. KAPITEL

Vorwärtsbeugen

Vorwärtsbeugen beruhigen das zentrale

Nervensystem und dehnen die gesamte Körperrückseite. Sie können Verspannungen lösen, die Verdauung fördern und Verstopfung lindern, da sie die Bauchregion mit den inneren Organen und dadurch die Leber und den Darm reinigen. Falls Sie täglich nur eine Yogaübung machen wollen, dann sollte es eine Vorwärtsbeuge sein — so wirksam sind sie.

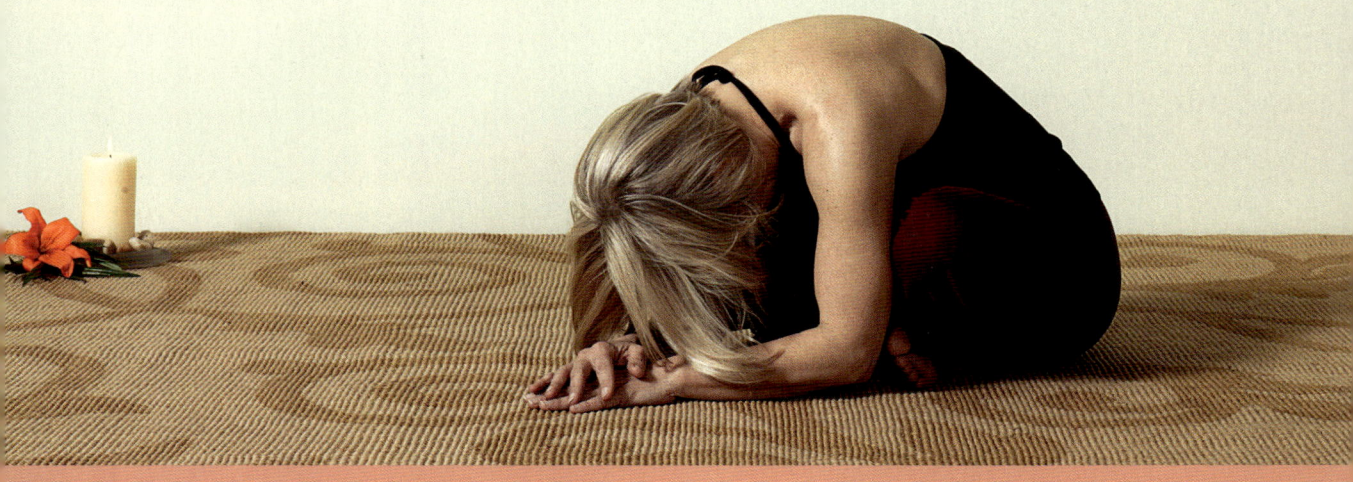

Stellung des Kindes

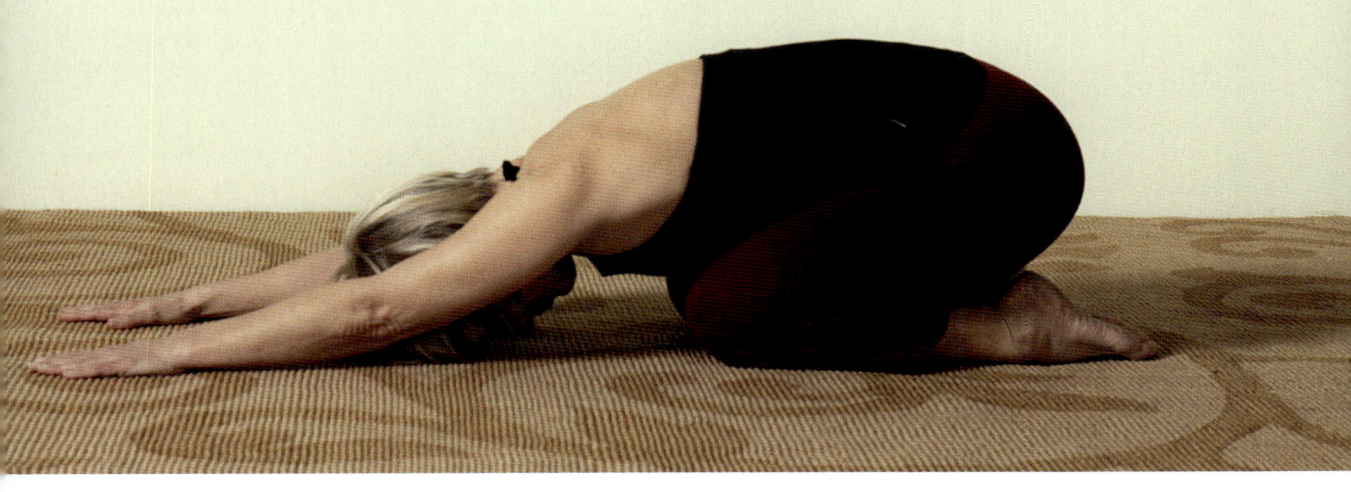

Dies ist eine besonders wohltuende und entspannende Position für die gesamte Wirbelsäule. Sie lindert Verspannungen und Schmerzen besonders im Kopf-, Nacken- und Brustbereich. Der Beckenboden sowie die Lenden und Hüften weiten sich, der Blutkreislauf wird aktiviert und Stress abgebaut. Gehen Sie immer in diese Stellung, wenn Sie eine Pause vom Stress benötigen. Atmen Sie bewusst tief ein und lassen Sie sich durch nichts ablenken. Dies ist Ihre Zeit, um in Ihren Körper zu spüren. Die Stellung des Kindes lässt Sie in sich hineinhorchen, dies beruhigt das zentrale Nervensystem und verschafft dem Gehirn eine Pause.

1. Begeben Sie sich in den Vierfüßlerstand, die Füße stehen nebeneinander, sodass sich die großen Zehen berühren, die Knie sind gespreizt.

2. Schieben Sie Ihr Becken nach hinten und setzen Sie sich auf Ihre Füße. Strecken Sie die Arme vor dem Kopf aus oder legen Sie sie neben den Körper, die Stirn ruht auf dem Boden

3. Entspannen Sie sich und atmen Sie ruhig ein und aus.

Der herabschauende Hund

Der Hund ist eine der grundlegenden, immer wiederkehrenden Stellung und spielt vor allem während einer anstrengenden Übungsreihe eine wichtige Rolle als Übergangsstellung zu einer neuen Übung. Wenn man den Hund für sich allein betrachtet, so muss man sich seine Wirkung folgendermaßen vorstellen: Er streckt die Handflächen, die Brust, den Rücken, die hinteren Oberschenkelmuskeln, die Waden und die Füße; stärkt die Arme, Beine und den Rumpf und gibt dem Körper Energie. Außerdem kann er die Konzentration und Willenskraft verbessern, den Geist anregen, Stress reduzieren und Schmerzen im unteren Rücken lindern.

1. Kommen Sie aus der Stellung des Kindes in den Vierfüßlerstand. Setzen Sie die Knie etwas hinter dem Becken auf den Boden. Stellen Sie die Hände direkt unter die Schultern und spreizen Sie die Finger breit auseinander, der Mittelfinger zeigt nach vorn.

2. Drücken Sie die Kraft in Ihre Finger hinein und denken Sie daran, die Schulterblätter zusammen und nach unten zu ziehen.

3. Beim Einatmen heben Sie Ihr Becken und strecken Ihre Wirbelsäule, während sich die Schulterblätter wieder öffnen.

4. Halten Sie Ihre Knie leicht gebeugt und schieben Sie Ihr Steißbein noch höher. Atmen Sie nun wieder aus, strecken Sie Ihre Beine und drücken Sie die Fersen an den Boden.

5. Lassen Sie sich mit jedem Atemzug weiter in diese Stellung hineingleiten, korrigieren Sie eventuell Ihre Haltung und spüren Sie, wie sich Ihr Körper öffnet.

6. Verharren Sie für drei bis zehn Atemzüge in dieser Stellung, dann kommen Sie wieder auf die Knie oder gehen gleich in die Stellung des Kindes über, wenn Sie eine Pause benötigen.

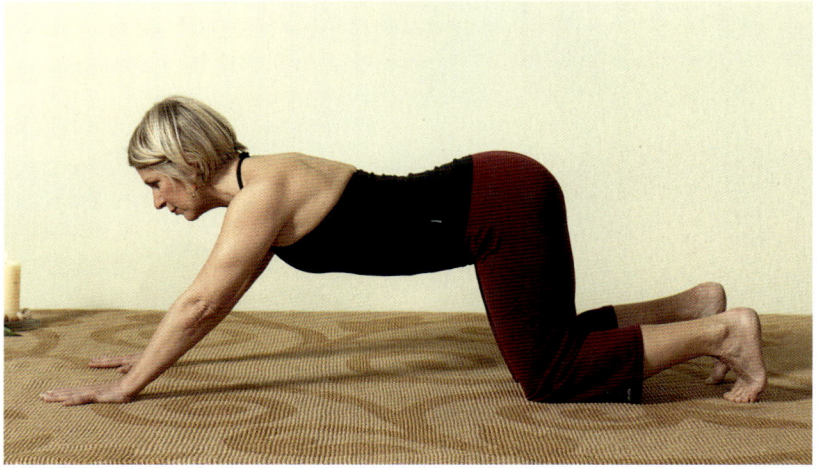

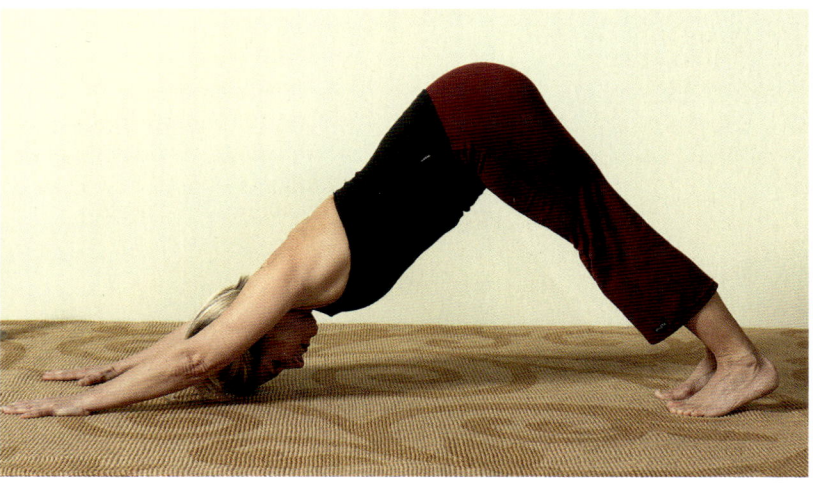

Die stehende Vorwärtsbeuge

Stärken Sie Ihre Füße, die Knie und Oberschenkel; dehnen Sie die Oberschenkelmuskulatur und die Waden, fördern Sie Ihre Verdauung, öffnen Sie Ihr Becken und die Leistengegend und beruhigen Sie Ihr Nervensystem, während Sie Ihr Gehirn mit frischem Blut und Sauerstoff durchspülen. All diese wunderbaren und gesunden Effekte erlangt man durch eine simple Vorwärtsbeuge!

1. Aus dem Hund heraus beugen Sie beide Knie und wandern mit Ihren Füßen vorwärts, die Knie bleiben leicht gebeugt, um den unteren Rücken zu entlasten.

2. Konzentrieren Sie sich auf Ihr Becken und denken Sie darüber nach, wie es wohl wäre, wenn Sie Ihren Rumpf verlängern und über die Beine stülpen könnten. Lassen Sie den Kopf nach unten hängen.

3. Beugen Sie Ihre Knie, der Bauch liegt auf den Oberschenkeln. Dies entlastet die Wirbelsäule und erlaubt Ihnen, das Gewicht des Oberkörpers zu neutralisieren. Geben Sie sich ganz diesem befreiten Gefühl hin.

4. Atmen Sie tief, mit jedem Atemzug löst sich die Spannung in Ihrem Körper. Schütteln Sie Ihren Kopf erst in die eine Richtung und dann in die andere, um Verspannungen im Nacken zu lösen.

5. Atmen Sie gleichmäßig und versuchen Sie, diese Stellung über fünf bis zehn Atemzüge zu halten. Rollen Sie sich danach langsam Wirbel für Wirbel wieder auf.

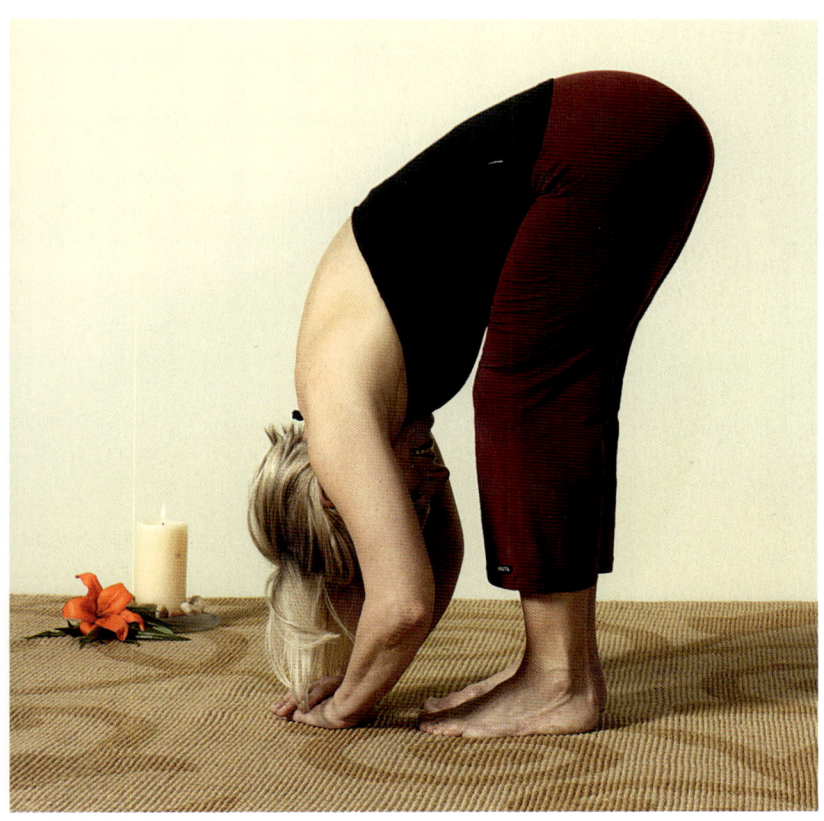

Dehnung des Brustkorb

Diese Übung dient dazu, den Brustkorb zu öffnen und die Muskeln in Armen und Beinen zu strecken.

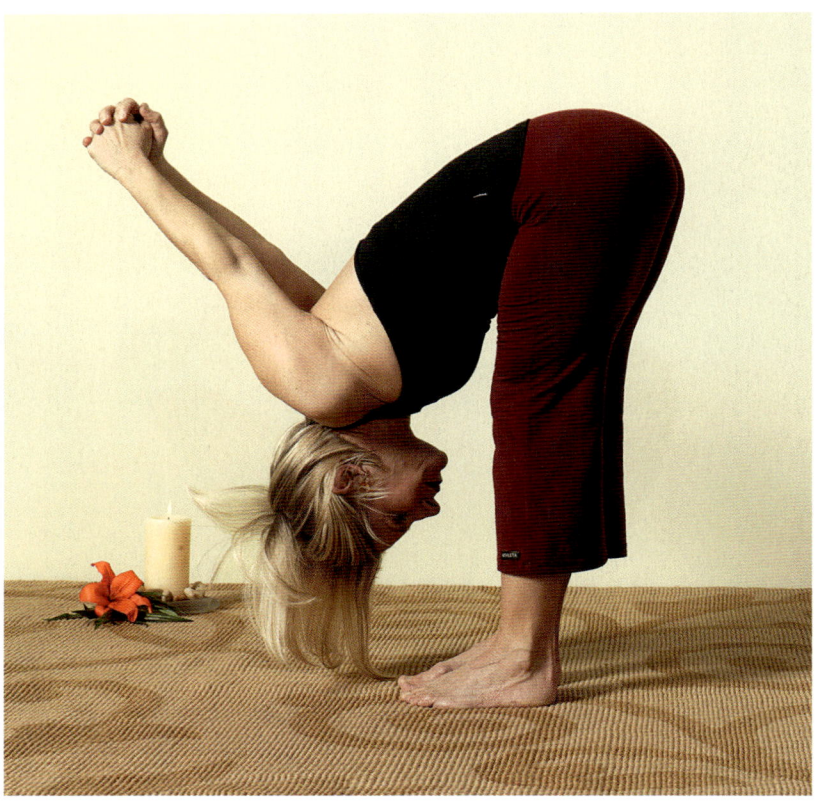

1. Stellen Sie sich kopfüber hin, legen Sie beide Arme hinter den Rücken und verschränken Sie die Finger. Strecken Sie das Steißbein in Richtung Decke, die Arme folgen der Schwerkraft und fallen über den Kopf nach vorne, atmen Sie gleichmäßig und tief.

2. Bleiben Sie ungefähr drei bis fünf Atemzüge in dieser Stellung, ziehen Sie dann den Bauchnabel ein und strecken Sie noch einmal den Oberkörper. Kommen Sie mit Hilfe der Arme und einem gestreckten Rücken wieder hoch.

Die Hocke

Man sagt, dass indische Yogis während ihrer Meditation mehrere Stunden in dieser Stellung verharren können. Das mag für Sie nicht ganz zutreffen, nach einer gewissen Übung werden Sie jedoch Gefallen an dieser entspannenden und die Sinne schärfenden Haltung haben. Zudem lindert die Hocke Schmerzen im Lendenwirbelbereich und im Ischias, weitet das Becken, fördert die Balance, stärkt die Knöchel und die Füße und verhilft zu einem sicheren Auftreten.

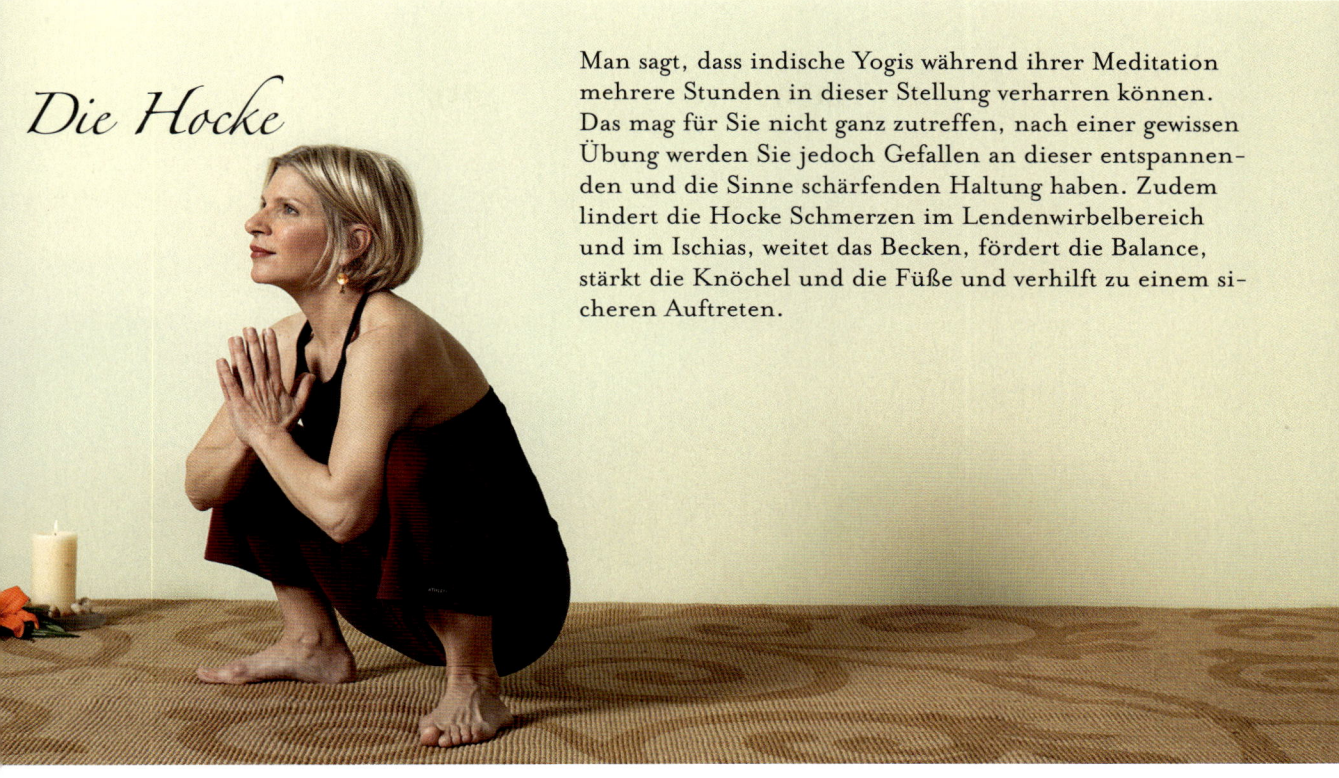

1. Sie befinden sich in der Vorwärtsbeuge, die Hände berühren den Boden zwischen Ihren Füßen. Bewegen Sie nun die Beine mit abwechselnden Krabbelbewegungen der Zehen und Fersen gut hüftweit auseinander.

2. Gehen Sie in die Hocke, lassen Sie das Steißbein nach unten fallen. Legen Sie die Hände vor der Brust wie zum Gebet oder Namaste zusammen, die Arme drücken gegen die Innenseiten der Knie.

3. Atmen Sie gleichmäßig und lassen Sie sich in dieser Stellung nieder, das Steißbein sinkt weiter zum Boden, dabei drücken die Arme die Knie noch weiter auseinander.

4. Schließen Sie Ihre Augen und entspannen Sie sich für ungefähr fünf bis zehn Atemzüge – oder auch so lange Sie wollen.

Positionswechsel

Lassen Sie sich auf Ihr Gesäß zurückfallen und setzen Sie sich in den Schneidersitz.

Vorwärtsbeuge im Schneidersitz

Seien Sie bei dieser Übung vorsichtig, Sie sollten sie nicht erzwingen. Wenn Sie besonders angespannt und verkrampft sind, kann diese Haltung erstmal unangenehm sein, hören Sie daher auf Ihren Körper. Mit Hilfe Ihrer Atmung und der Schwerkraft kommen Sie leichter in diese Stellung. Lassen Sie sich Zeit, Sie wissen ja, dass Sie bei jedem neuen Versuch immer weiter Richtung Boden kommen.

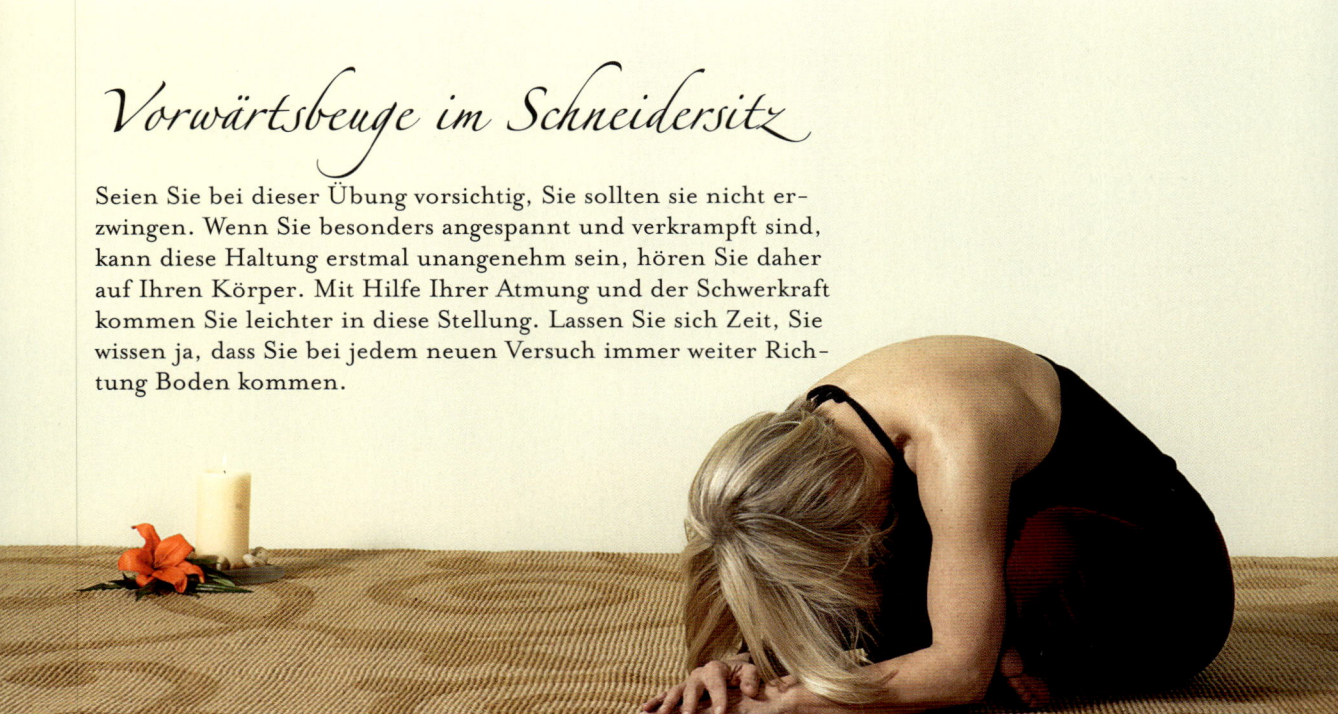

1. Sie sollten zuerst sicherstellen, dass Sie Ihre Sitzhöcker spüren, dann strecken Sie die gesamte Wirbelsäule bis zum Scheitel.

2. Die Schultern befinden sich genau über den Hüften, strecken Sie nun die Arme über den Kopf bis in die Fingerspitzen. Lassen Sie die Schultern nach unten fallen, weg von den Ohren.

3. Atmen Sie tief ein. Spüren Sie, wie sich Ihr Brustkorb nach oben streckt?

4. Atmen Sie wieder aus und beugen Sie sich langsam mit weiterhin ausgestreckten Armen aus der Hüfte nach vorne.

5. Beugen Sie sich so tief Sie können, die Wirbelsäule bleibt gestreckt. Dann machen Sie einen Buckel und legen Ihre Hände auf den Boden. Wenn möglich, beugen Sie die Ellbogen und legen Ihre Unterarme auf dem Boden ab.

6. Lassen Sie Spannungen im Kopf und im Nacken los, lockern Sie die Schultern und den mittleren Rücken.

Atmen Sie langsam und gleichmäßig weiter, entspannen Sie sich immer mehr bei jedem Ausatmen.

7. Wenn Ihre Arme lang und ausgestreckt sind, können Sie beim Ausatmen vorsichtig mit den Fingern nach vorne krabbeln, um die Dehnung zu vertiefen.

8. Entspannen Sie sich und bleiben Sie für circa fünf bis zehn Atemzüge in dieser Haltung. Richten Sie sich danach langsam auf oder beginnen Sie mit der nächsten Übung.

Die Vorwärtsbeuge mit einem Bein

Diese Übung weitet Ihren Brustkorb und die Lungen, fördert Ihre Verdauung, erhöht die Blutzirkulation in Leber, Nieren und Kolon (Teil des Dickdarms), lindert Kopfschmerzen und stärkt den unteren Rücken. Sie mildert Stress, innere Unruhe sowie leichte Depressionen.

1. Aus dem Schneidersitz strecken Sie das rechte Bein gerade nach vorne aus, die Fußsohle des linken Fußes drücken Sie an den rechten inneren Oberschenkel. (Wenn Ihnen das unangenehm ist, können Sie den linken Fuß auch etwas weiter unten an den rechten Oberschenkel legen.)

2. Drehen Sie Ihren Oberkörper zum rechten Bein und strecken Sie Ihre Arme nach vorne aus. Wenn Sie Ihren Fuß anfassen können, halten Sie ihn fest. Wenn Sie es nicht ganz schaffen, halten Sie Ihr Bein dort fest, wo es Ihnen am angenehmsten ist. Sie sollten sich ein wenig anstrengen, die Dehnung aber nicht erzwingen.

3. Atmen Sie ein und strecken Sie die Wirbelsäule, dann atmen Sie wieder aus und beugen den Oberkörper nach vorne.

4. Wenn Sie gelenkig sind, können Sie Ihre Stirn auf das Schienbein legen. Sie können die Übung auch ein wenig abwandeln, indem Sie das Knie des gestreckten Beines beugen und den Oberkörper auf den Oberschenkel legen.

5. Atmen Sie gleichmäßig und lösen Sie mit jedem Ausatmen alle Verspannungen.

6. Bleiben Sie circa drei bis zehn Atemzüge in dieser Stellung. Richten Sie sich dann langsam auf und wiederholen Sie die Übung auf der anderen Seite.

Positionswechsel
Strecken Sie die Beine gerade auf den Boden und lockern Sie sie.

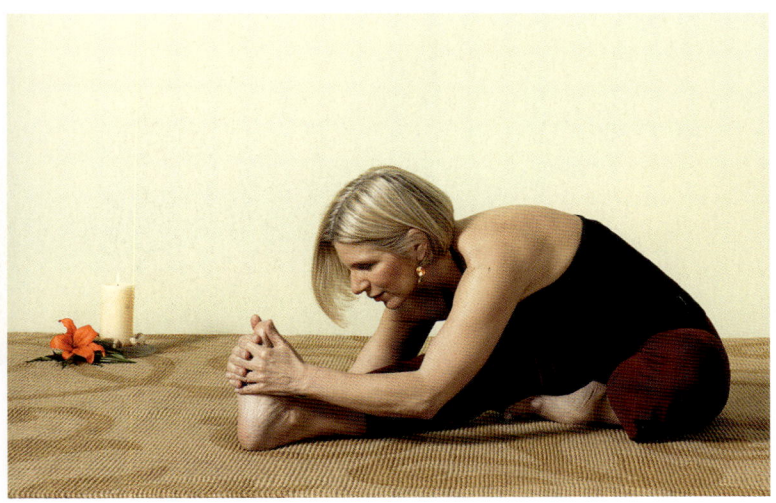

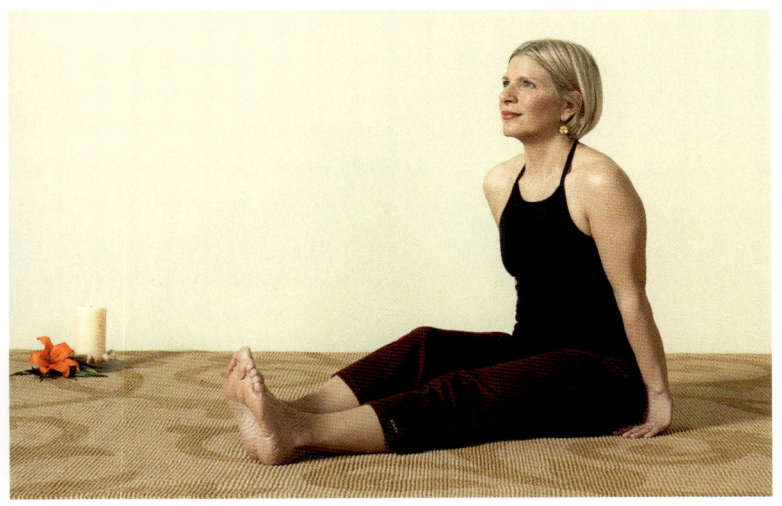

Übungsreihe zu Vorwärtsbeugen

Was könnte entspannender sein als sich vorwärts zusammenzurollen? Für viele Yogis sind die Stellung des Kindes und andere Vorwärts- beugen die entspannendsten Positionen von allen. Damit diese Stel- lungen auch Ihnen gut tun, bedenken Sie, dass Vorwärtsbeugen den Rücken strecken und dabei angespannte Muskeln entspannen. Auch wenn es wunderbar ist, wenn Sie sich in allen Positionen entspannen können, sollten Sie sich auch darauf konzentrieren, dass Ihr Körper Nutzen aus den Übungen zieht.

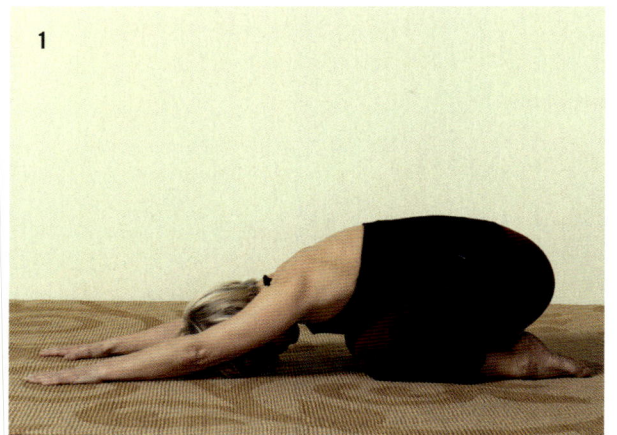

1

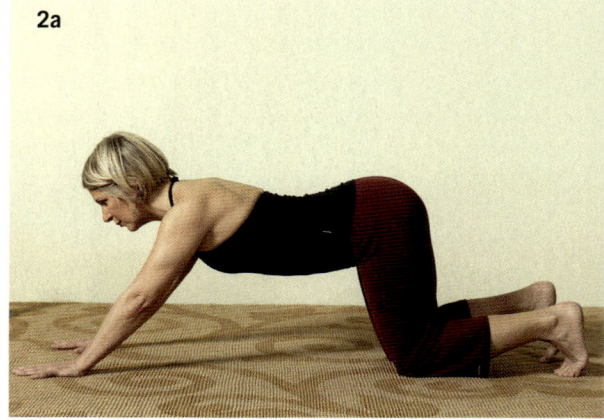

2a

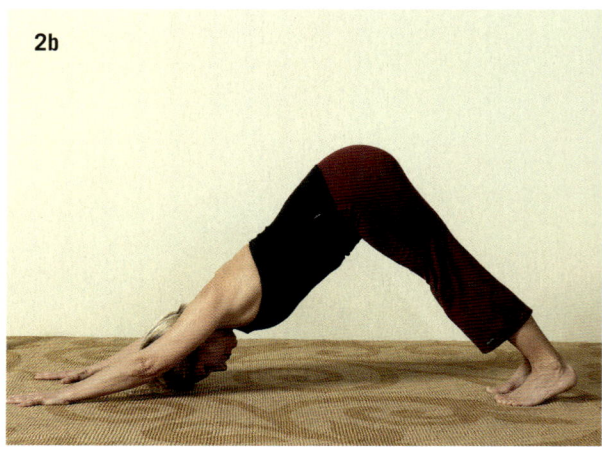

2b

3

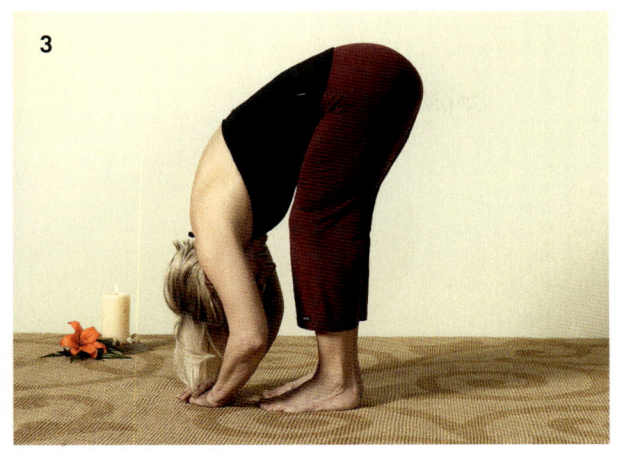

6

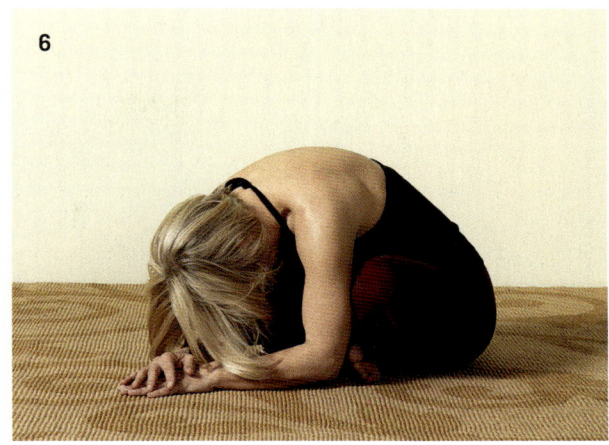

4

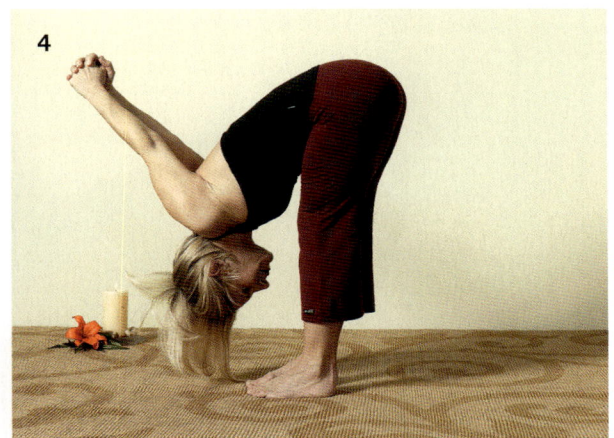

7a

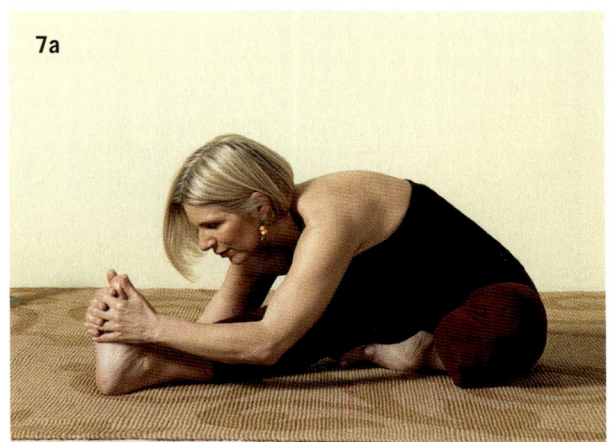

5

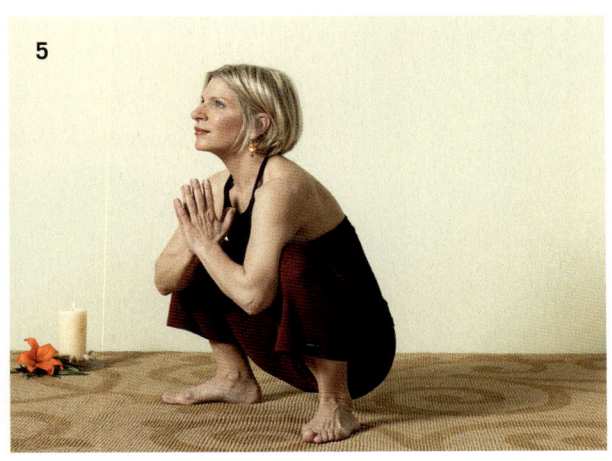

7b

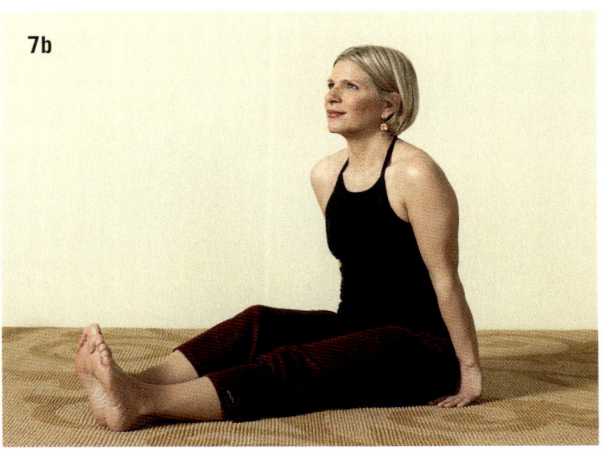

9. KAPITEL

Entspannung

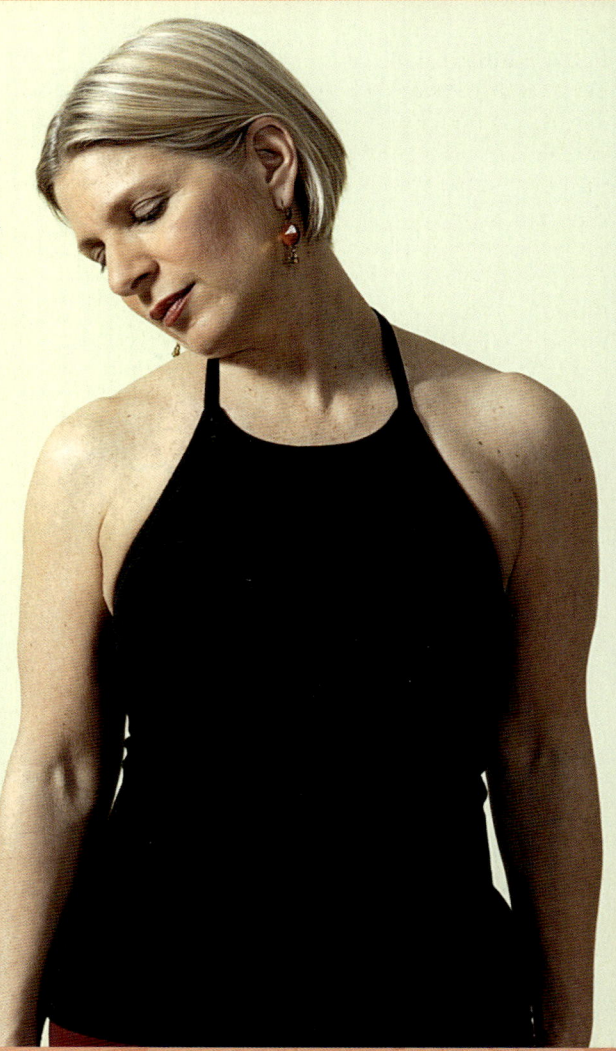

Eine der am häufigsten

verspannten Stellen ist der Hals-, Nacken- und Schulterbereich. Diese einfachen Dehnübungen funktionieren am besten in Verbindung mit tiefer und gleichmäßiger Atmung. Achten Sie darauf, bei jedem Ausatmen aufgestauten Ärger und Stress abzubauen. Alle hier gezeigten Dehnübungen können auch im Sitzen ausgeführt werden. Sie können einige oder auch alle dieser Übungen in Ihr Aufwärmprogramm übernehmen, bevor Sie mit den anstrengenderen Yogaübungen oder Ihrer Gymnastik beginnen.

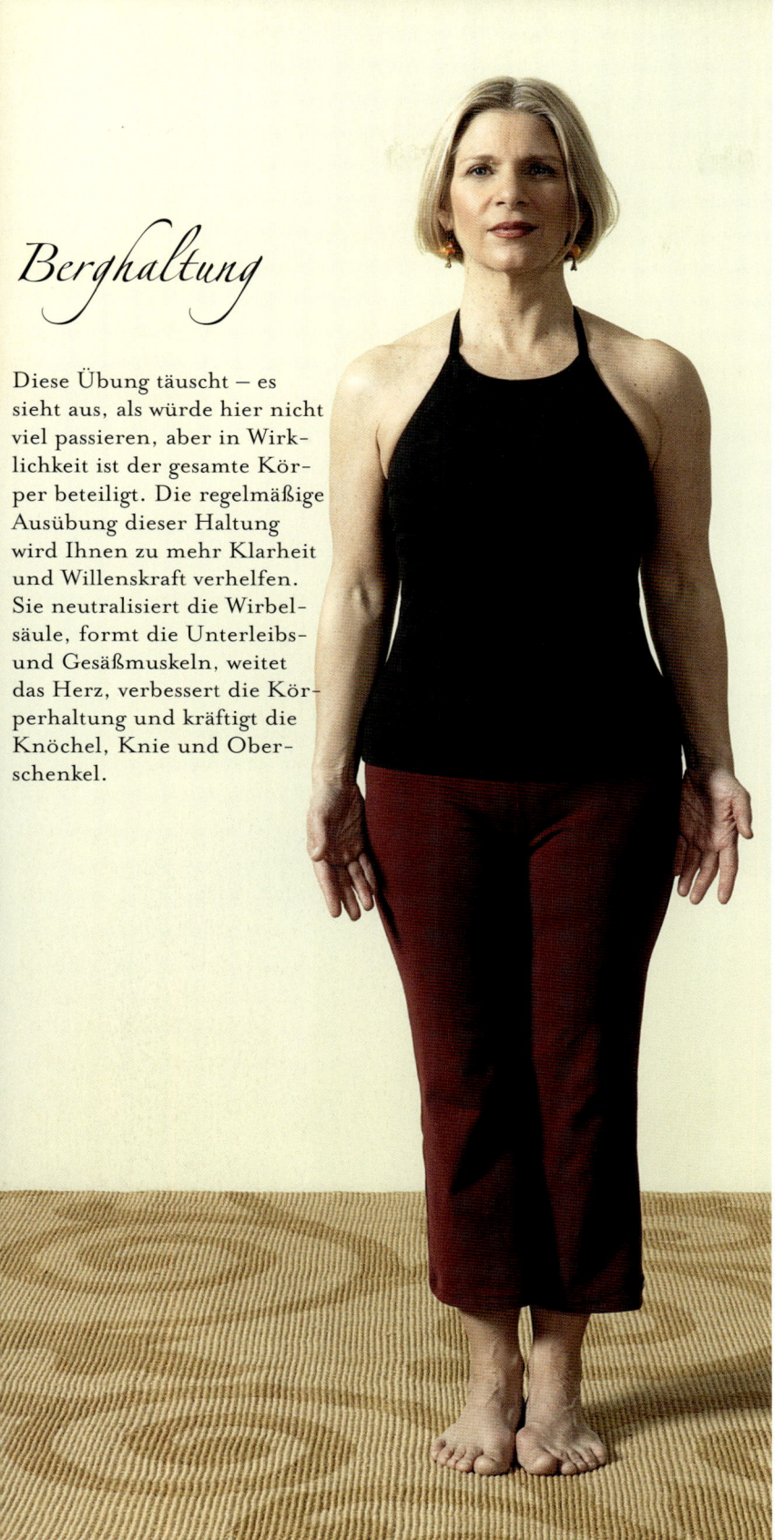

Berghaltung

Diese Übung täuscht – es sieht aus, als würde hier nicht viel passieren, aber in Wirklichkeit ist der gesamte Körper beteiligt. Die regelmäßige Ausübung dieser Haltung wird Ihnen zu mehr Klarheit und Willenskraft verhelfen. Sie neutralisiert die Wirbelsäule, formt die Unterleibs- und Gesäßmuskeln, weitet das Herz, verbessert die Körperhaltung und kräftigt die Knöchel, Knie und Oberschenkel.

1. Stellen Sie sich gerade hin, die Füße nebeneinander, die Arme sind neben dem Körper, die Handflächen zeigen nach vorne. Auch die Knie zeigen nach vorne und befinden sich über den Knöcheln. Bringen Sie nun Ihre Hüften über die Knie, kippen Sie Ihr Becken nach vorne und ziehen Sie Ihr Steißbein nach unten.

2. Spannen Sie Ihre Unterleibsmuskeln an und ziehen Sie die Spannung langsam hoch bis in die Brust. Schieben Sie die Schultern über die Hüften, pressen Sie die Schulterblätter zusammen und ziehen Sie sie nach unten.

3. Schließen Sie die Augen und konzentrieren Sie sich auf Ihre Fußsohlen. Spüren Sie, wie Sie mit dem Boden verhaftet sind. Atmen Sie ein und ziehen Sie die Fußrücken und die Kniescheiben hoch. Spüren Sie, wie die Energie durch Ihr Innerstes in Ihren Rücken strömt und strecken Sie Ihre Wirbelsäule ganz bewusst bis zum Scheitel. (Stellen Sie sich vor, jemand würde an einer Schnur ziehen, die an Ihrem Kopf befestigt ist und dadurch würden sich Ihre Knochen und Muskeln strecken.)

4. Halten Sie diese Stellung ungefähr drei bis fünf Atemzüge lang, die Füße fest auf dem Boden. Jetzt können Sie spüren, wie die Energie durch ihren gesamten Körper fließt.

Armdehnung

Dehnungsübung für den Deltamuskel (dreieckiger Skelettmuskel, der über dem Schultergelenk liegt).

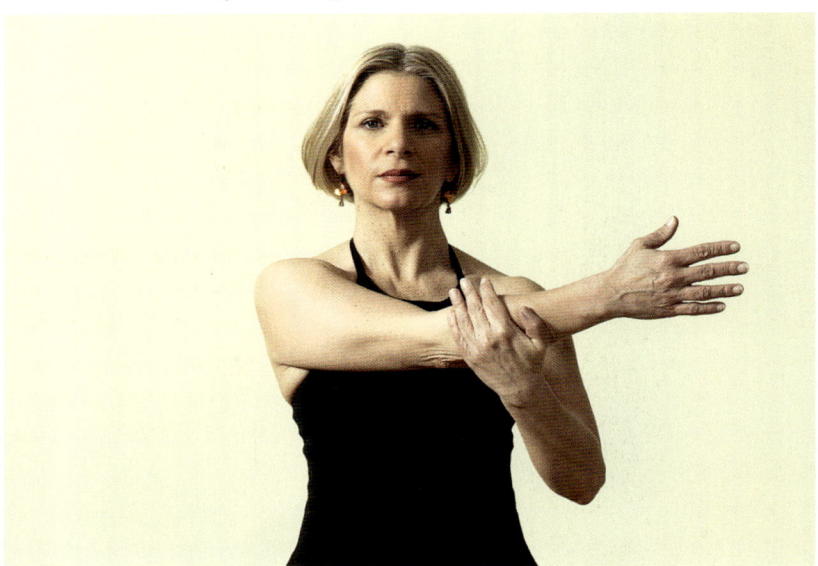

1. Stellen Sie sich mit leicht gebeugten Knien gerade hin, die Füße hüftweit auseinander. Kreuzen Sie den rechten Arm vor Ihrem Körper und fassen Sie mit der Handfläche der linken Hand an den rechten Ellbogen.

2. Drücken Sie leicht Ihren rechten Arm und senken Sie die Schultern. Atmen Sie tief und lösen Sie die Spannung in Ihrem Arm.

3. Halten Sie diese Stellung drei bis fünf Atemzüge lang, dann wechseln Sie die Seite.

Leichte Drehübung von einer Seite zur anderen

Wecken Sie sanft Ihre Wirbelsäule und beleben Sie Ihren Körper.

1. Stellen Sie sich mit leicht gebeugten Knien gerade hin, die Füße hüftweit auseinander, die Arme hängen locker am Körper.

2. Konzentrieren Sie sich auf Ihre Atmung und beginnen Sie langsam, Ihren Oberkörper von einer Seite zur anderen zu drehen.

3. Die Arme schlenkern locker mit, während Sie sich von rechts nach links drehen und dabei ein- und ausatmen.

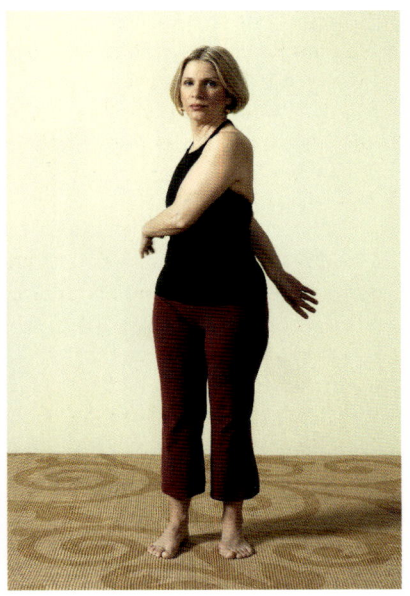
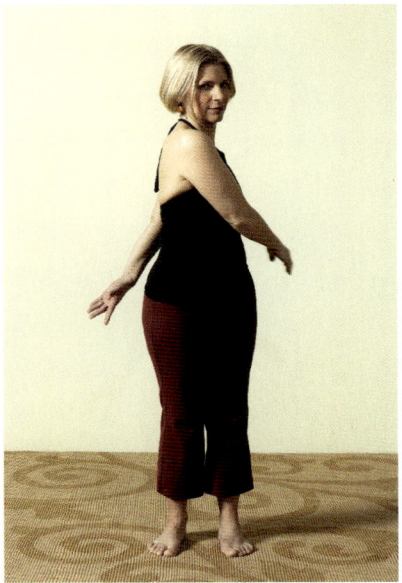
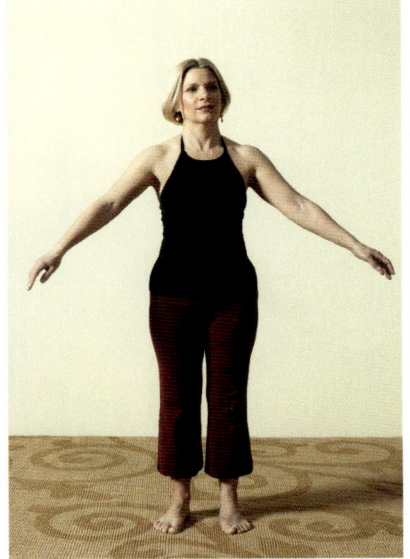
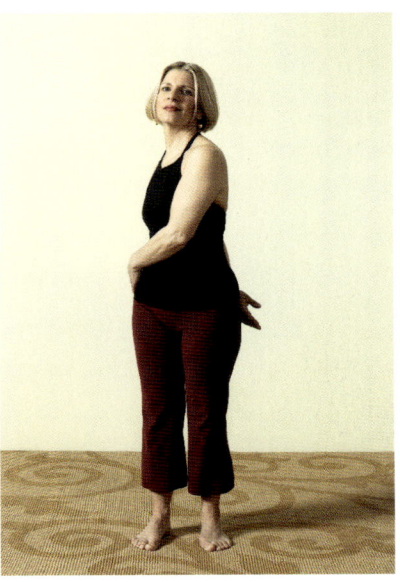

Ohr zur Schulter/Kinn zur Schulter

Strecken Sie den Hals und lösen Sie Ihre Verspannungen.

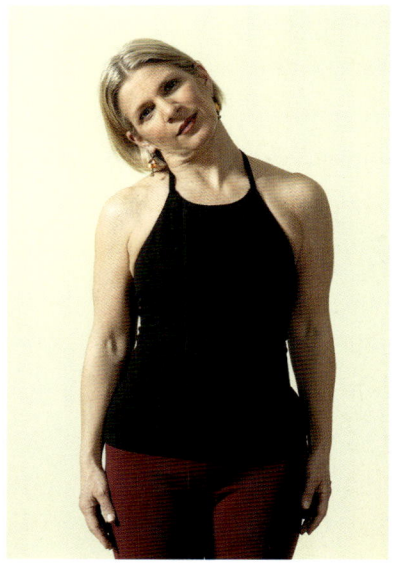
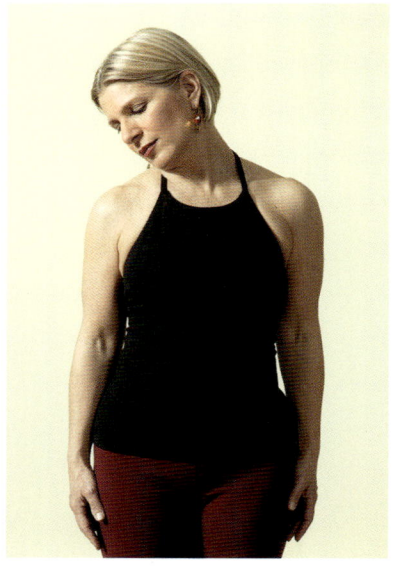
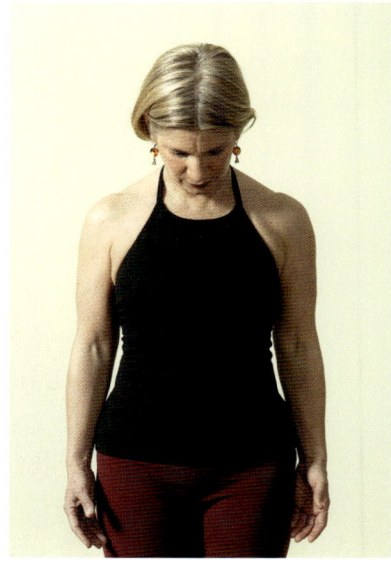

1. Sie stehen mit hüftbreit gespreizten Beinen auf dem Boden. Ziehen Sie Ihren Bauchnabel ein und drücken Sie Ihr Steißbein nach unten.

2. Drücken Sie Ihre Schulterblätter zusammen und ziehen Sie sie hinunter in Richtung Gesäß.

3. Beim Ausatmen lassen Sie Ihren Kopf sanft nach rechts fallen, das rechte Ohr bewegt sich zur rechten Schulter. Versuchen Sie es nicht mit Gewalt – lassen Sie einfach die Schwerkraft wirken und atmen Sie gleichmäßig weiter.

4. Nach zwei bis drei Atemzügen drehen Sie Ihr Kinn zur rechten

Schulter, Ihr Blick geht zum Boden. Fühlen Sie die Dehnung in der linken Halsseite?

5. Beim Ausatmen fällt Ihr Kinn vorsichtig auf die Brust, der Nacken wird gedehnt. Gleichmäßig weiteratmen.

6. Nach zwei bis drei Atemzügen rollen Sie Ihren Kopf nach links, das linke Ohr fällt auf die linke Schulter.

7. Nach weiteren zwei bis drei Atemzügen drehen Sie Ihr Kinn zur linken Schulter und dehnen die rechte Seite des Halses. Weiter atmen.

8. Rollen Sie Ihren Kopf wie oben beschrieben noch zwei- bis dreimal von links nach rechts und von rechts nach links.

9. In der Mitte angelangt, schauen Sie wieder geradeaus und beginnen direkt mit der nächsten Übung.

Schultern kreisen

Diese Übung lockert verspannte Schultergelenke und sollte sich wie eine wunderbare Schultermassage anfühlen!

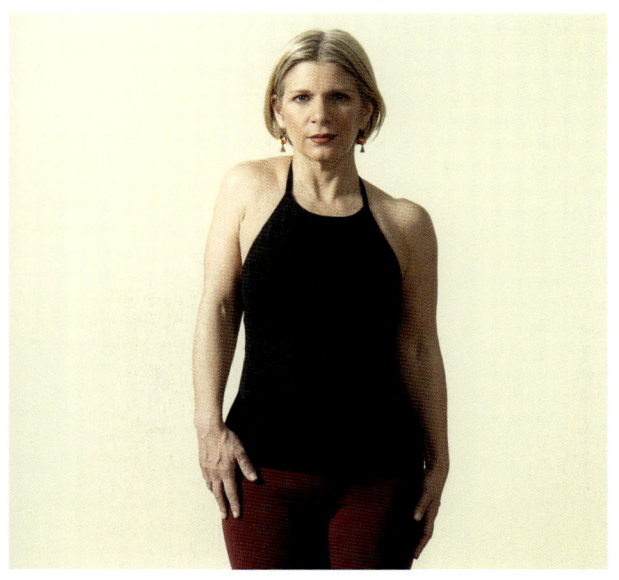 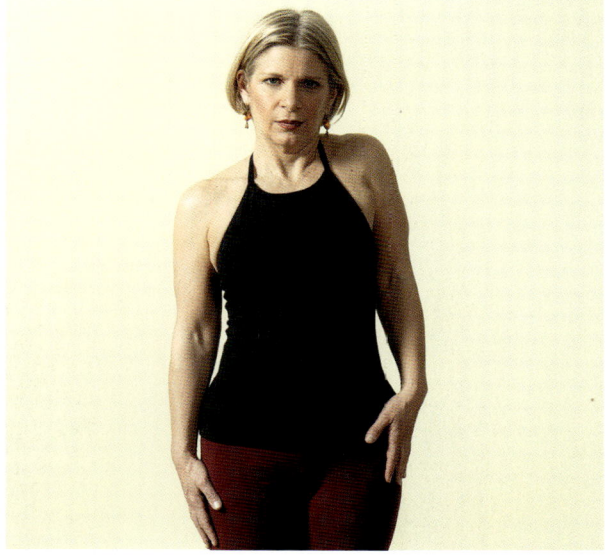

1. Stellen Sie sich locker hin, die Füße hüftweit auseinander, die Knie sind leicht gebeugt. Kontrollieren Sie, ob sich Ihr Becken über den Knien und die Schultern über dem Becken befinden.

2. Lassen Sie die Arme locker an der Seite hängen und beginnen Sie, beim Einatmen die rechte Schulter hochzuziehen (als wollten Sie mit der Schulter zucken).

3. Atmen Sie aus und rollen Sie die Schulter nach hinten und nach unten.

4. Wiederholen Sie dies auf der linken Seite.

5. Kreisen Sie die Schultern abwechselnd mehrmals nacheinander, dann stoppen Sie und kreisen mit den Schultern in die andere Richtung.

Seitliche Streckung

Diese Stellung eignet sich hervorragend, um die Hüfte in der Taille zu öffnen und dabei gleichzeitig die schrägen als auch die Hauptmuskeln im Rücken zu dehnen.

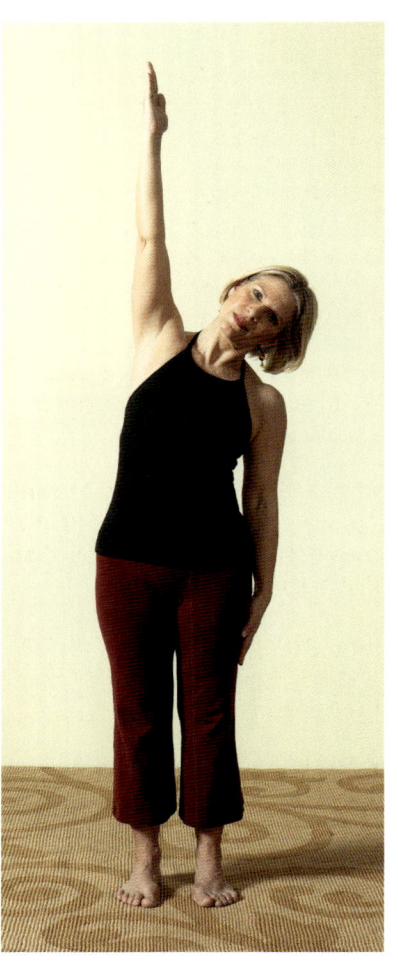 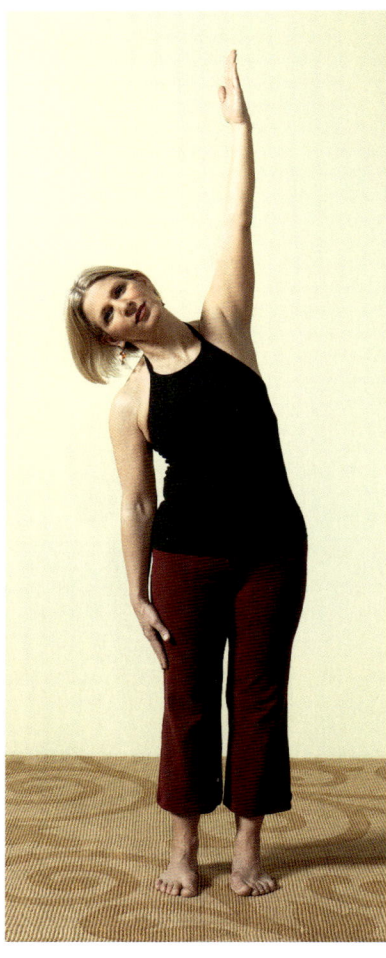

1. Stellen Sie sich hin, die Füße sind hüftweit auseinander, atmen Sie ein und strecken Sie beide Arme über den Kopf. Senken Sie beim Ausatmen Ihren linken Arm.

2. Strecken Sie den rechten Arm bis in die Fingerspitzen. Wenn Sie das nächste Mal einatmen, fühlen Sie, wie sich Ihr Brustkorb von der Taille löst.

3. Atmen Sie aus und beugen Sie sich nach links, der rechte Arm bleibt dabei gestreckt.

4. Fühlen Sie den Boden unter dem rechten Fuß und achten Sie darauf, dass sich der Oberkörper nicht nach vorne wölbt.

5. Kommen Sie langsam zur Mitte zurück und nehmen Sie nun auch Ihren linken Arm dazu. Strecken Sie sich für einen Atemzug mit beiden Armen bis zur Decke, dann senken Sie Ihren rechten Arm und wiederholen Sie die Übung für die andere Seite.

Auf dem Rücken liegende Katze

Öffnen Sie die Halswirbelsäule und den Schulterbereich.

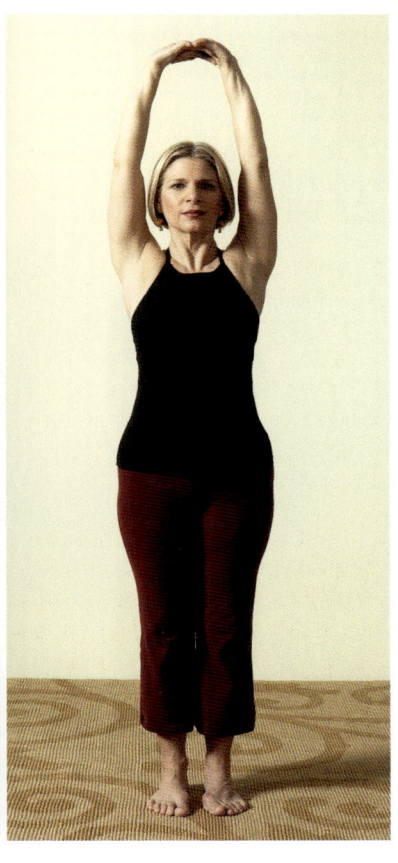
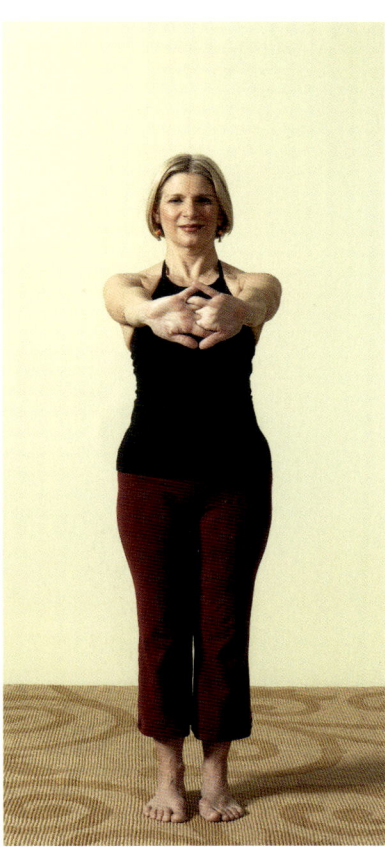

1. Stellen Sie sich mit leicht gebeugten Knien hin, die Füße sind hüftbreit auseinander, atmen Sie ein und strecken Sie beide Arme über den Kopf.

2. Verschränken Sie Ihre Finger und drehen Sie die Handflächen nach oben zur Decke.

3. Beim Einatmen strecken Sie sich über die Handflächen nach oben, dann atmen Sie aus und nehmen langsam die Arme vor den Körper, ohne die Streckung zu verringern.

4. Strecken Sie die Arme gerade vor Ihrem Körper auf Höhe Ihres Herzens.

5. Beim Einatmen runden Sie Ihren Rücken, während Sie Ihre Handflächen nach vorne strecken. Ihr Kinn fällt auf Ihre Brust.

6. Spüren Sie, wir Ihr Atem in die verspannten Muskeln im oberen Rücken vordringt?

7. Bleiben Sie für drei bis fünf Atemzüge in dieser Stellung. Nehmen Sie dann Ihre Arme wieder über den Kopf, lösen Ihre Hände und lassen Sie sie wieder neben Ihren Körper fallen. Wiederholen Sie diese Übung so oft Sie wollen.

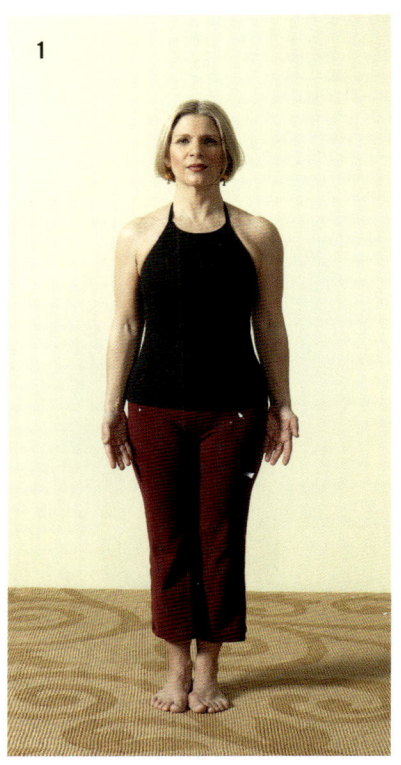

1

Übungsreihe zur Entspannung

Es ist 10 Uhr abends und Sie sitzen vor dem Fernseher und entspannen sich zum ersten Mal seit dem Beginn des Tages. Ich weiß, das hört sich nach Arbeit an, aber ich verspreche Ihnen, dass sich die Mühe lohnt – Sie müssen dazu noch nicht einmal den Fernseher ausschalten. Beginnen Sie einfach mit dieser Übungsreihe. Sie werden feststellen, dass leichte Bewegungen entspannender sind als gar keine! Das wird Ihre Laune bessern und Sie ruhig schlafen lassen.

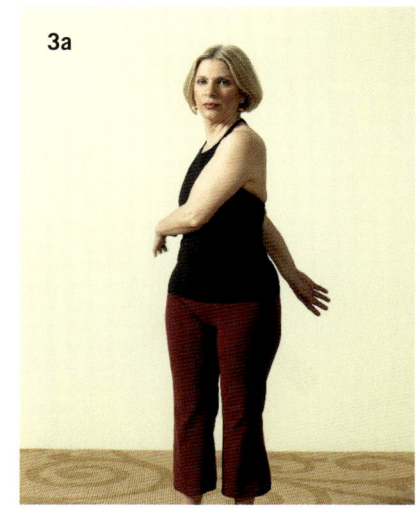

3a

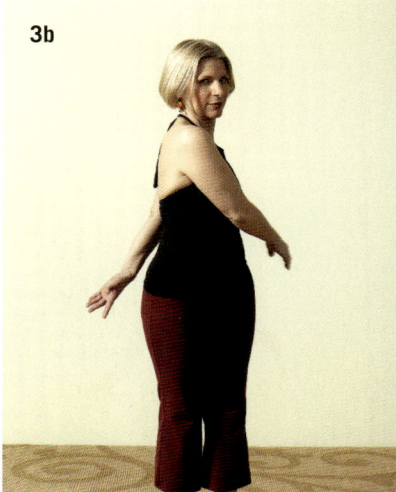

3b

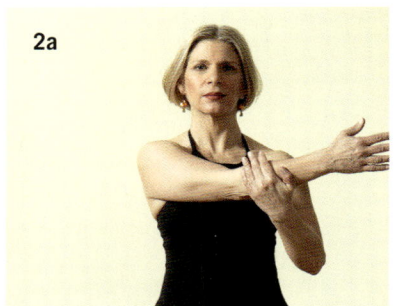

2a

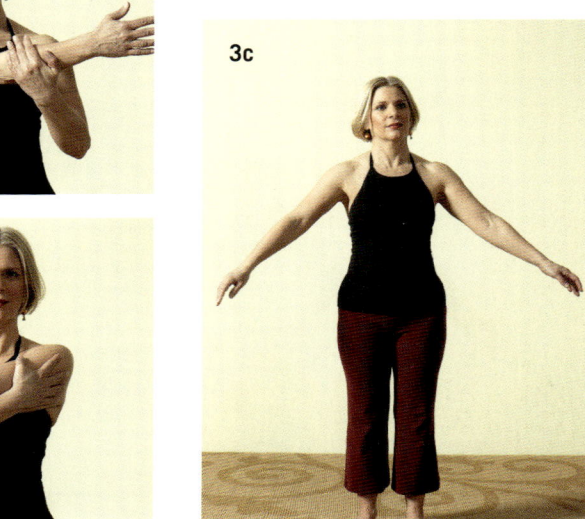

3c

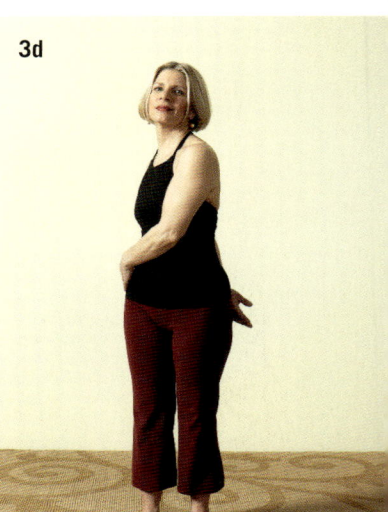

3d

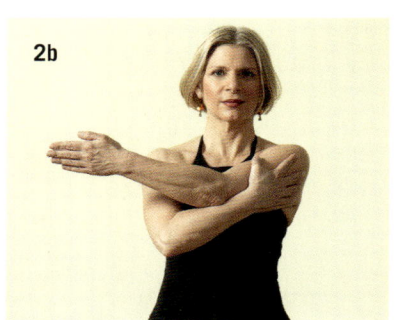

2b

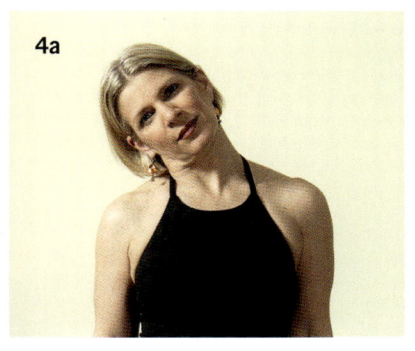

4a

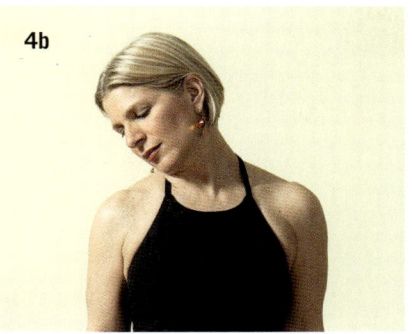

4b

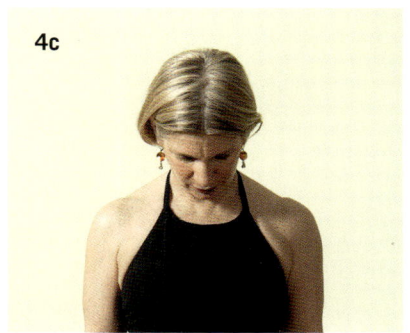

4c

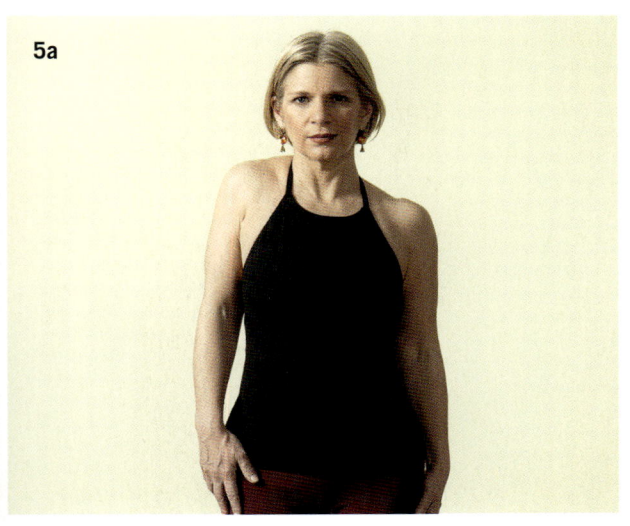

5a

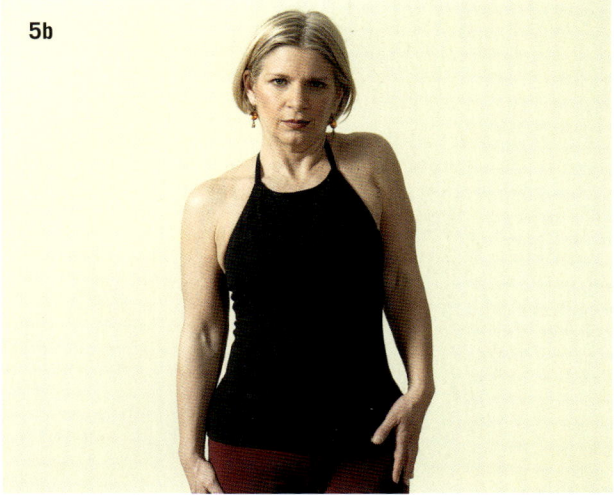

5b

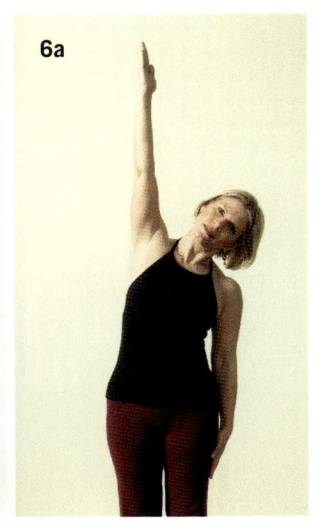

6a

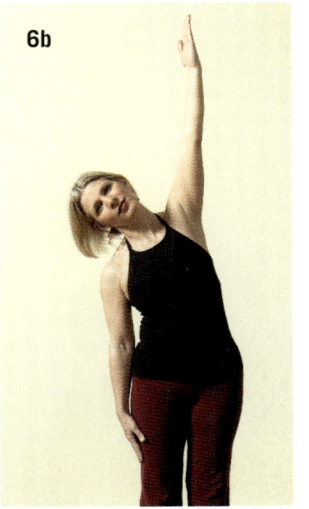

6b

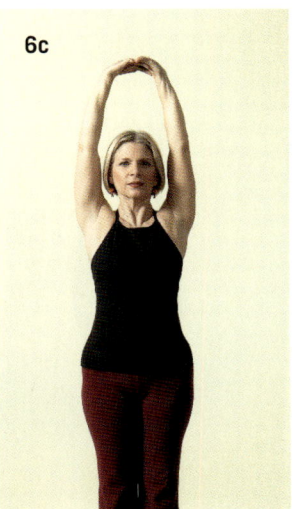

6c

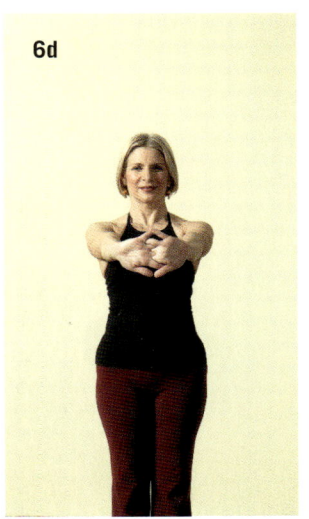

6d

10. KAPITEL

Warm-up für anspruchsvollere Übungen

Führen Sie diese

Aufwärmübungen immer dann durch, wenn Sie
sich kraftlos fühlen. Dadurch bringen Sie Ihren
Kreislauf in Schwung und wecken Ihre Wirbelsäule. Atmen Sie tief und gleichmäßig. Suchen
Sie in Ihrem Körper nach verspannten oder
schmerzenden Stellen und lockern Sie diese,
um dann in anspruchsvollere Stellungen über-
zugehen.

Stellung des Kindes

Beginnen Sie in der Stellung des Kindes, machen Sie sich frei von Ihren Gedanken und konzentrieren Sie sich auf Ihren Körper. Atmen Sie tief in alle Muskeln und Gelenke und überlassen Sie sich ganz dieser Stellung. Lassen Sie sich durch nichts ablenken. Dies ist die beste Möglichkeit, Ihre Körperfunktionen abzuschätzen, Ihren Geist zu beruhigen und sich auf die folgenden Übungen einzustellen.

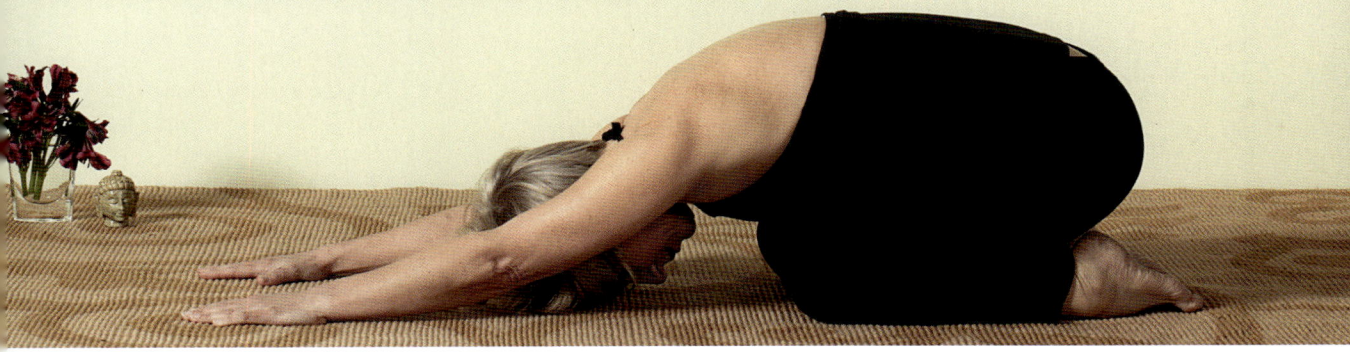

1. Begeben Sie sich in den Vierfüßlerstand, die Füße stehen nebeneinander, sodass sich die großen Zehen berühren, die Knie sind weit auseinander.

2. Schieben Sie ihr Becken nach hinten und setzen Sie sich auf Ihre Füße. Strecken Sie die Arme vor dem Kopf aus, die Stirn ruht auf dem Boden.

3. Entspannen Sie sich und atmen Sie ruhig ein und aus.

Die Katze

Die Katze ist eine wunderbare Übung für die Gesundheit des Rückens. Sie erhöht die Flexibilität der Wirbelsäule, weitet den unteren Rückenbereich, die Brust, den Hals und die Schultern. Gleichzeitig stärkt man den Kreislauf, fördert die Verdauung und stimuliert die Schild- und Nebenschilddrüsen.

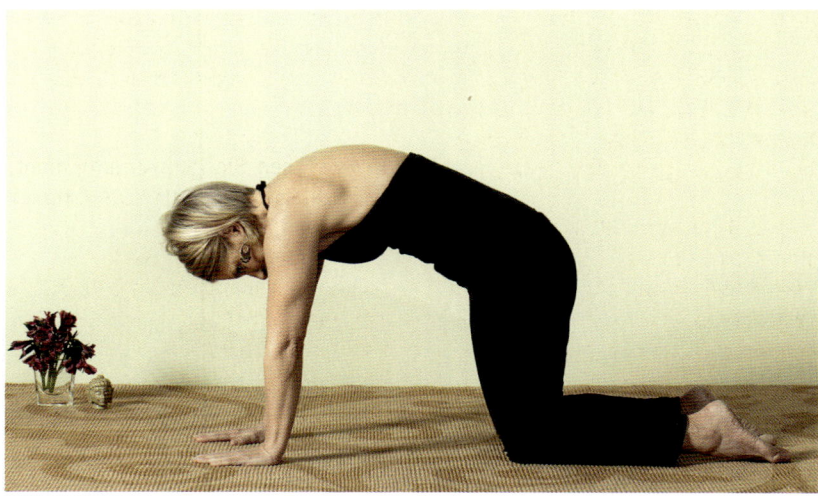

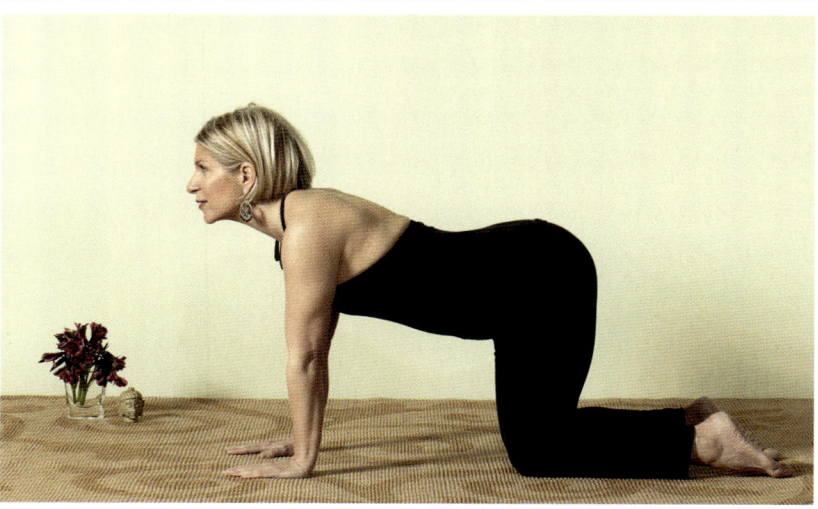

1. Gehen Sie in den Vierfüßlerstand – Ihr Becken ist über den Knien, die Ellbogen sind über den Handgelenken, die Schultern über den Ellbogen. Spreizen Sie die Finger weit auseinander und drücken Sie sie gegen den Boden.

2. Die Schultern sollten entspannt und nicht bis zu den Ohren hochgezogen sein. Bitte achten Sie auf Körperspannung! Ziehen Sie die Schulterblätter in Richtung Rücken zusammen.

3. Kopf und Hals bilden eine Linie, der Blick geht gerade nach unten auf die Matte.

4. Atmen Sie aus und ziehen Sie den Bauchnabel ein, wölben Sie Ihre Wirbelsäule in Richtung Decke, Ihr Steißbein fällt nach unten, Ihr Kopf ist gesenkt. Atmen Sie tief weiter.

5. Beim Einatmen beugen Sie Ihren Rücken nach unten durch, heben Ihr Steißbein und Ihren Kopf.

6. Wiederholen Sie diese Abfolge mehrmals und langsam: beim Ausatmen Wirbelsäule nach oben wölben, beim Einatmen nach unten durchbeugen. Dann kommen Sie in Ihre Ausgangsposition zurück und beginnen entweder gleich mit der nächsten Übung oder entspannen sich für ein paar Atemzüge noch einmal in der Stellung des Kindes.

Die Katze mit ausgestrecktem Bein

Durch diese Variation der Katze wird die Unterleibsmuskulatur gestärkt.

1. Gehen Sie in den Vierfüßlerstand – Ihr Becken befindet sich über den Knien, die Ellbogen sind über den Handgelenken, die Schultern über den Ellbogen. Spreizen Sie die Finger weit auseinander und drücken Sie sie gegen den Boden.

2. Die Schultern sollten entspannt und nicht bis zu den Ohren hochgezogen sein. Bitte achten Sie auf Ihre Körperspannung! Ziehen Sie die Schulterblätter nach hinten Richtung Rücken.

3. Kopf und Hals bilden eine Linie, der Blick geht gerade nach unten auf die Matte.

4. Atmen Sie aus und ziehen Sie den Bauchnabel ein, wölben Sie Ihre Wirbelsäule in Richtung Decke und führen Sie Ihr rechtes Knie zur Stirn. Halten Sie diese Stellung mit Hilfe Ihrer Bauchmuskeln ungefähr zwei bis drei Atemzüge lang, dann lösen Sie Ihr Bein und strecken es lang nach hinten aus. Biegen Sie Ihren Rücken vorsichtig nach unten durch und heben Sie Ihren Kopf.

5. Wiederholen Sie diese Abfolge zweimal, stellen Sie dann Ihr rechtes Knie wieder auf und beginnen Sie die Übung mit Ihrem linken Bein.

6. Vergessen Sie Ihre Atmung nicht, die Bewegungen sollten anmutig sein und fließend ineinander übergehen. Wenn Sie mit beiden Seiten fertig sind, können Sie gleich mit der nächsten Übung beginnen oder sich noch einmal in der Stellung des Kindes entspannen.

Entgegengesetzte Katze

Diese Übung stärkt die gesamte Rückenmuskulatur, dehnt die Wirbelsäule und fördert Ihren Gleichgewichtssinn und Ihre Koordination.

1. Gehen Sie in den Vierfüßlerstand – Ihr Becken befindet sich über den Knien, die Ellbogen sind über den Handgelenken, die Schultern über den Ellbogen. Spreizen Sie die Finger weit auseinander und drücken Sie sie gegen den Boden.

2. Die Schultern sollten entspannt und nicht bis zu den Ohren hochgezogen sein. Bitte achten Sie auf Ihre Körperspannung! Ziehen Sie die Schulterblätter in Richtung Rücken zusammen.

3. Kopf und Hals bilden eine Linie, der Blick geht gerade nach unten auf die Matte.

4. Atmen Sie ein und strecken Sie Ihren rechten Arm und das linke Bein parallel zum Fußboden aus. Die rechte Handfläche zeigt zum Boden, die Schultern und das Becken sind gerade und parallel zum Boden.

5. Atmen Sie gleichmäßig und spüren Sie die Dehnung von Arm und Bein aus Ihrer Mitte heraus. Vergessen Sie nicht, Abstand zwischen Ohren und Schultern zu lassen und Kopf und Hals gerade zu halten. Das linke Knie sollte Richtung Boden zeigen.

6. Atmen Sie aus und stellen Sie Ihren rechten Arm und Ihr linkes Bein wieder ab. Beim Einatmen strecken Sie nun Ihren linken Arm und Ihr rechtes Bein aus.

7. Wiederholen Sie die Übung abwechselnd zwei- bis dreimal auf beiden Seiten. Bewegen Sie sich langsam und flüssig, atmen Sie gleichmäßig ein und aus.

8. Kehren Sie in Ihre Ausgangsposition zurück und entspannen Sie sich in der Stellung des Kindes oder fahren Sie gleich mit der nächsten Übung fort.

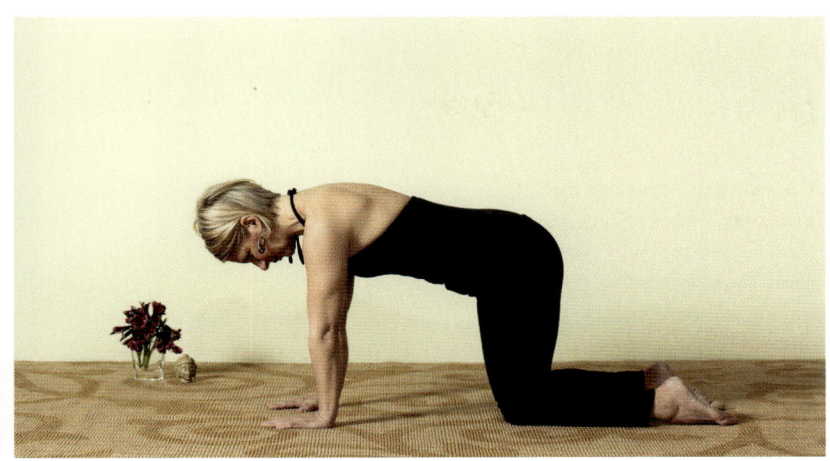

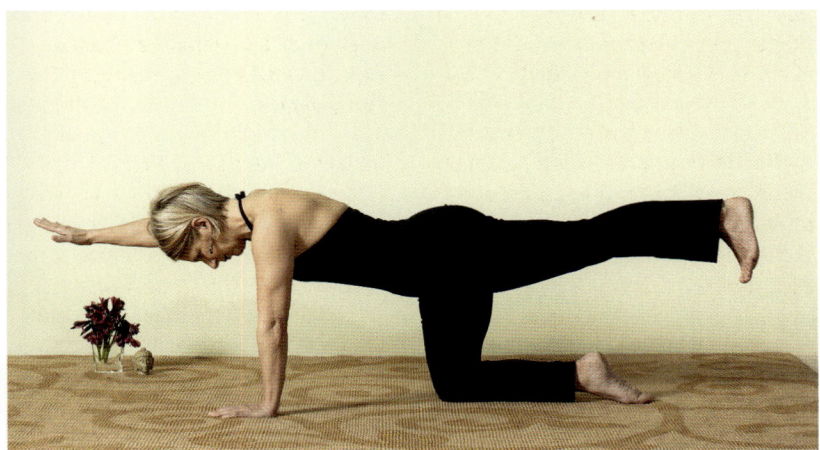

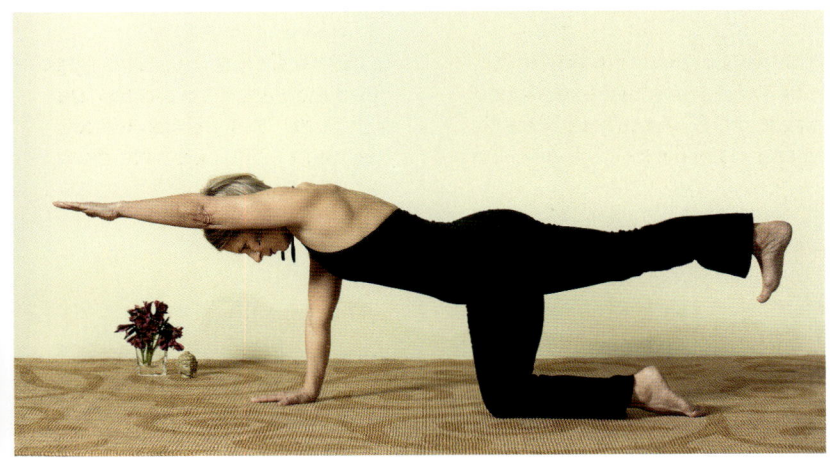

Herabschauender Hund (wechselnde Belastung der Beine)

Während einer fortgeschrittenen Yoga-Übungsreihe wird der Hund oft als traditionelle Yogastellung mit eingebaut. Der herabschauende Hund dehnt die Handflächen, den Brustkorb, den Rücken, die untere Oberschenkelmuskulatur, die Waden und die Füße. Er stärkt die Arme, die Beine und den Oberkörper und vitalisiert den gesamten Körper. Er fördert die Konzentration und die Willenskraft, stimuliert den Geist, reduziert Stress und lindert Schmerzen im Lendenwirbelbereich. Durch die zusätzliche Bewegung der Beine wird die Beinmuskulatur erwärmt und Verspannungen in den unteren Oberschenkelmuskeln und Waden gelöst.

1. Kommen Sie aus der Stellung des Kindes in den Vierfüßlerstand. Stellen Sie die Knie etwas hinter das Becken. Legen Sie die Hände direkt unter Ihre Schultern und spreizen Sie die Finger weit auseinander, der Mittelfinger zeigt dabei nach vorne.

2. Drücken Sie die Finger fest in den Boden, ziehen Sie die zusammengepressten Schulterblätter in Richtung Rücken.

3. Beim Einatmen heben Sie Ihre Hüften und strecken Ihre Wirbelsäule, die Schultern öffnen sich wieder.

4. Halten Sie die Knie leicht gebeugt und strecken Sie Ihr Steißbein noch weiter zur Decke. Nun atmen Sie aus, strecken Ihre Beine durch und drücken die Fersen gegen den Boden.

5. Gehen Sie mit jedem Atemzug tiefer in die Stellung hinein und korrigieren Sie Ihre Haltung zwischendurch. Spüren Sie, wie sich Ihr Körper langsam öffnet.

6. Beugen Sie nun ein Knie, gleichzeitig drücken Sie die andere Ferse vorsichtig fester in den Boden. Wechseln Sie dann die Beine fünf- bis sechsmal hintereinander, als würden Sie Fahrrad fahren. Kehren Sie dann in den Hund zurück.

7. Halten Sie die Stellung noch drei bis zehn weitere Atemzüge, dann beugen Sie beide Knie und gehen mit Ihren Füßen nach vorne, um sich in die nächste Yogastellung zu begeben.

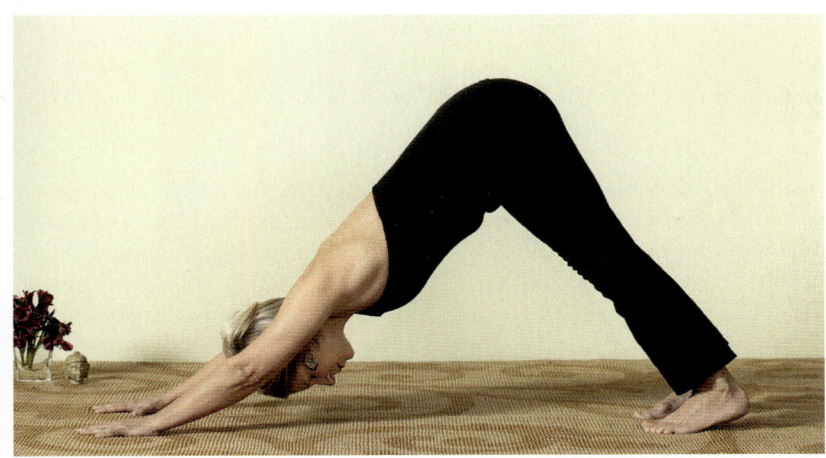

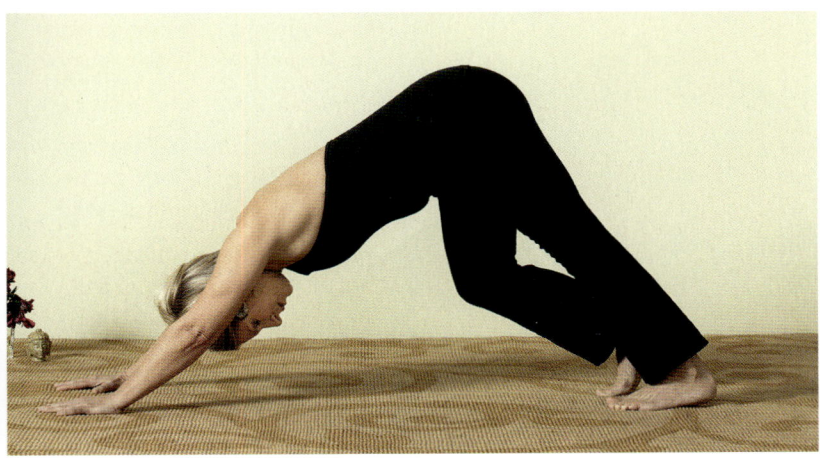

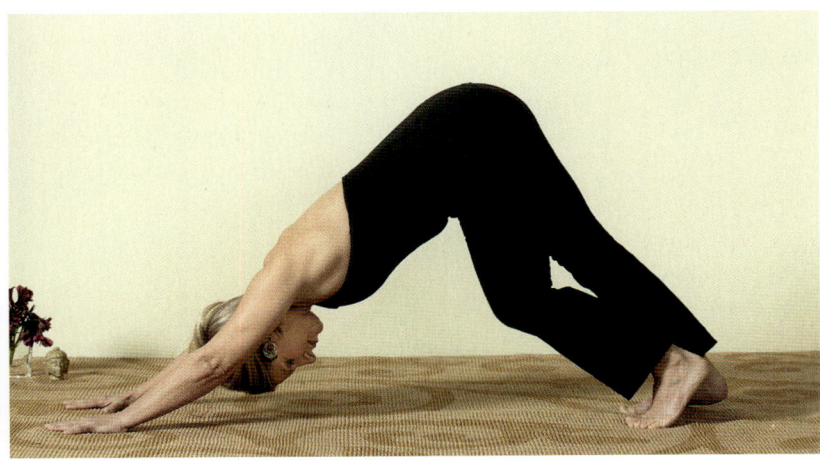

Vorwärtsbeuge — Variation mit dem großen Zeh

Diese Übung lindert Kopfschmerzen und Schlafstörungen, sie stimuliert die Leber, die Nieren und das Verdauungssystem, sie dehnt die unteren Oberschenkelmuskeln und Waden und stärkt die Füße, Knie und Oberschenkel.

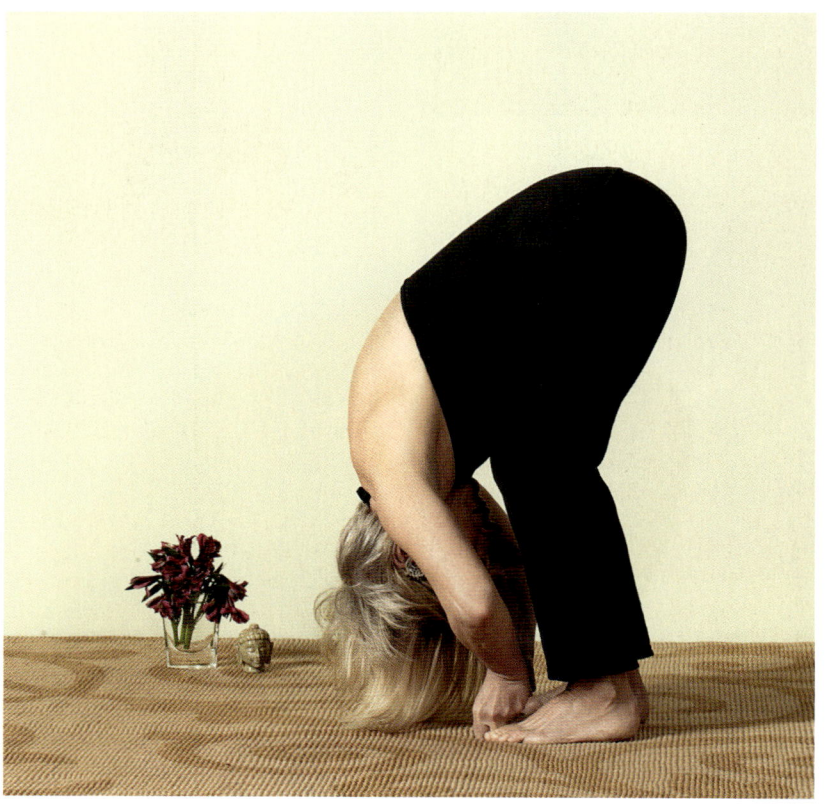

1. Wenn Sie diese Übung aus der Hund-Stellung beginnen, beugen Sie beide Knie und gehen Sie mit Ihren Füßen nach vorne. Wenn Sie diese Übung aus dem Stand beginnen, sollten die Füße hüftbreit auseinander stehen. Atmen Sie ein und strecken Sie beide Arme nach oben über den Kopf, dehnen Sie die Bauchdecke und heben Sie Ihren Brustkorb. Spüren Sie, wie die Energie durch alle zehn Finger fließt.

2. Beugen Sie Ihre Knie und atmen Sie aus, schwingen Sie die Arme zur Seite und lassen Sie den Oberkörper in einer flüssigen Bewegung nach unten sinken. Während Sie sich nach unten beugen, bleibt die Wirbelsäule gestreckt.

3. Lassen Sie die Arme, den Kopf und den Nacken nach unten hängen. Halten Sie die Knie gebeugt, um den unteren Rücken zu schonen.

4. Greifen Sie mit Daumen und Zeigefingern nach Ihren großen Zehen, die Ellbogen sind gebeugt.

5. Atmen Sie tief und spüren Sie, wie Ihr Eigengewicht die Wirbelsäule bei jedem Ausatmen in die Länge zieht.

6. Wenn Sie diese Übung noch verstärken möchten, strecken Sie die Knie nach mindestens drei tiefen Atemzügen etwas mehr durch und heben Sie Ihr Steißbein noch weiter himmelwärts an. Fühlen Sie, wie Ihr Atem sich in die unteren Oberschenkelmuskeln und die Kniekehlen ausdehnt.

7. Nach fünf tiefen Atemzügen in der Vorwärtsbeuge lösen Sie die Finger von den Zehen und begeben sich in die nächste Yogastellung.

Rumpfbeuge mit gegrätschten Beinen

Bei dieser Übung werden die Taille, die innere Oberschenkelmuskulatur sowie der untere Rückenbereich gedehnt. Sie reduziert Stress, lindert Kopfschmerzen und Probleme in den Nasennebenhöhlen.

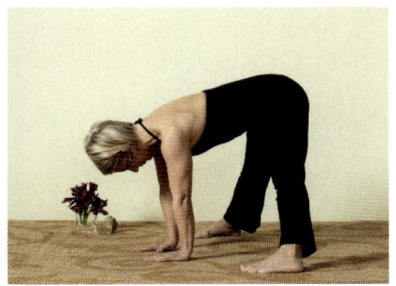
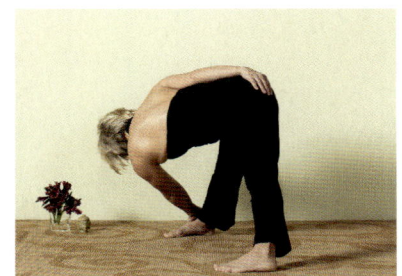
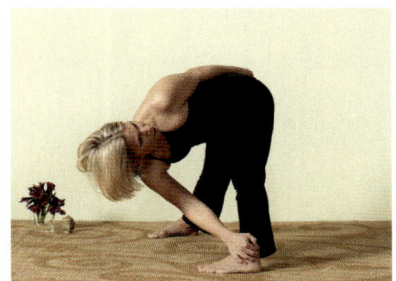

1. Aus der Vorwärtsbeuge wandern Sie mit den Füßen in eine leicht gegrätschte Position, die Füße stehen parallel.

2. Stellen Sie die Handflächen direkt unter den Schultern auf den Boden. Der Rücken ist gerade und gestreckt.

3. Wandern Sie mit den Händen zum rechten Fuß und halten Sie den rechten Knöchel mit der linken Hand fest.

4. Beugen Sie den Ellbogen, atmen Sie aus und lösen Sie die Spannung in der Wirbelsäule. Wenn Sie können, ziehen Sie den Oberkörper noch näher an Ihr Bein, aber überdehnen Sie sich nicht. Atmen Sie tief ein und aus und spüren Sie,

wie Ihre Anspannung mit jedem Atemzug nachlässt. Machen Sie in dieser Position circa drei bis fünf Atemzüge und wandern Sie dann langsam mit den Händen zurück zur Mitte.

5. Holen Sie Luft, dann wandern Sie während des Ausatmens mit den Händen hinüber zur linken Seite und wiederholen die Abfolge.

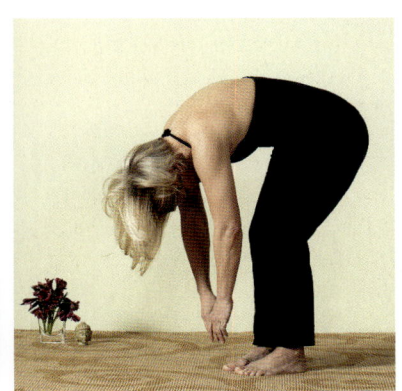

Positionswechsel

Nachdem Sie beide Seiten gedehnt haben, wandern Sie mit den Händen zur Mitte zurück, direkt unter die Schultern. Dann wandern Sie mit beiden Füßen zur Mitte und drücken Sie fest in den Boden, während Sie Ihren Bauchnabel einziehen, den Rücken langsam aufrollen und sich aufrecht hinstellen.

Warm-up für anspruchsvollere Übungen

Mit dem Begriff „Aufwärmübung" meine ich nicht, dass diese Übungsreihe nicht auch gleichzeitig eine Trainingseinheit darstellen kann. Man kann sie sicherlich auch als eine eigenständige Einheit anwenden. Ich beschreibe sie nur als Aufwärmübung, da die Wirbelsäule dabei in alle Richtungen bewegt und dadurch optimal für etwas anspruchsvollere Übungen vorbereitet wird. Sie können diese Übungsreihe jedoch bei Bedarf jederzeit ausführen, um Verspannungen im Rücken zu lindern.

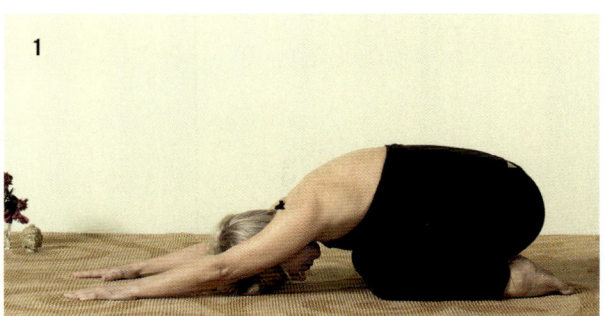

1

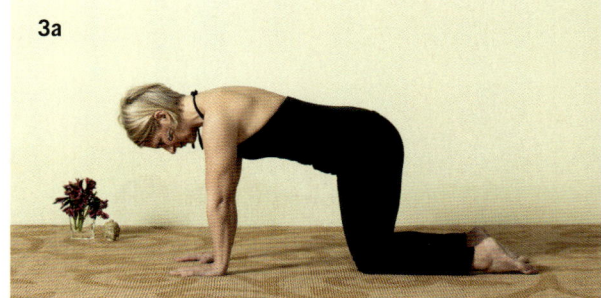

3a

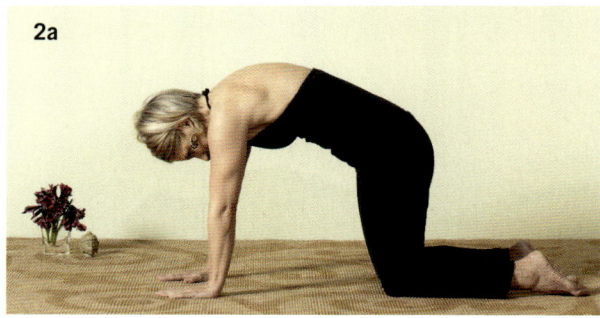

2a

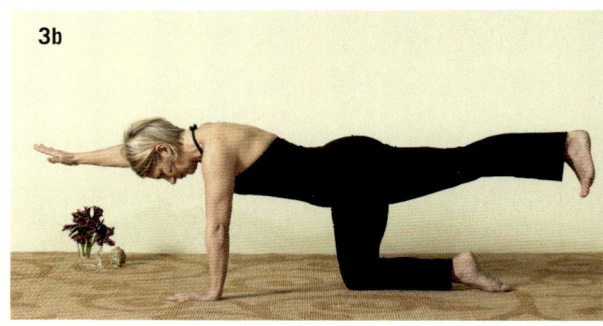

3b

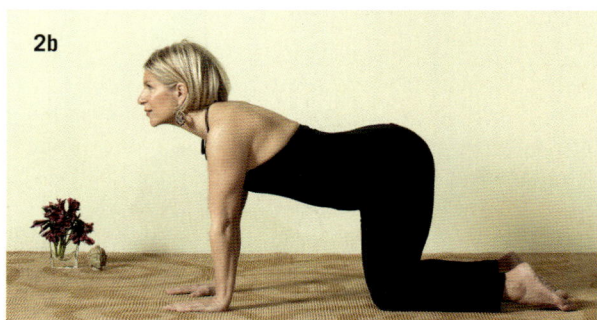

2b

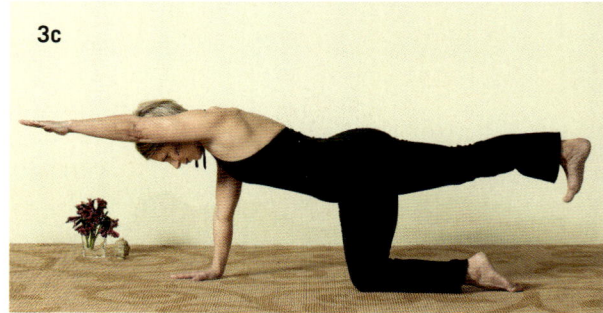

3c

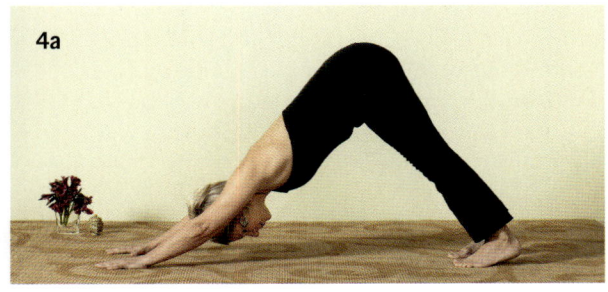

4a

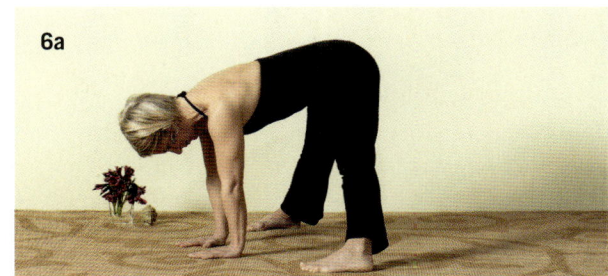

6a

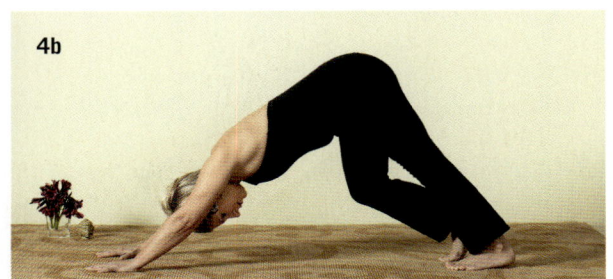

4b

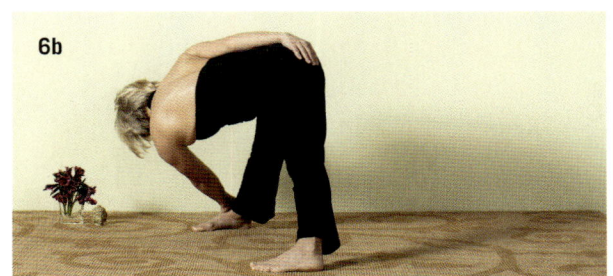

6b

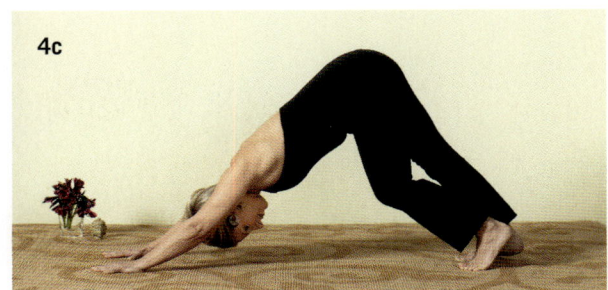

4c

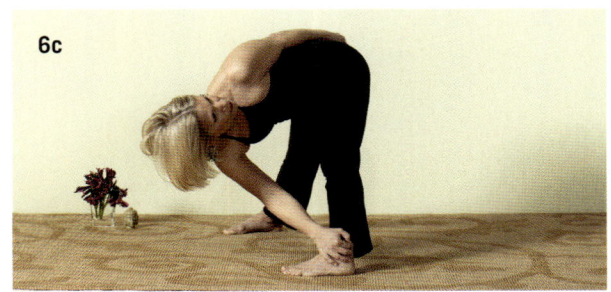

6c

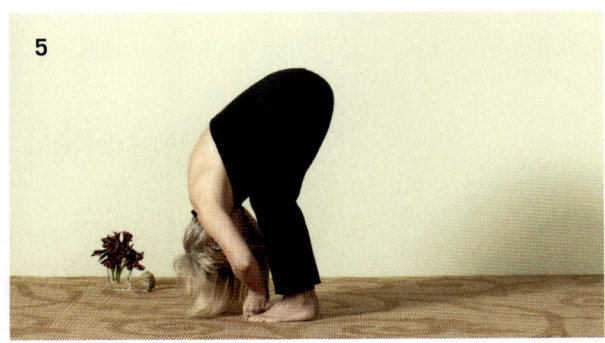

5

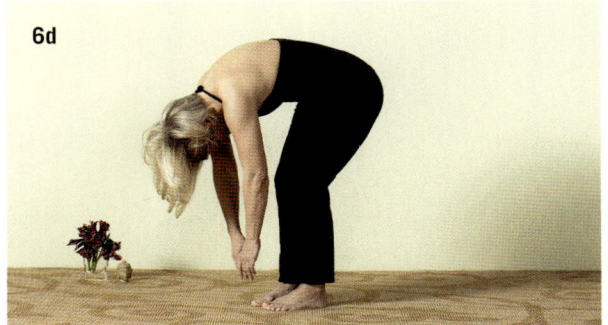

6d

11. KAPITEL

Kräftigung von Rücken und Hüfte

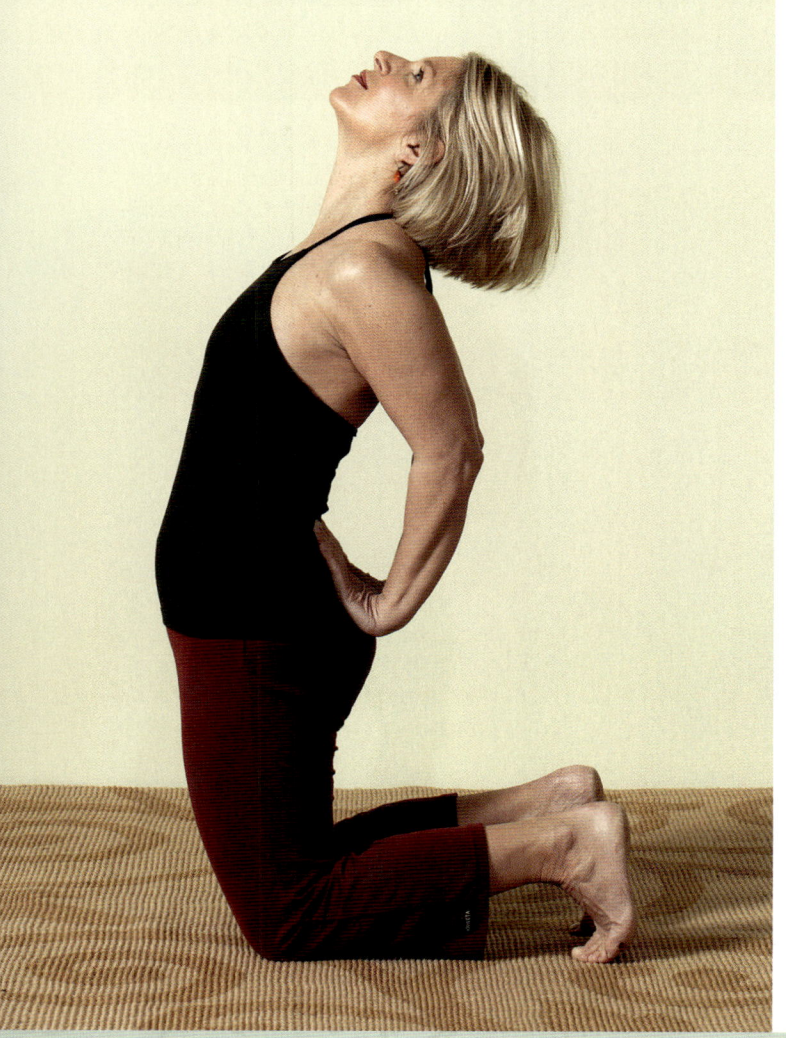

Schaffen Sie für Ihren

ganzen Körper, speziell für Ihren Rücken, eine gute Basis, indem Sie die kräftigen Muskeln im unteren Rückenbereich gesund und beweglich erhalten. Diese Yogaübungen im Stand erhöhen Ihre Ausdauer und Muskelkraft, verlängern die Wirbelsäule und helfen, die Symptome des Ischias zu lindern.

Der Berg

Diese Übung täuscht — es sieht aus, als würde hier nicht viel passieren, aber in Wirklichkeit ist der gesamte Körper beteiligt. Die regelmäßige Ausübung dieser Stellung wird Ihnen zu mehr Klarheit und Willenskraft verhelfen. Sie neutralisiert die Wirbelsäule, formt die Unterleibs- und Gesäßmuskeln, weitet das Herz, verbessert die Körperhaltung und kräftigt die Knöchel, Knie und Oberschenkel.

2. Spannen Sie Ihre Unterleibsmuskeln an und ziehen Sie die Spannung langsam hoch bis in die Brust. Schieben Sie die Schultern über die Hüften, pressen Sie die Schulterblätter zusammen und ziehen Sie sie nach unten.

3. Schließen Sie die Augen und konzentrieren Sie sich auf Ihre Fußsohlen. Jetzt können Sie spüren, wie Sie mit dem Boden verhaftet sind. Atmen Sie ein und ziehen Sie die Fußrücken sowie die Kniescheiben hoch. Spüren Sie, wie die Energie durch Ihr Innerstes in Ihren Rücken strömt und strecken Sie Ihre Wirbelsäule ganz bewusst bis zum Scheitel. (Stellen Sie sich vor, jemand würde an einer Schnur ziehen, die an Ihrem Kopf befestigt ist und dadurch würden sich Ihre Knochen und Muskeln strecken.)

4. Halten Sie diese Stellung ungefähr drei bis fünf Atemzüge lang, Füße fest auf dem Boden. Spüren Sie, wie die Energie durch Ihren gesamten Körper fließt.

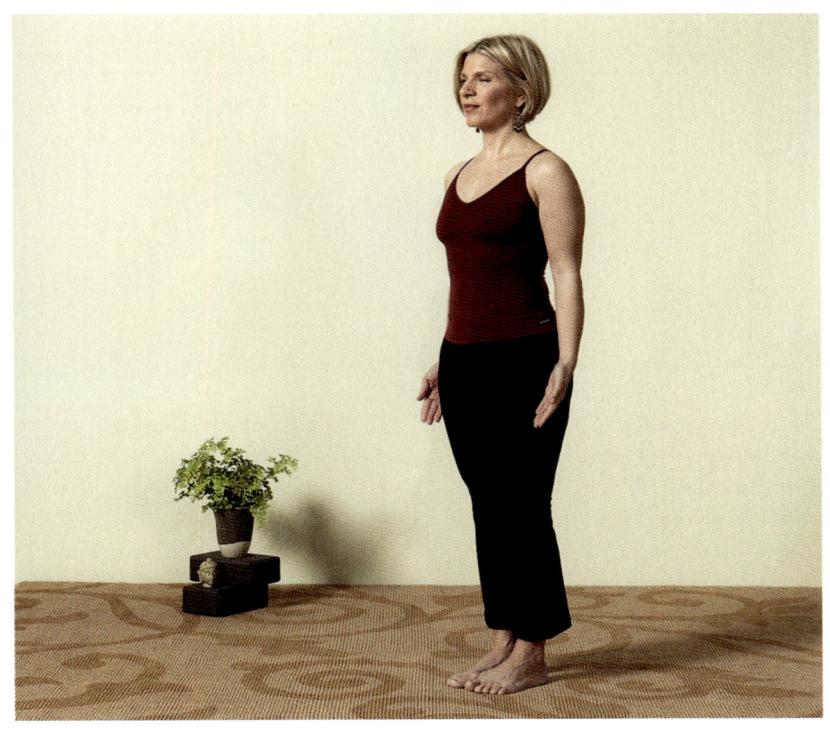

1. Stellen Sie sich gerade hin, die Füße nebeneinander, die Arme sind neben dem Körper, die Handflächen zeigen nach vorne. Die Knie zeigen nach vorne und befinden sich über den Knöcheln. Bringen Sie nun Ihre Hüften über die Knie, kippen Sie Ihr Becken nach vorne und ziehen Sie Ihr Steißbein nach unten.

Der Krieger 1

Stellen Sie sich vor, Sie sind ein Krieger und spüren wie Mut und Selbstvertrauen in Ihnen aufsteigt. So gerüstet, trainieren Sie Ihre Ausdauer, dehnen Schultern und Hüften, stärken die Beine, fördern die Verdauung und erhöhen Ihre Willenskraft.

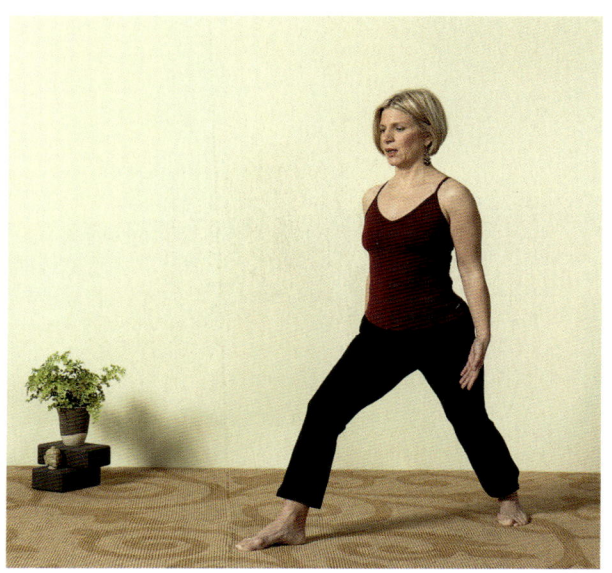 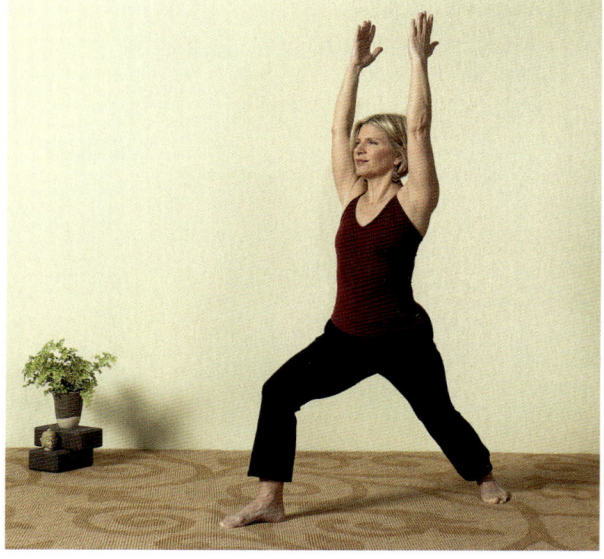

1. Aus der Stellung der Berg gehen Sie mit Ihrem linken Fuß einen Schritt zurück, die Zehen drehen sich dabei ein wenig nach außen. Schauen Sie auf Ihre Füße und prüfen Sie, ob sich die Ferse des vorderen Fußes auf einer Linie mit der Ferse des hinteren Fußes befindet.

2. Drehen Sie Ihr Becken und die Schultern nach vorne. Heben Sie den Knöchel des linken Fußes ein wenig an, die Außenkante sollte jedoch auf dem Boden bleiben.

3. Atmen Sie ein und schwingen Sie die beiden bis in die Fingerspitzen gestreckten Armen nach oben. Senken Sie die Schultern, weg von den Ohren.

4. Atmen Sie aus und beugen Sie Ihr rechtes Knie, um in den Ausfallschritt zu kommen. Ihr Knie darf sich nicht nach vorne über die Zehen schieben. Es sollte während der Übung genau über dem Knöchel liegen.

5. Beim Einatmen strecken Sie Ihre Arme noch weiter zur Decke, beim Ausatmen sinken Sie noch tiefer in den Ausfallschritt. Halten Sie diese Stellung etwa drei bis fünf Atemzüge lang, dann kommen Sie langsam wieder hoch, senken Ihre Arme und stellen Ihren linken Fuß wieder neben den rechten.

6. Wiederholen Sie die Übung auf der anderen Seite.

Der Krieger 2

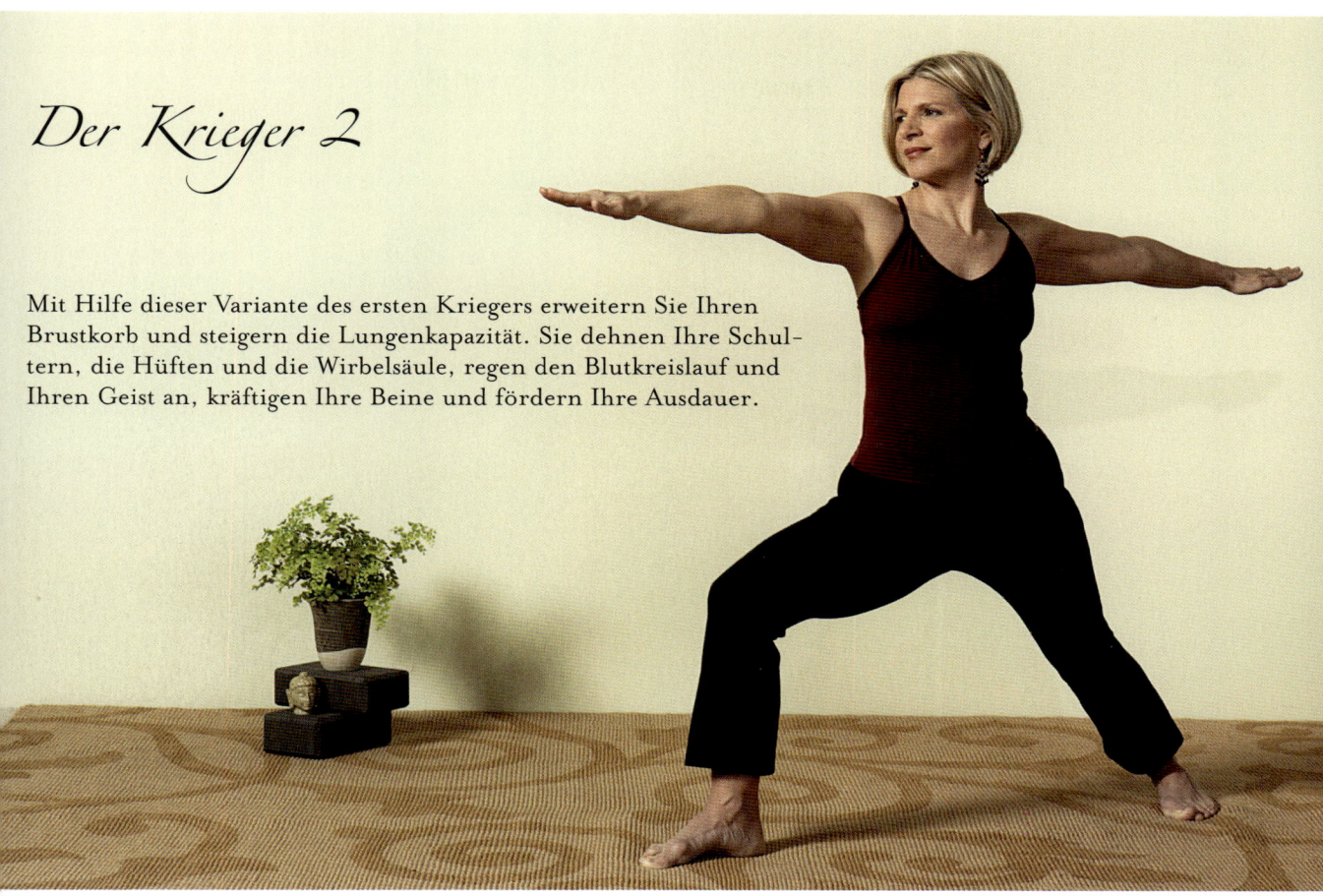

Mit Hilfe dieser Variante des ersten Kriegers erweitern Sie Ihren Brustkorb und steigern die Lungenkapazität. Sie dehnen Ihre Schultern, die Hüften und die Wirbelsäule, regen den Blutkreislauf und Ihren Geist an, kräftigen Ihre Beine und fördern Ihre Ausdauer.

1. Aus der Stellung der Berg stellen Sie sich gegrätscht hin, die Füße stehen parallel. Atmen Sie ein und strecken Sie die Arme zur Seite aus.

2. Drehen Sie Ihre rechten Zehen nach rechts, die linken Zehen bleiben in der Ausgangsposition oder drehen sich gleichfalls ein wenig nach rechts.

3. Drehen Sie Ihren Kopf nach rechts und schauen Sie zum Mittelfinger der rechten Hand.

4. Atmen Sie aus und beugen Sie Ihr rechtes Knie, um in den Ausfallschritt zu kommen. Das Knie sollte sich genau über dem rechten Knöchel befinden. Lockern Sie Ihre Schultern und ziehen Sie den Bauchnabel ein. Stellen Sie sich vor, Sie würden an den Fingerspitzen in beide Richtungen von jemandem auseinandergezogen.

5. Bei jedem Einatmen strecken Sie die Arme weiter aus und bei jedem Ausatmen gehen Sie tiefer in den Ausfallschritt. Halten Sie diese

Stellung etwa drei bis fünf Atemzüge lang, dann strecken Sie langsam Ihr rechtes Bein.

6. Drehen Sie Ihre Zehen mit ausgestreckten Armen in die entgegengesetzte Richtung – Ihre linken Zehen zeigen geradeaus, die rechten sind leicht nach links gestellt. Wiederholen Sie die Abfolge und kehren Sie dann in die Ausgangsposition zurück oder beginnen Sie gleich mit der nächsten Übung.

Das Dreieck

Das Dreieck wird auch als „Glücksstellung" bezeichnet, da es Ihr Innerstes öffnet und es Ihnen ermöglicht, Freude und Liebe zu empfangen und zu geben! Diese Stellung reduziert Stress und Ischiasschmerzen, was Sie ebenfalls glücklich macht, und es streckt die Wirbelsäule, stabilisiert die Beine und den Oberkörper und verstärkt die Konzentration.

1. Sie können sich direkt aus dem Krieger 2 oder aus der Bergstellung in das Dreieck begeben.

2. Grätschen Sie im Stand die Beine, die Füße sind parallel. Drehen Sie Ihre rechten Zehen nach rechts und belassen Sie die linken Zehen parallel oder nur ein wenig nach rechts gedreht.

3. Atmen Sie ein und strecken Sie beide Arme zur Seite aus, drehen Sie dann Ihren Kopf und schauen Sie über den Mittelfinger Ihrer rechten Hand.

4. Spannen Sie die Beinmuskeln an und spüren Sie, wie Ihre Füße mit dem Boden verbunden sind. Atmen Sie ein und strecken Sie die rechten Fingerspitzen über Ihre rechten

Zehen – als würde jemand daran ziehen. Ihr Oberkörper bleibt gestreckt.

5. Atmen Sie aus und senken Sie Ihren rechten Arm zur Wade, der linke Arm geht gestreckt nach oben. Die rechte Hand ruht an einer Ihnen angenehmen Stelle am rechten Bein. Wenn Sie sehr gelenkig sind, können Sie auch mit den

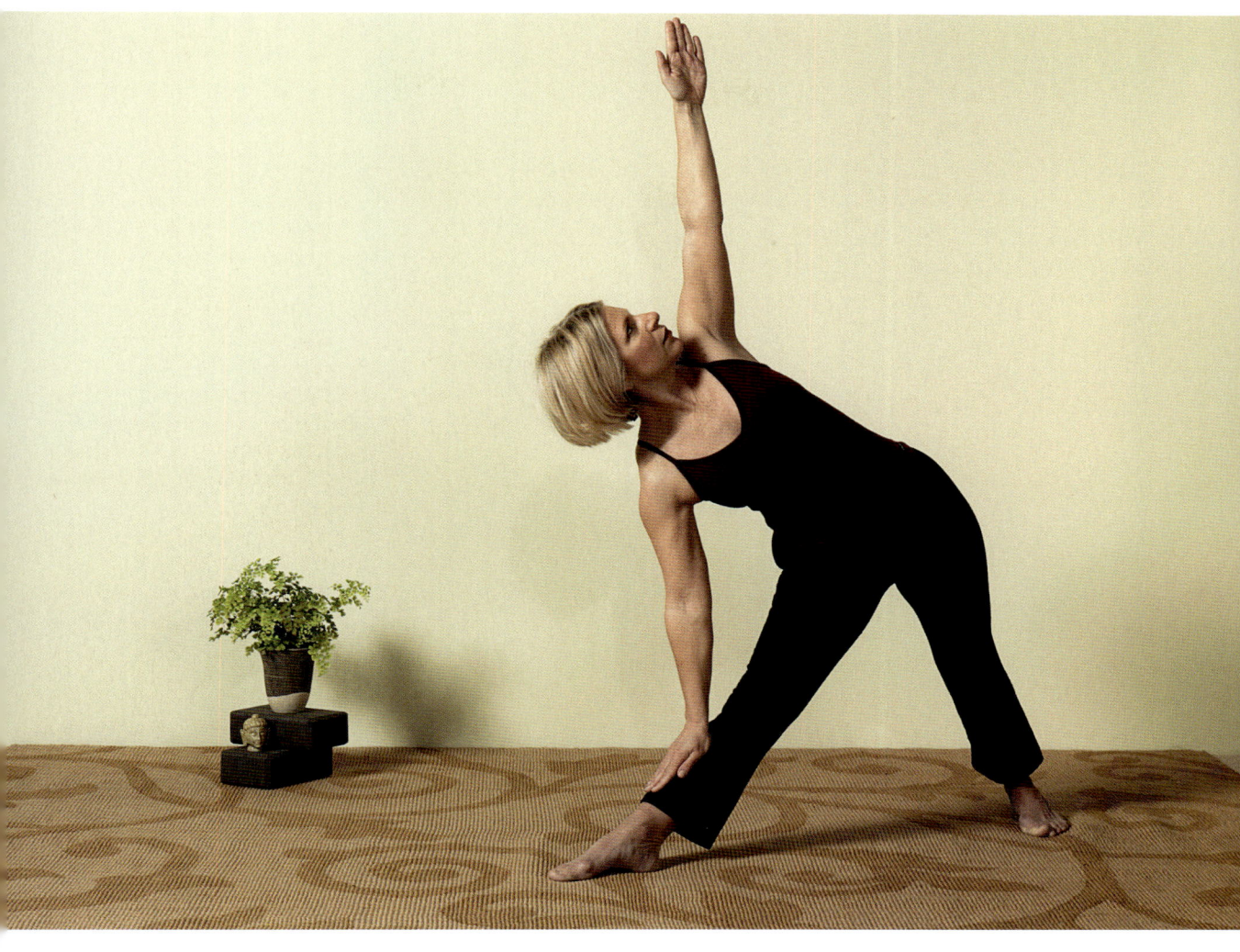

Fingerspitzen den Boden neben Ihrem rechten Fuß berühren.

6. Ihr Körper sollte sich seitlich bewegen – stellen Sie sich vor, man würde Sie zwischen zwei Glasscheiben pressen. Wenn Sie der Meinung sind, dass sich Ihr Körper nach vorne neigt, gehen Sie einfach ein Stück zurück, bis Ihre Lungen und Ihre Rippen wieder übereinander liegen.

7. Blicken Sie zu Ihrem linken Daumen nach oben. Falls Ihr Nacken schmerzt, schauen Sie einfach nach unten auf Ihren großen Zeh. Atmen Sie tief – korrigieren Sie Ihre Haltung ständig und beachten Sie die Veränderungen in Ihrem Körper, je tiefer Sie in diese Stellung hineingehen.

8. Halten Sie diese Stellung drei bis fünf Atemzüge lang. Beim Einatmen richten Sie Ihren Oberkörper mit Hilfe Ihres linken ausgestreckten Arms wieder auf.

9. Drehen Sie Ihre Zehen in die entgegengesetzte Richtung und wiederholen Sie die Übung zur anderen Seite. Beginnen Sie gleich danach mit der nächsten Übung.

Großer Winkel

Mit dieser Übung mildern Sie Arthritis und Ischiasschmerzen, weiten die Hüfen und die Leistengegend, strecken die Wirbelsäule, erhöhen Ihre Lungenkapazität, fördern Ihre Verdauung und erhöhen die Konzentration.

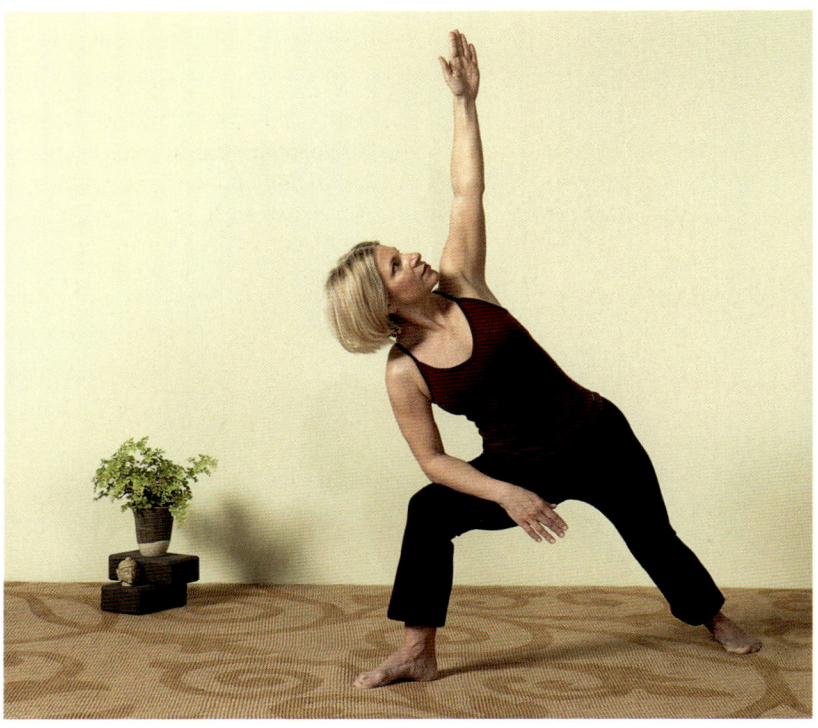

1. Sie können sich direkt aus dem Krieger 2 oder aus dem Dreieck, aber auch aus der Berg-Stellung in diese Position begeben.

2. Grätschen Sie im Stand die Beine, die Füße sind parallel, drehen Sie Ihre rechten Zehen nach rechts und belassen Sie die linken Zehen parallel oder nur ein wenig nach rechts gedreht.

3. Atmen Sie ein und strecken Sie beide Arme zur Seite aus.

4. Beim Ausatmen beugen Sie Ihr rechtes Knie im rechten Winkel.

5. Beugen Sie Ihren rechten Ellebogen und legen Sie Ihren rechten Arm auf den rechten Oberschenkel.

6. Ziehen Sie die Schultern nach unten zurück und weiten Sie Ihren Brustkorb. Nun öffnen Sie Ihre linke Schulter.

7. Um den Schwierigkeitsgrad zu erhöhen, legen Sie Ihre rechte Hand an die Außenseite Ihres rechten Fußes. Strecken Sie Ihren linken Arm nach oben über Ihren Kopf, Ihr linker Bizeps befindet sich dicht am linken Ohr, die linke Handfläche zeigt zum Boden. Senken Sie Ihre linke Hüfte ab und spüren Sie, wie die Energie von den Füßen bis in die Fingerspitzen durch die linke Seite Ihres Körper fließt.

8. Atmen Sie drei- bis fünfmal tief ein und aus. Merken Sie, wie Ihr Atem die verhärteten Stellen in Ihrem Körper wärmt und Verspannungen löst.

9. Beim Einatmen pressen Sie beide Füße fest in den Boden und richten Ihren Oberkörper mit Hilfe Ihres linken ausgestreckten Arms wieder auf.

10. Drehen Sie Ihre Füße in die entgegengesetzte Richtung und wiederholen Sie die Übung zur anderen Seite.

Die Pyramide

Diese anstrengende Seitendehnungsübung stärkt sämtliche Muskeln im Unterkörper, befreit die Hüften, dehnt die unteren Oberschenkelmuskeln, fördert die Balance, verlängert die Wirbelsäule, stimuliert die Schild- und Nebenschilddrüsen, klärt das Bewusstsein und mildert Stress.

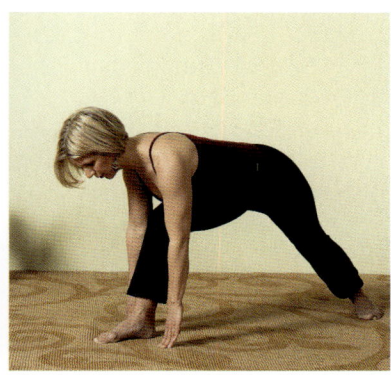 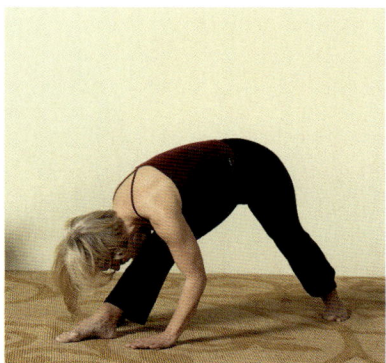

1. Stellen Sie sich gerade hin, die Füße sind nebeneinander, die Arme liegen an der Seite, die Handflächen zeigen nach vorne. Die Knie zeigen ebenfalls geradeaus und befinden sich über den Knöcheln. Bringen Sie nun Ihre Hüften über die Knie, das Becken kippt nach vorne, das Steißbein bewegt sich nach unten.

2. Atmen Sie ein und strecken Sie beide Arme über den Kopf.

3. Beim Ausatmen gehen Sie mit dem rechten Fuß einen Schritt vorwärts (circa 90 cm).

4. Drücken Sie beide Füße fest in den Boden und strecken Sie Ihren Körper, das Steißbein zieht weiter nach unten.

5. Atmen Sie ein und heben Sie Ihren Brustkorb, dabei beugen Sie Ihren Rücken leicht nach hinten. Lassen Sie Ihren Kopf vorsichtig nach hinten fallen und schauen Sie zur Decke.

6. Beim Ausatmen beugen Sie sich aus den Hüften heraus mit dem Herzen voran nach vorne.

7. Während Sie mit der Übung fortfahren, dehnen Sie sich immer weiter über Ihre Wirbelsäule und lassen dann Ihr Kinn auf das Schienbein sinken (oder so weit sie kommen). Legen Sie beide Hände rechts und links neben Ihren rechten Fuß. Falls das nicht möglich ist, fassen Sie Ihr Schienbein.

8. Bleiben Sie in dieser Stellung drei bis fünf Atemzüge lang, atmen Sie dann ein, drücken Ihre Füße in den Boden und kommen Sie langsam mit Ihren Armen über den Kopf gestreckt nach oben. Stellen Sie sicher, dass Ihre Wirbelsäule gestreckt bleibt, wenn Sie sich aus der Beuge nach oben bewegen.

9. Halten Sie die Arme über dem Kopf, drehen Sie die Zehen in die andere Richtung und wiederholen Sie die Übung zur anderen Seite.

Drehung mit gegrätschten Beinen

Ob Sie's glauben oder nicht, je weiter Ihre Beine in dieser Position gegrätscht sind, desto leichter ist die Übung. Sie wirkt wunderbar kräftigend auf Ihre Füße, Knöchel, Knie, die inneren Oberschenkel und den unteren Rücken. Sie stärkt die Unterleibsmuskulatur, erhöht die Konzentration und Willenskraft, reduziert Stress und hilft sogar bei Problemen der Nasennebenhöhlen.

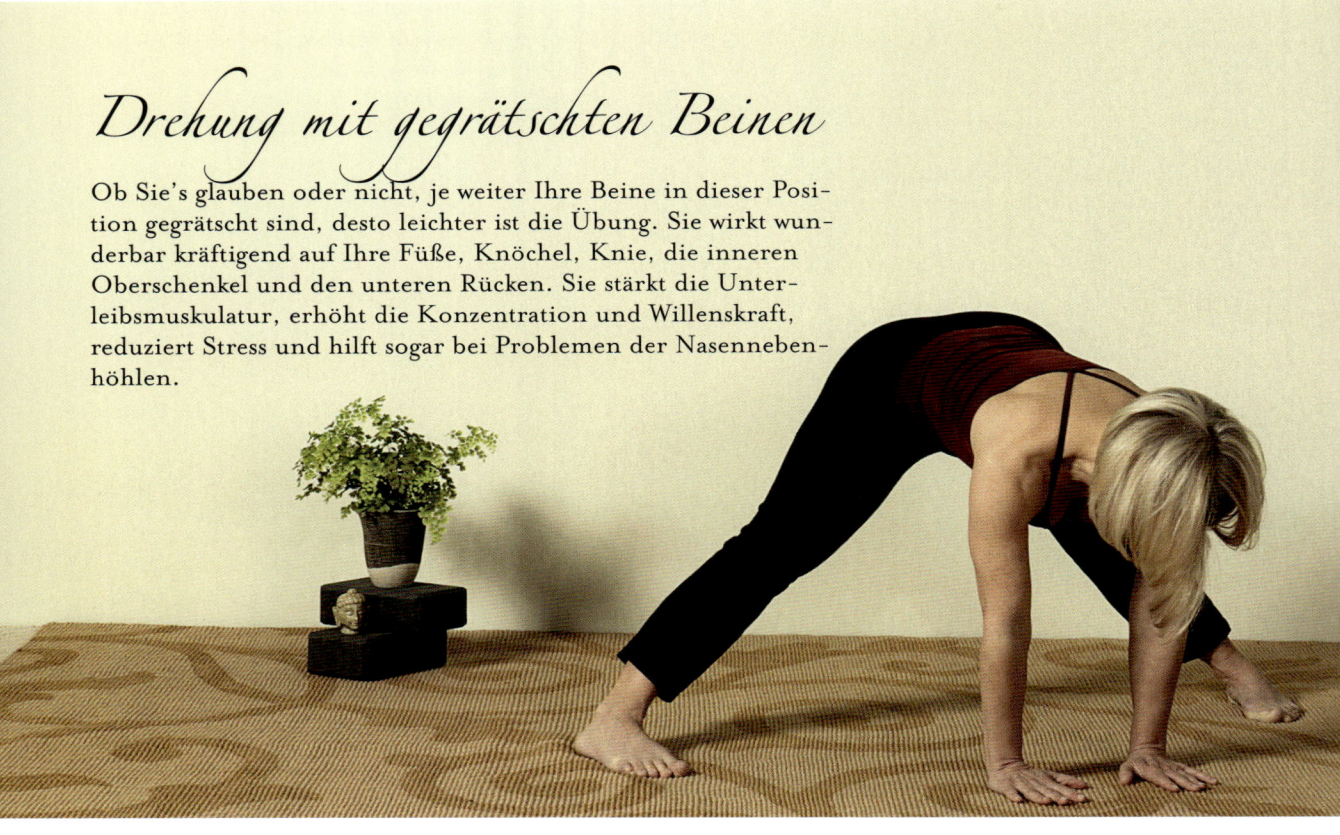

1. Stellen Sie sich gerade hin, die Füße sind parallel, die Arme sind an den Seiten, die Handflächen zeigen nach vorne. Die Knie zeigen geradeaus und liegen über den Knöcheln. Schieben Sie nun die Hüften über die Knie, das Becken kippt nach vorne, das Steißbein bewegt sich nach unten.

2. Atmen Sie ein und strecken Sie beide Arme über den Kopf, dehnen Sie dabei die Bauchdecke, heben Sie den Brustkorb und lassen Sie die freigesetzte Energie durch Ihren ganzen Körper bis in die Fingerspitzen fließen.

3. Beugen Sie die Knie und atmen Sie aus, senken Sie Ihre Arme seitlich ab und beugen Sie Ihren Oberkörper langsam nach unten. Halten Sie die Wirbelsäule gestreckt, während Sie sich vornüber beugen.

4. Wandern Sie mit beiden Füßen circa 90 bis 150 cm in die Grätsche, stellen Sie Ihre Füße parallel, die Fersen dürfen auch ein wenig mehr nach außen zeigen als die Zehen.

5. Legen Sie die Hände direkt unterhalb der Schultern auf den Boden. Halten Sie die Wirbelsäule

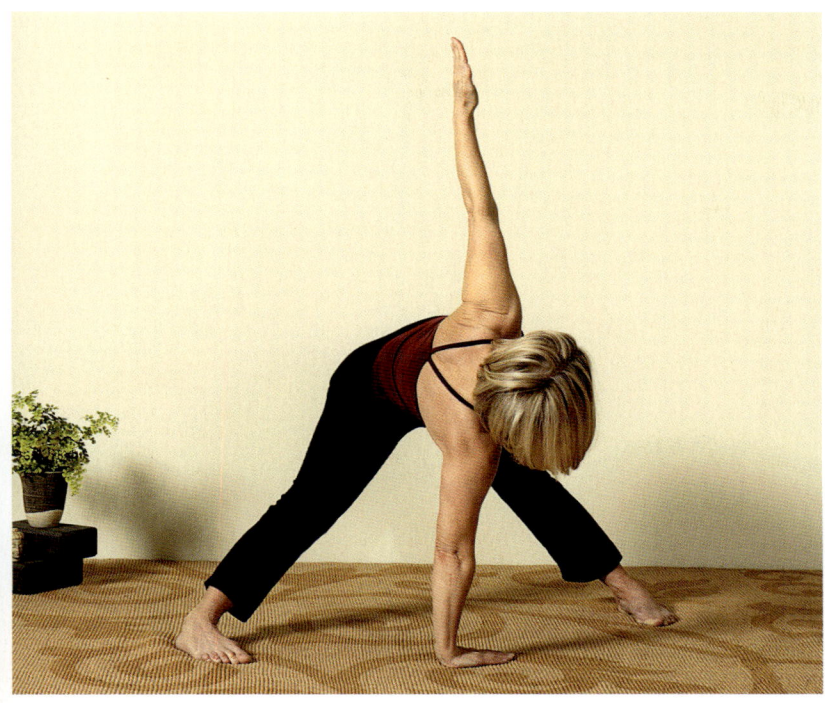

lang und gestreckt. Verlagern Sie Ihr Körpergewicht nach hinten.

6. Legen Sie Ihre rechte Hand direkt unter Ihr Herz auf den Boden und drehen Sie sie so, dass die rosige Seite des Handgelenks nach außen zeigt.

7. Legen Sie Ihre linke Hand auf die linke Hüfte. Atmen Sie ein und strecken Sie Ihren linken Arm zur Decke, dabei dreht sich Ihr gesamter Oberkörper in der Taille mit.

8. Strecken Sie Ihre linken Fingerspitzen bis zur Decke und schauen Sie auf Ihren linken Daumen.

9. Handgelenk, Ellbogen und Schulter des linken Arms bilden eine lange Linie. Verstärken Sie den Druck auf den Boden und drehen Sie sich noch weiter in der Taille nach links.

10. Holen Sie drei- bis fünfmal tief Luft, lösen Sie dann diese Stellung und kommen Sie wieder zur Mitte. Hier wechseln Sie die Hände und wiederholen die Übung zur anderen Seite.

11. Wandern Sie mit beiden Füßen wieder zur Mitte, üben Sie Druck auf die Füße aus, ziehen Sie Ihren Bauchnabel ein und rollen Sie langsam wieder auf.

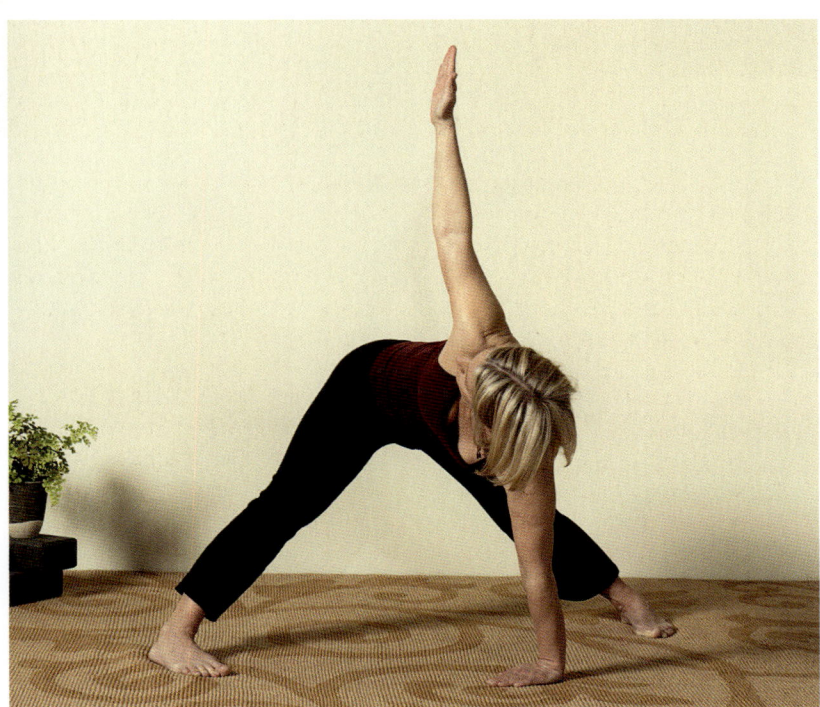

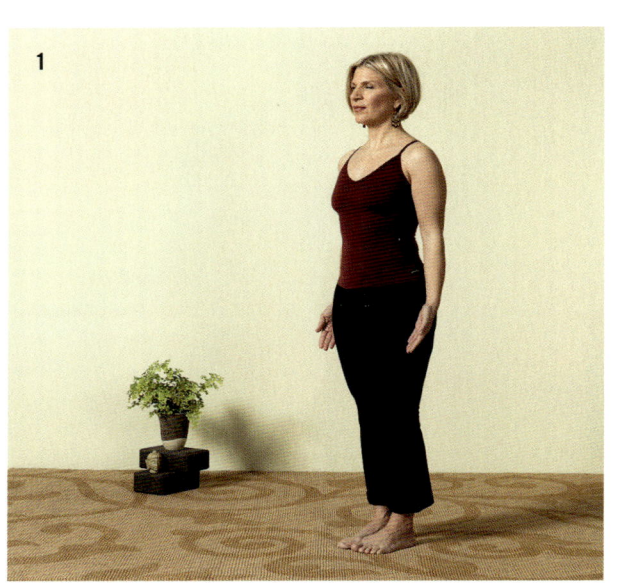

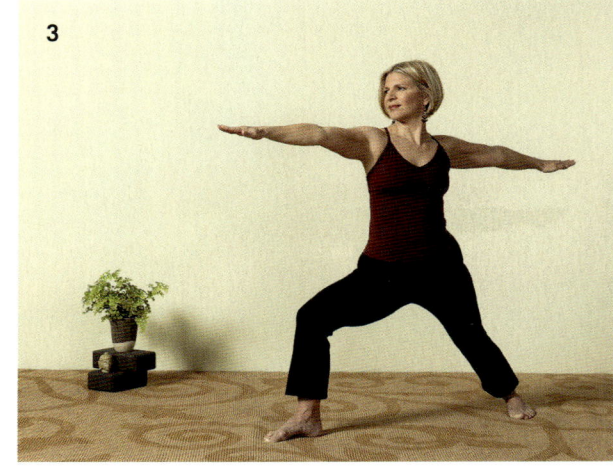

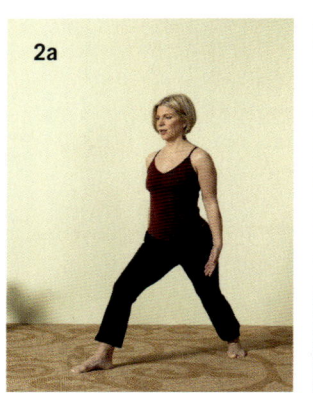

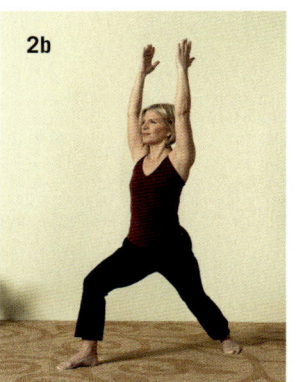

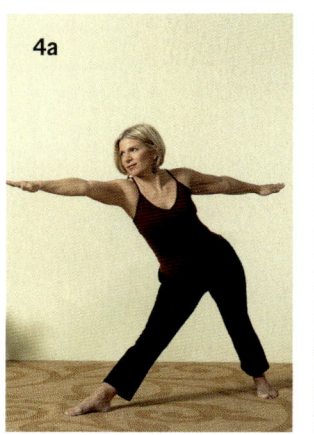

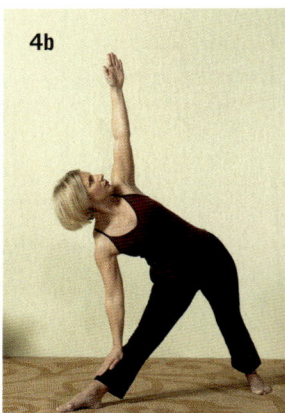

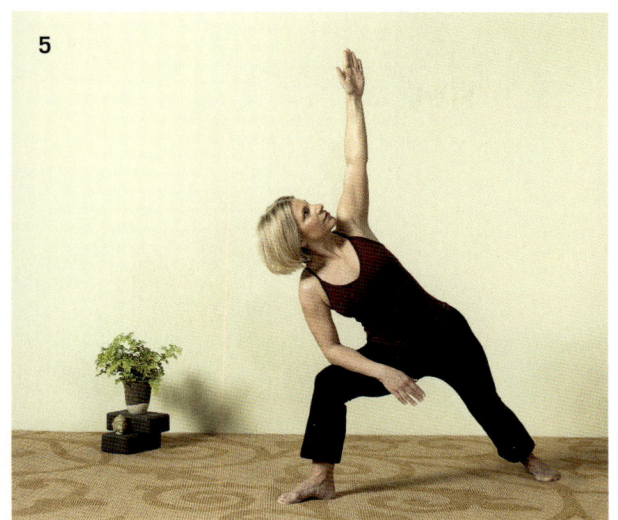

5

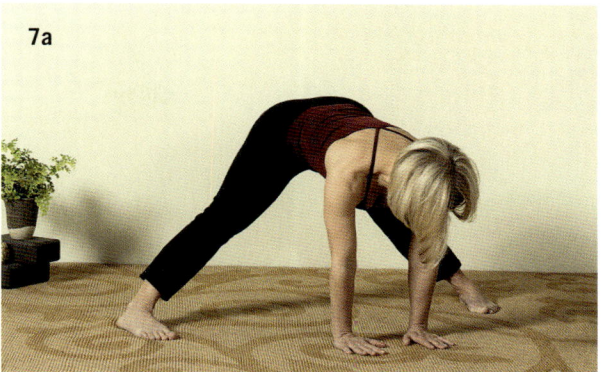

7a

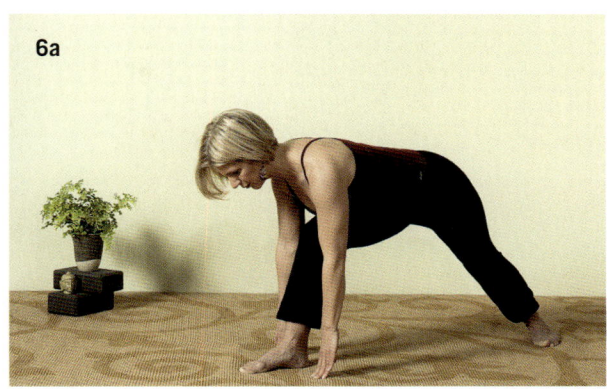

6a

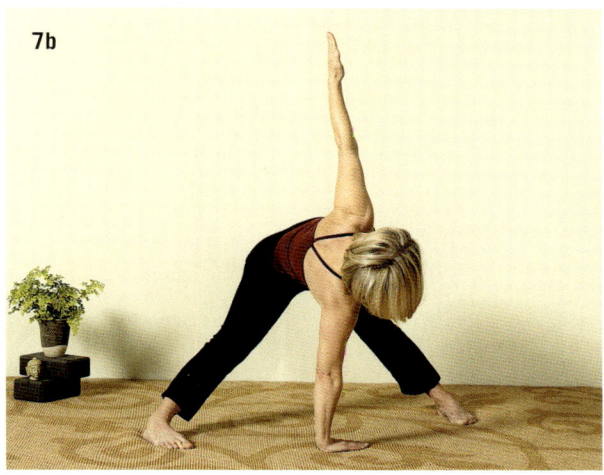

7b

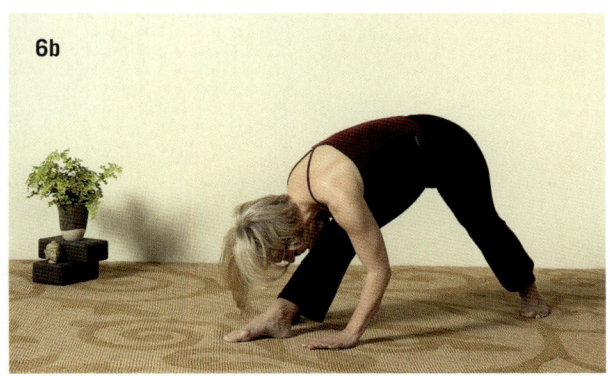

6b

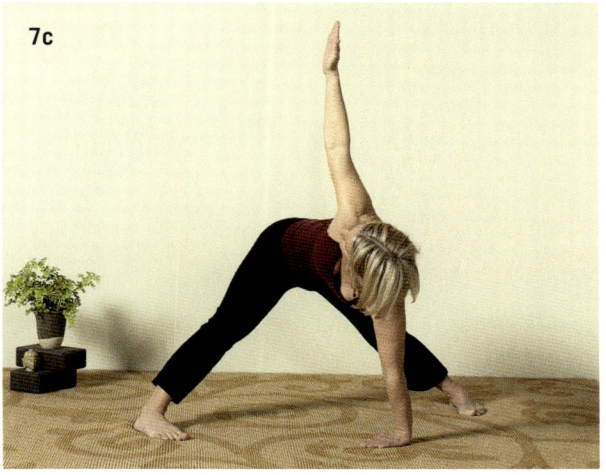

7c

12. KAPITEL

Kräftigung des Unterleibs

Die Stärkung Ihrer Unterleibsmuskulatur
beziehungsweise Ihrer Mitte wird Ihrem Rücken und Ihren inneren Organen die notwendige Stabilität verleihen. Die Yogaübungen für den Unterleib sind besonders gut für den Rücken, da sie sehr langsam und sehr bewusst mit gleichmäßiger Atmung ausgeführt werden. Wiederholen Sie jede dieser Bewegungen am Anfang drei- bis sechsmal. Mit zunehmender Kraft können Sie sich dann allmählich steigern und die Übungen so oft Sie wollen wiederholen, denn davon macht man nie zu viele. Ihre Bemühungen werden dann nicht nur mit einem gestärkten Rücken und einer kräftigen Mitte, sondern auch mit einem flachen, muskulösen Bauch belohnt.

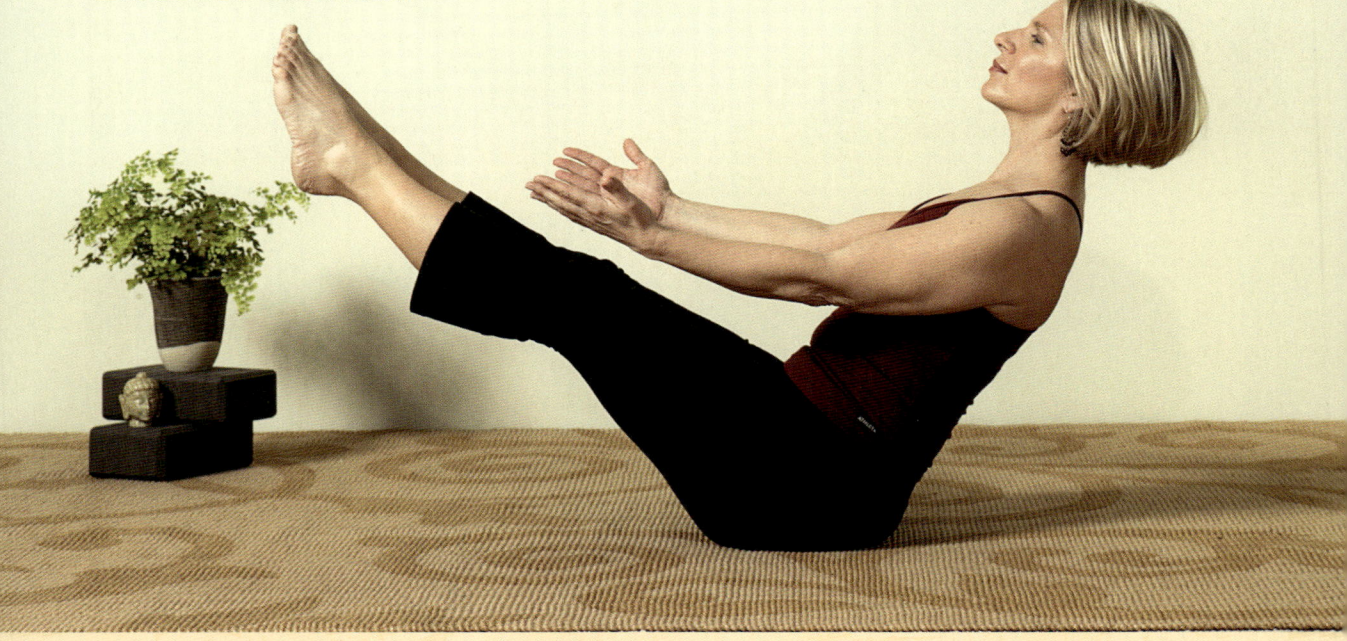

Einfache Yoga-Crunches

Crunches kräftigen die gesamte Muskulatur und formen Ihren Oberkörper. Achten Sie darauf, dass sich Ihre Wirbelsäule während der
Übung in neutraler Position befindet und halten Sie die Knie gebeugt, das schützt Ihren Rücken. (Fortgeschrittene Yogis dürfen die
Beine auch ein wenig weiter aufstellen.)

1. Legen Sie sich auf den Rücken,
die Knie sind gebeugt, die Füße stehen flach auf dem Boden.

2. Kippen Sie Ihr Becken, das bringt
Ihren unteren Rücken und den Oberkörper in eine entspannte Ausgangs-
lage.

3. Falten Sie die Hände hinter dem
Kopf, die Ellbogen liegen auf dem
Boden. Atmen Sie aus, ziehen Sie
den Bauchnabel ein und heben Sie
Ihren Kopf, den Nacken und die
Schultern vom Boden ab. Halten Sie
die Spannung und atmen Sie gleichmäßig weiter. Dies ist Ihre Startposition.

4. Atmen Sie aus, heben Sie Ihre
Mitte zur Decke und halten Sie die
Stellung circa ein bis zwei Atemzüge.
Überanstrengen Sie nicht Ihren Na-
cken und halten Sie die Bauchspan-
nung.

5. Atmen Sie ein und gehen Sie zurück in die Startposition. Wiederholen Sie diese Übung so oft Sie mögen; ausatmen und anheben,
einatmen und senken.

6. Wenn Sie fertig sind, lassen Sie
beide Knie nach außen fallen, bringen beide Fußsohlen aneinander und
entspannen Sie sich.

7. Konzentrieren Sie sich wieder, atmen Sie gleichmäßig und starten Sie
mit der nächsten Übung.

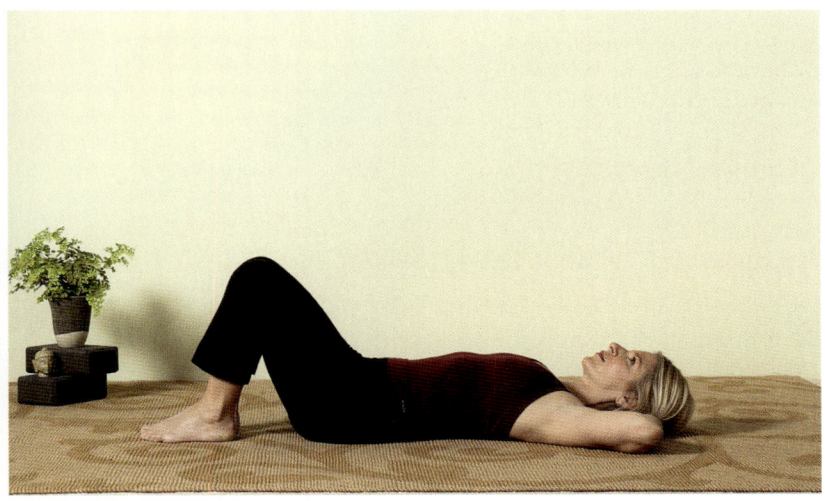

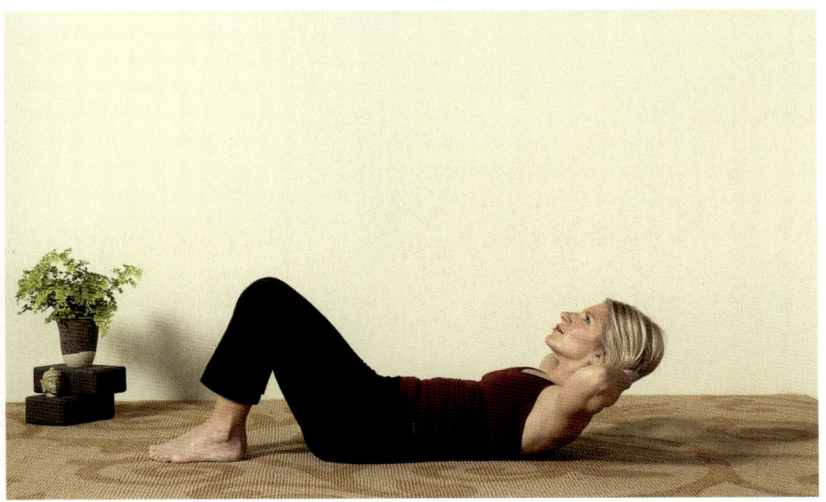

Crunches aus der Schräglage

Nun drehen Sie Ihren Oberkörper und halten ihn ruhig, um Ihren Unterleib zu stabilisieren. Diese simple Drehung ermöglicht es Ihnen, die schrägen Bauchmuskeln zu trainieren, die an der Seite Ihres Körpers verlaufen.

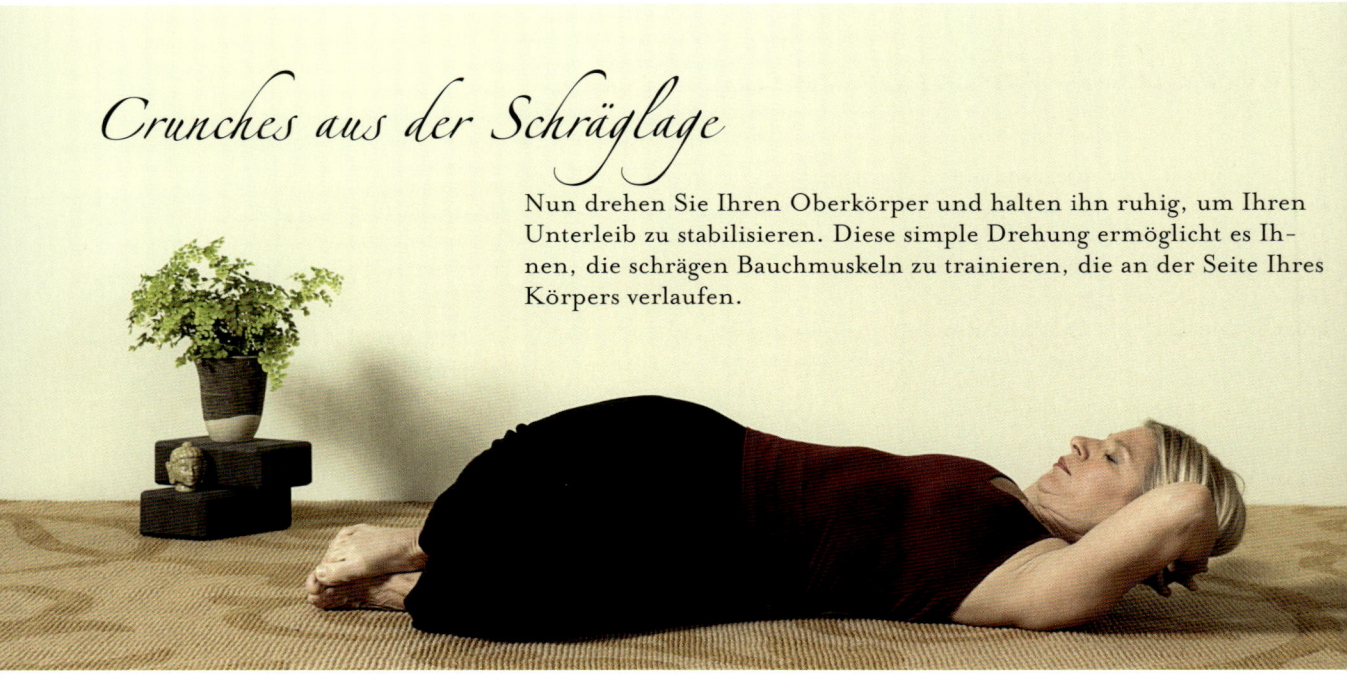

1. Legen Sie sich auf den Rücken, die Knie sind gebeugt, die Füße stehen flach auf dem Boden.

2. Atmen Sie aus und lassen Sie beide Knie nach links fallen, Ihre Mitte zeigt weiterhin gerade nach oben, Ihre Schultern liegen auf dem Boden.

3. Legen Sie Ihre Hände hinter den Kopf, die Ellbogen liegen beide auf dem Boden.

4. Atmen Sie aus, heben Sie Ihren Kopf und die Schultern vom Boden ab, atmen Sie gleichmäßig weiter. Dies ist Ihre Startposition.

5. Beim Ausatmen heben Sie Ihren Oberkörper gerade hoch zur Decke. Strengen Sie sich an, Sie sollten diese Bewegung in Ihrer rechten Seite spüren.

6. Halten Sie diese Spannung etwa ein bis zwei Atemzüge lang, atmen Sie dann ein und kehren Sie in die Startposition zurück.

7. Wiederholen Sie diese Bewegung drei- bis sechsmal; bringen Sie dann Ihre Beine wieder zur Mitte, holen Sie einige Male tief Luft und lassen Sie dann beide Knie zur rechten Seite fallen.

8. Wiederholen Sie die Übung auf der anderen Seite. Wenn Sie fertig sind, lassen Sie beide Knie nach außen fallen, legen beide Fußsohlen gegeneinander und entspannen sich ein paar Atemzüge lang, bevor Sie mit der nächsten Übung fortfahren.

Bauchübung mit gestreckten Beinen

Diese Übung bedarf der Konzentration und Entschlossenheit. Sie stärkt Ihre Unterleibsmuskulatur, die wiederum Ihren unteren Rücken stützt. Achten Sie darauf, dass Ihre Beine nicht wackeln und denken Sie an Ihre Atmung. Sie können diese Übung auch variieren, indem Sie ein Bein am Boden lassen. Mit regelmäßigem Training können Sie dadurch Rückenschmerzen im Lendenwirbelbereich lindern.

1. Legen Sie sich auf den Rücken, die Wirbelsäule ist entspannt. Die Arme liegen neben dem Körper. Um Ihren unteren Rücken am Boden zu halten, können Sie beide Hände auch unter die Lendenwirbelsäule legen, um sie zu stützen.

2. Atmen Sie ein und heben Sie beide gestreckten Beine hoch in Richtung Decke, winkeln Sie die Füße an, um Energie über Ihre Fersen entweichen zu lassen. Spüren Sie, wie alle Muskeln in Ihren Beinen arbeiten?

3. Ziehen Sie Ihren Bauchnabel ein und drücken Sie Ihr Steißbein weiter nach unten.

4. Beim Ausatmen zählen Sie bis zehn und lassen dabei Ihre Beine langsam herunter. Je tiefer Sie kommen, desto anstrengender wird es. Halten Sie die Füße weiterhin angewinkelt und spüren Sie jeden einzelnen Muskel in Ihren Beinen (das formt Ihre Beine). Konzentrieren Sie sich und halten Sie die Spannung in Ihrer Mitte. Sobald Ihre Fersen den Boden berühren, atmen Sie ein und heben Ihre Beine wieder an. Sie können diese Bewegung zweimal wiederholen oder Sie umfassen Ihre Knie mit beiden Armen und rollen sich von einer Seite

Fortsetzung auf der nächsten Seite

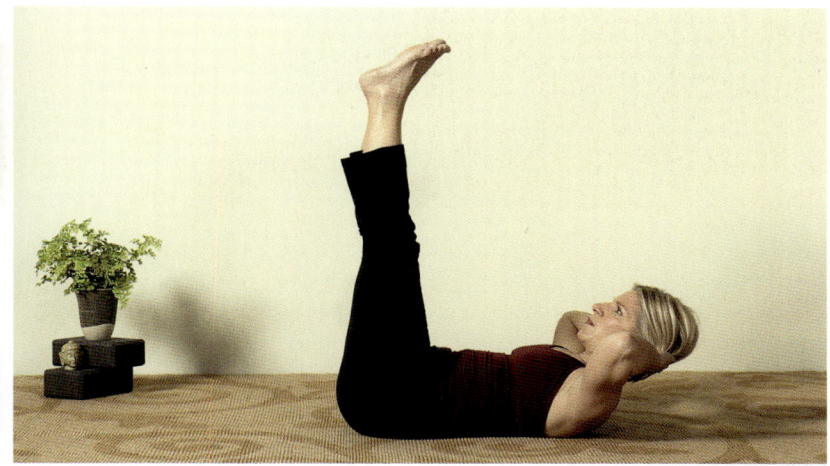

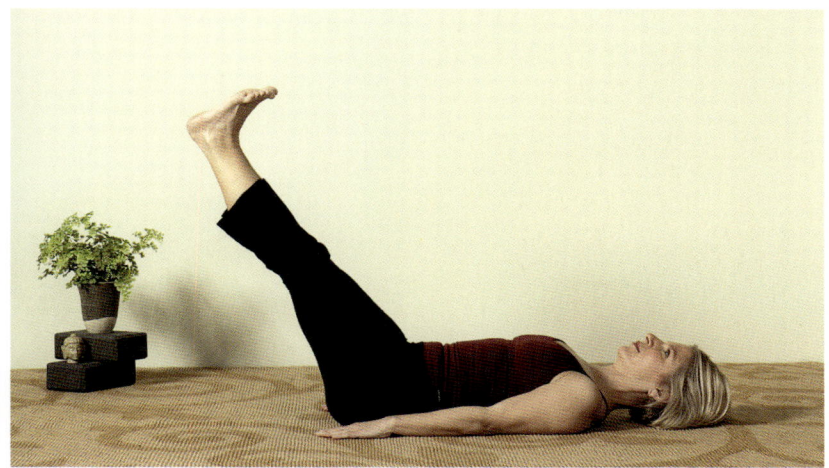

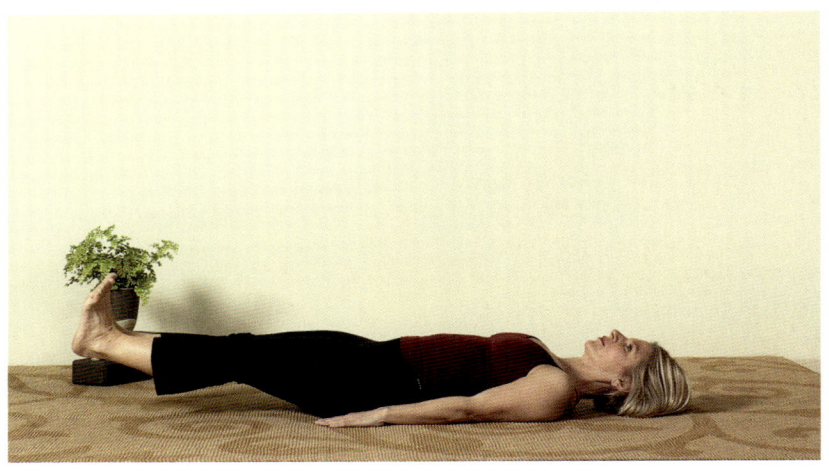

auf die andere, um Ihren Rücken zu entspannen.

Kommen Sie zur Mitte zurück, kreuzen Sie Ihre Beine an den Knöcheln, halten Sie Ihre großen Zehen fest und schaukeln Sie sich in den Sitz, damit Sie mit der nächsten Übung beginnen können.

Positionswechsel
Schaukeln Sie hin und her, bis Sie wieder sitzen und holen Sie mehrmals tief Luft.

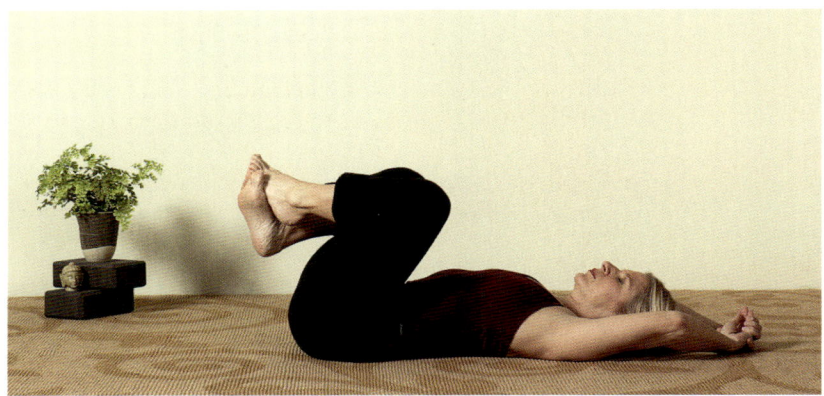

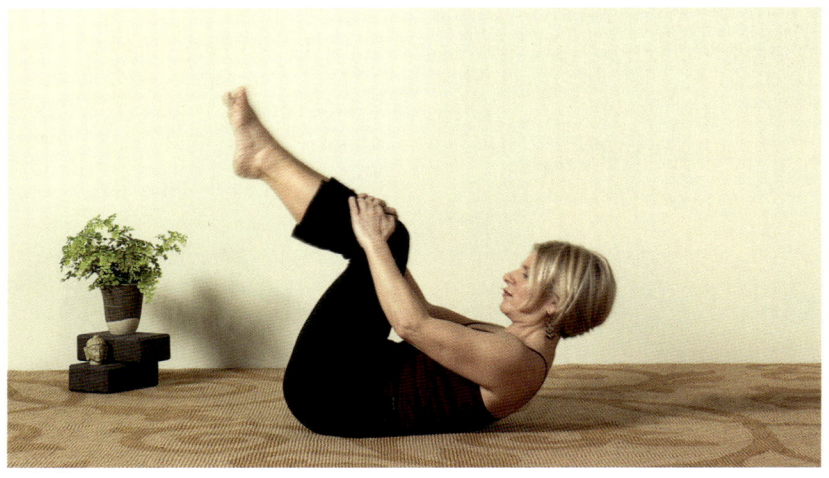

Variante der Übung Boot

Die nun folgende Übung kräftigt nicht nur Ihre Bauchmuskulatur, sie dehnt auch die Wirbelsäule und den Hals, kräftigt die Beine, die Hüften, die Lenden und die Unterleibsmuskulatur, fördert Ihr Gleichgewicht, Ihre Körperhaltung, Ihre Verdauung und öffnet den Hals und die Schultern.

1. Setzen Sie sich so auf den Boden, dass Sie Ihre Sitzhöcker und den Untergrund spüren.

2. Strecken Sie Ihre Wirbelsäule bis über den Scheitel hinaus.

3. Beugen Sie beide Knie und umfassen Sie die Rückseite der Oberschenkel mit Ihren Händen. Lehnen Sie sich zurück und balancieren Sie auf Ihren Sitzhöckern und Ihrem Steißbein.

4. Ziehen Sie den Bauchnabel ein und halten Sie die Spannung in Ihrem Bauch und im Oberkörper. Atmen Sie aus und strecken Sie Ihre Beine parallel zum Boden aus, die Arme folgen der Bewegung.

5. Schieben Sie die Schulterblätter zusammen und heben Sie Ihr Brustbein, um den Brustkorb zu öffnen.

6. Halten Sie diese Stellung drei bis fünf Atemzüge oder so lange Sie können, dann senken Sie die Beine langsam wieder zum Boden ab.

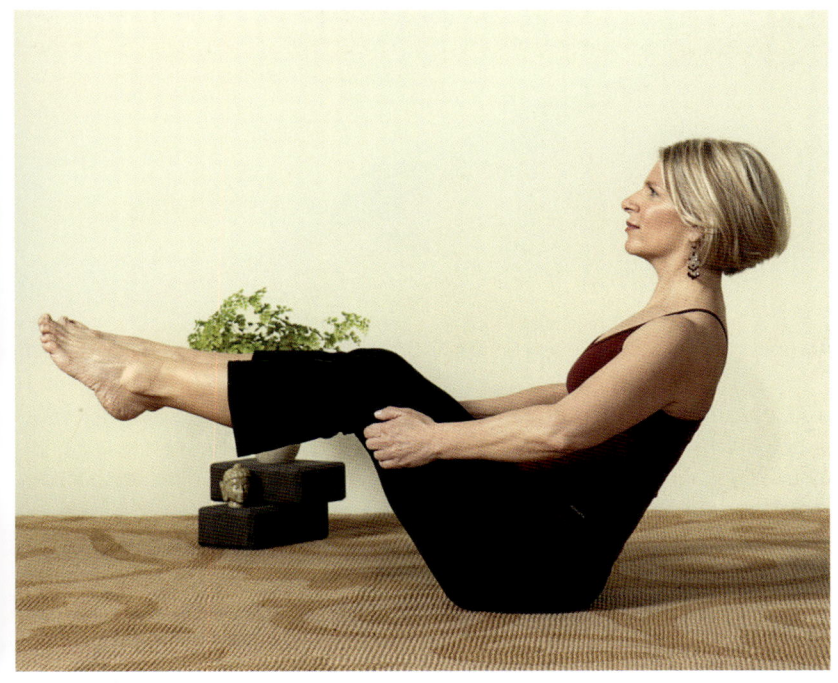

Die Brücke

Die Brücke belebt die Wirbelsäule, öffnet die Bauchregion und löst dadurch Verspannungen der Unterleibsmuskulatur. Sie verbessert die Flexibilität in den Schultern und in der Wirbelsäule, sie stimuliert die Schild- und Nebenschilddrüsen, erhöht die Lungenkapazität und lindert hohen Blutdruck, Stress und Asthma.

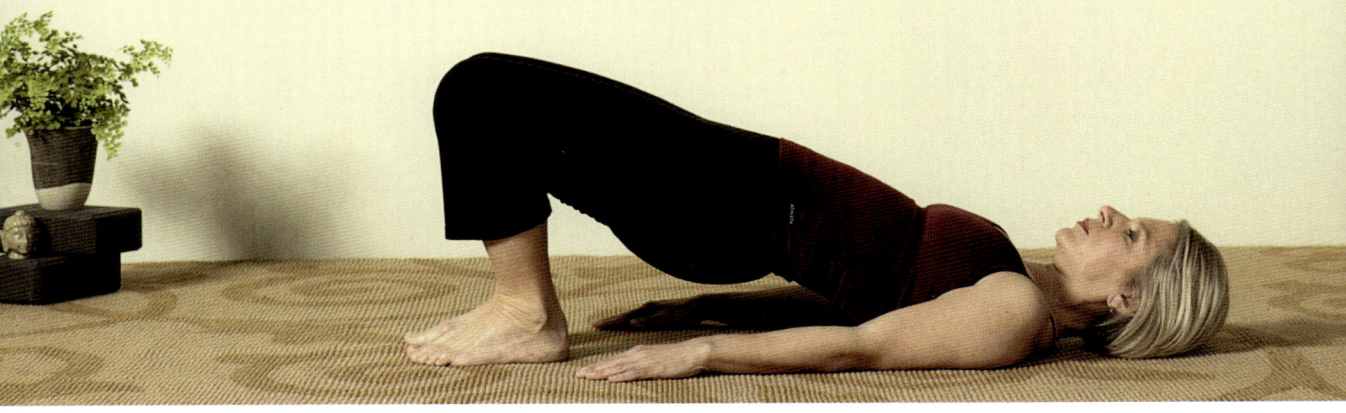

1. Beugen Sie Ihre Knie, stellen Sie die Füße hüftweit parallel nebeneinander auf den Boden. Legen Sie die Arme mit den Handflächen zum Boden neben den Körper.

2. Schieben Sie Ihr Steißbein vor und drücken Sie Ihren unteren Rücken fest gegen den Boden. Ziehen Sie den Bauchnabel ein und spannen Sie Ihre Bauchmuskulatur an.

3. Beim Einatmen drücken Sie die Fußsohlen fest gegen den Boden und heben die Hüften mit Hilfe Ihrer Gesäßmuskeln an.

4. Fühlen Sie, wie sich Ihr Körpergewicht auf die Schultern verlagert. Ziehen Sie nun die Schulterblätter zusammen, legen die Arme unter den Körper und verschränken Sie die Finger.

5. Halten Sie diese Stellung für zwei bis drei Atemzüge, ziehen Sie dann den Bauchnabel ein und rollen Sie Wirbel für Wirbel langsam wieder ab.

6. Sobald Ihr Steißbein den Boden berührt, lassen Sie Ihre Knie nach außen fallen, legen die Fußsohlen gegeneinander und entspannen sich.

7. Stellen Sie die Knie wieder auf und ziehen Sie sie an die Brust. Beginnen Sie dann mit der nächsten Übung.

Der Pflug

Der Pflug stärkt die Wirbelsäule, dehnt die Schultern, stimuliert die Schilddrüsen und Nebenschilddrüsen, lindert Rückenschmerzen und beruhigt den Geist. Achten Sie nur darauf, dass Nacken und Kopf eine Linie bilden und Sie den Kopf nicht drehen.

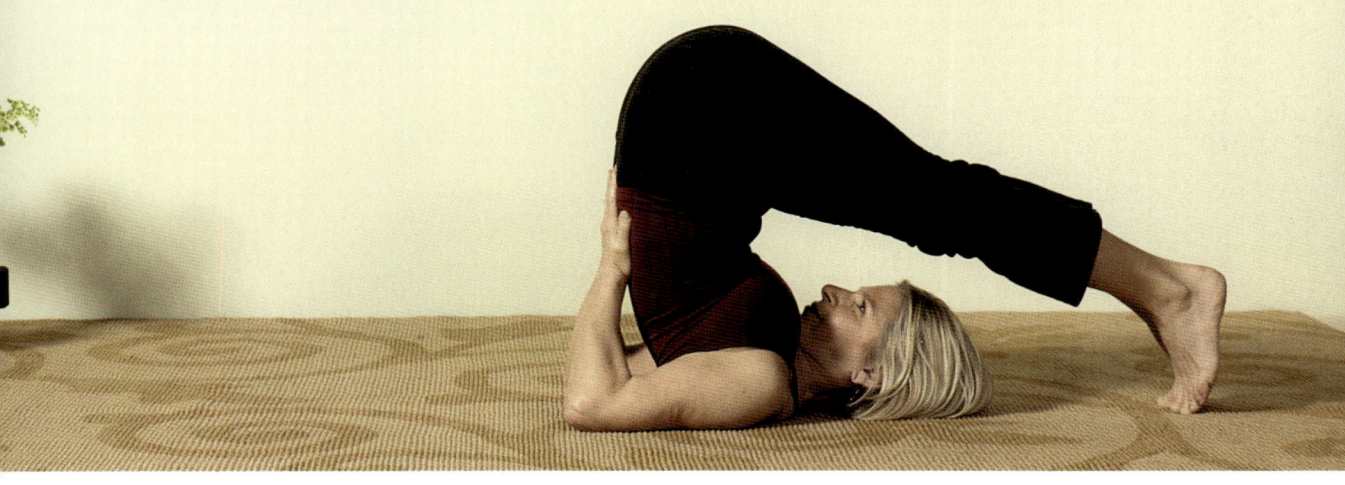

1. Legen Sie sich mit zur Brust angezogenen Knien auf den Rücken, die Hände liegen unter den Hüften.

2. Atmen Sie ein und drücken Sie Ihre Hüften nach oben, strecken Sie dann die Beine beim Ausatmen über Ihren Kopf.

3. Unterstützen Sie den Rücken mit Ihren Händen. Wenn Ihre Zehen den Boden erreichen, strecken Sie die Arme weit aus und falten Sie die Hände.

4. Bleiben Sie in dieser Stellung und atmen Sie tief ein und aus. Spüren Sie, wie sich Ihr Nacken bis zum Scheitel hoch streckt. Drücken Sie Ihre Schultern fest an den Bo-

den und fühlen Sie, wie Ihr Atem die Wirbelsäule erreicht.

5. Bleiben Sie ungefähr drei bis fünf Atemzüge lang in dieser Stellung, nehmen Sie dann Ihre Hände erneut an den Rücken und rollen Sie sich langsam wieder ab.

6. Sobald Ihr Steißbein den Boden berührt, lassen Sie Ihre Knie nach außen fallen, legen Sie die Fußsohlen gegeneinander und entspannen Sie sich.

7. Führen Sie Ihre Knie wieder zusammen, strecken Sie die Beine auf dem Boden aus und beginnen Sie mit der nächsten Übung.

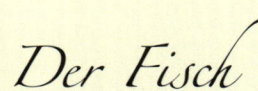

Der Fisch

Der Fisch ist eine wunderbare Gegenstellung zu den vorhergehenden Übungen. Diese Position stärkt die Nacken-, Hals- und obere Rückenmuskulatur, lindert Asthma und Stress, verbessert die Stimme, fördert die Verdauung und eine gute Körperhaltung und belebt den Geist.

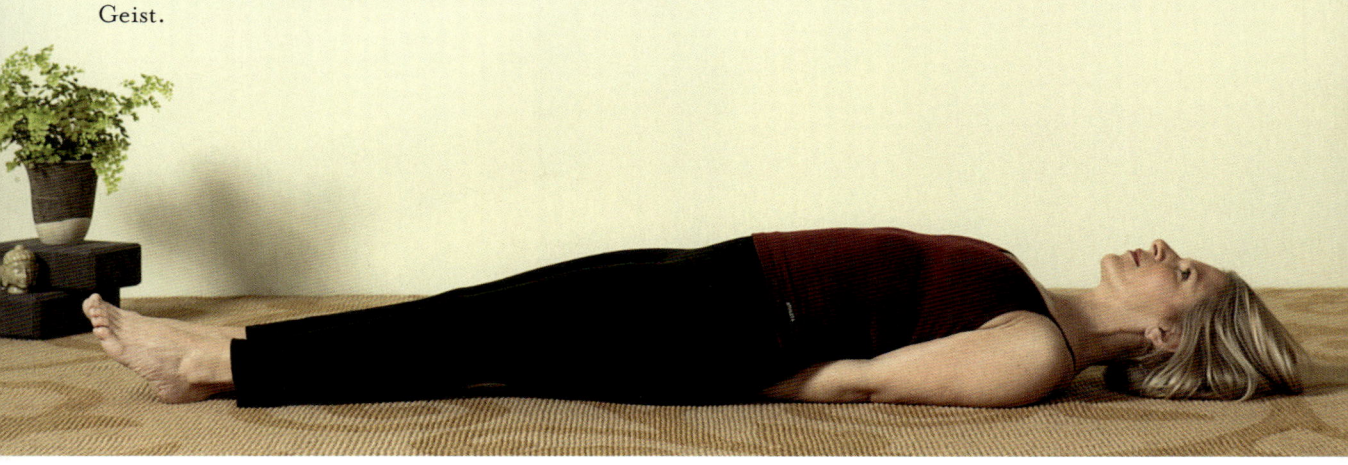

1. Legen Sie sich mit gestreckten Beinen auf den Rücken, die Beine liegen eng nebeneinander, als wären sie zusammengebunden.

2. Rollen Sie mit den Hüften von einer Seite zur anderen und schieben Sie dabei die Arme unter den Körper. Achten Sie darauf, dass Ihre Ellbogen unter Ihrem Rücken und Ihre Hände mit den Handflächen nach unten unter Ihrem Gesäß liegen.

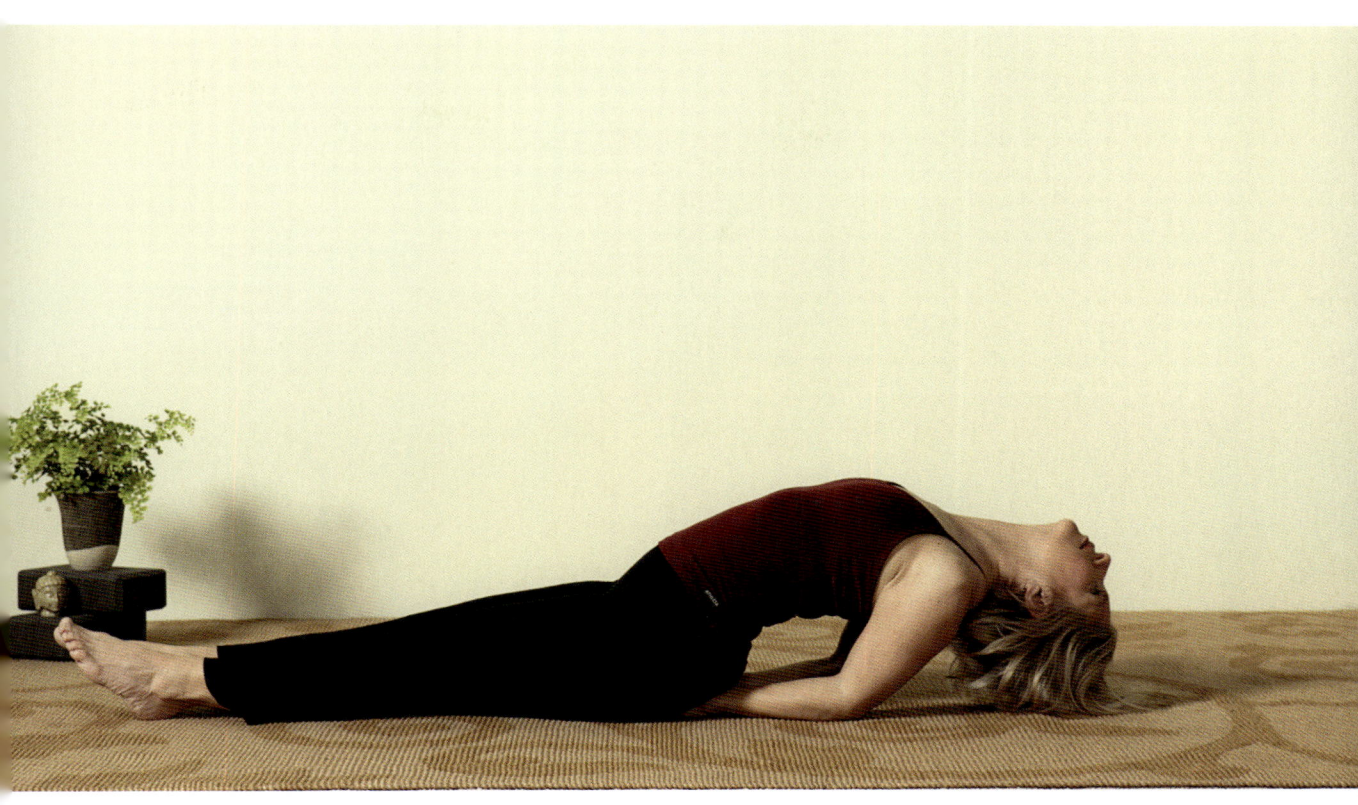

3. Atmen Sie ein, drücken Sie auf Ihre Ellbogen, heben Sie den Brustkorb und beugen Sie den Kopf nach hinten. Beim Ausatmen legen Sie Ihren Scheitel auf den Boden.

4. Holen Sie in dieser Stellung drei- bis zehnmal tief Luft. Dabei weiten sich Ihre Lungen und Ihr Hals öffnet sich.

5. Rollen Sie Ihren Oberkörper langsam wieder ab und ziehen Sie dann die Knie zur Brust.

6. Stellen Sie die Füße wieder auf den Boden. Dann lassen Sie die Knie nach außen fallen, schieben die Fußsohlen gegeneinander und entspannen Sie sich.

Übungsreihe zur Kräftigung des Unterleibs

Eine kräftige Unterleibsmuskulatur kann bei Rückenbeschwerden manchmal wirkungsvoller sein als alle anderen Behandlungsmethoden (außer vielleicht eine Gewichtsreduzierung bei Übergewicht). Dazu müssen Sie noch nicht mal die klassischen Bauchmuskelübungen durchführen oder ein Sportgerät kaufen, um einen großen Unterschied erkennen zu können und zu spüren. Sie werden allerdings ganz schnell einen Unterschied in Ihrer Körperhaltung bemerken, denn eine starke Muskulatur lässt Sie aufrechter gehen, stehen und sitzen als zuvor.

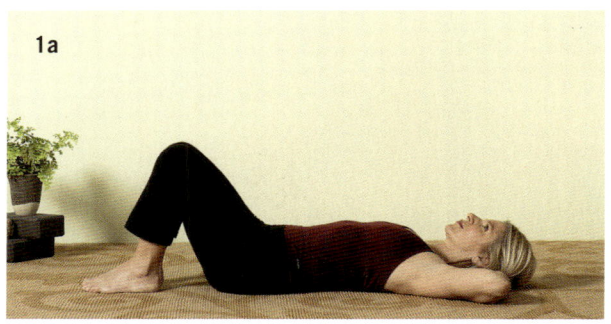

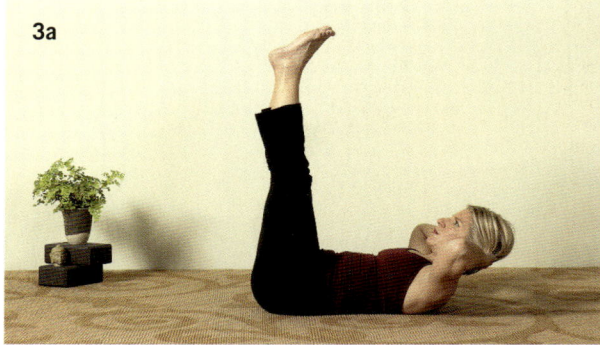

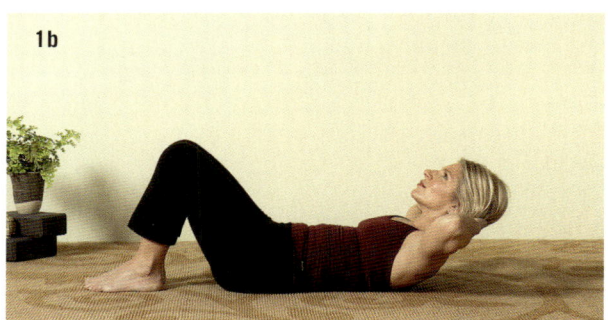

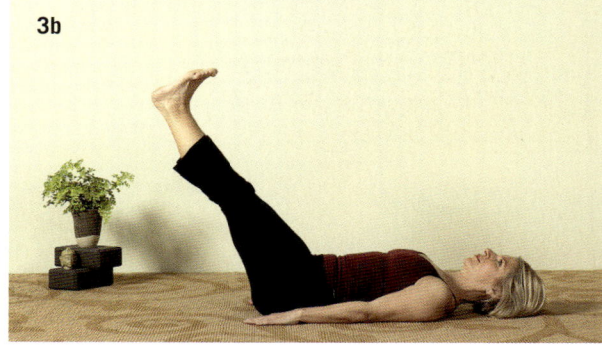

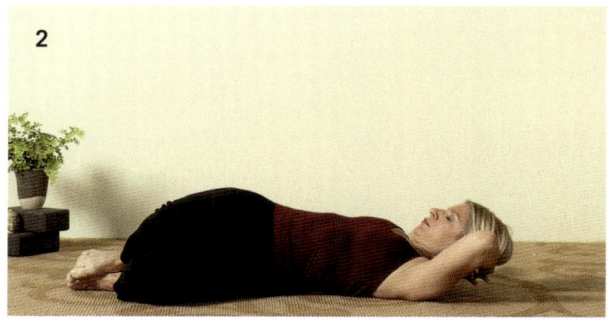

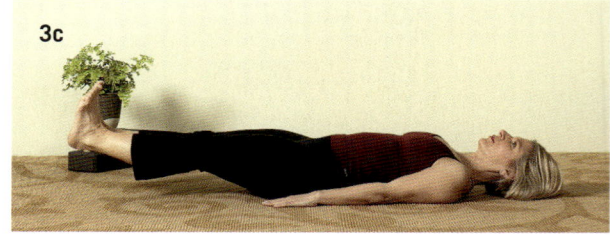

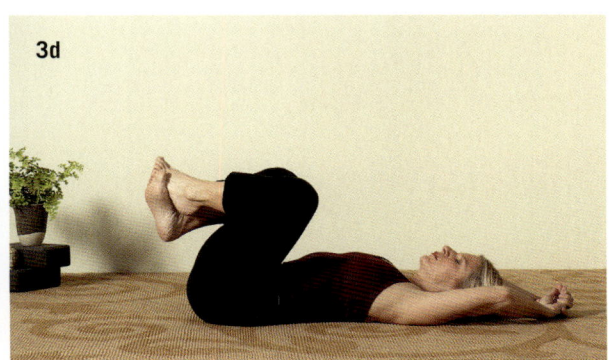

3d

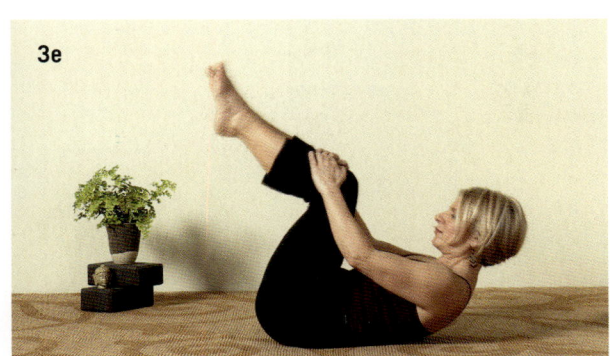

3e

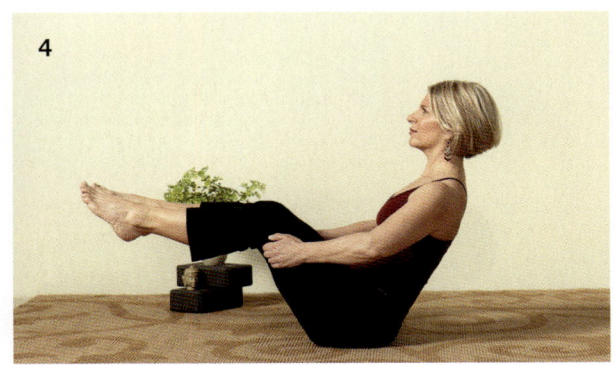

4

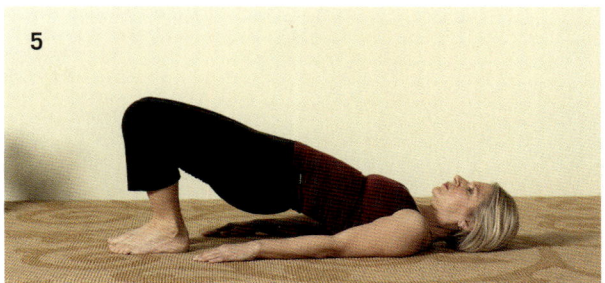

5

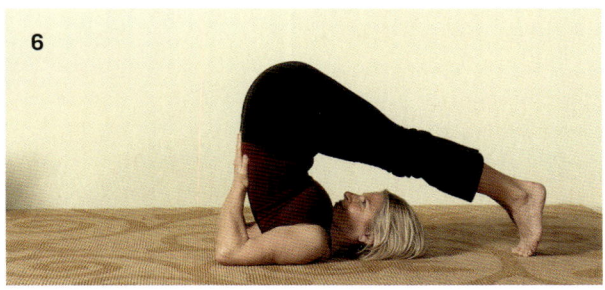

6

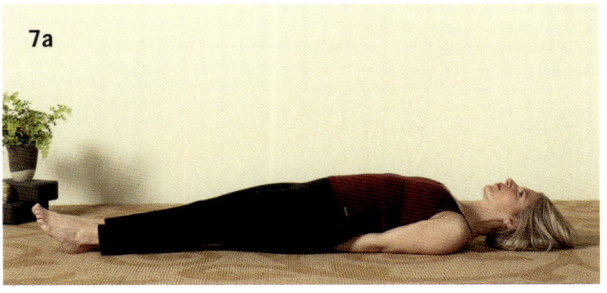

7a

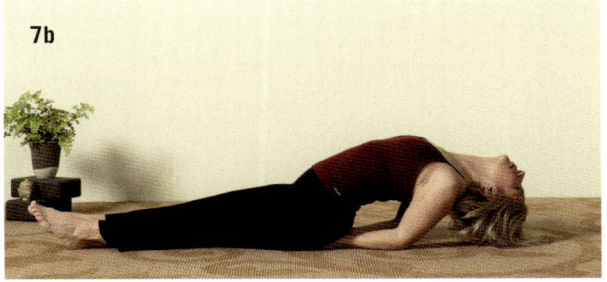

7b

13. KAPITEL

Abgewandelter Sonnengruß

Der Sonnengruß kann jederzeit

praktiziert werden. Besonders wirkungsvoll ist diese Übungsabfolge allerdings bei Sonnenauf- oder Untergang oder wann immer Sie neue Lebensenergie benötigen. Sie können diese
Übungsreihe langsam oder auch etwas schneller absolvieren.
Egal, wie Sie sich entscheiden, achten Sie auf eine flüssige Abfolge der Bewegungen und auf eine synchrone Atmung. Mit
dieser Abfolge können Sie sich aufwärmen und Ihren Kreislauf
anregen. Bewegen Sie sich jedoch nicht zu schnell, sonst verlie-
ren Sie womöglich noch die Kontrolle über die Stellungen. Sie
können den Sonnengruß entweder als eine abgeschlossene Rei-
he oder ihn vor und/oder nach einer der anderen Übungsreihen durchführen.

Der Sonnengruß wird all Ihre Muskeln und Körperorgane beleben, formen und stärken.

Der Berg

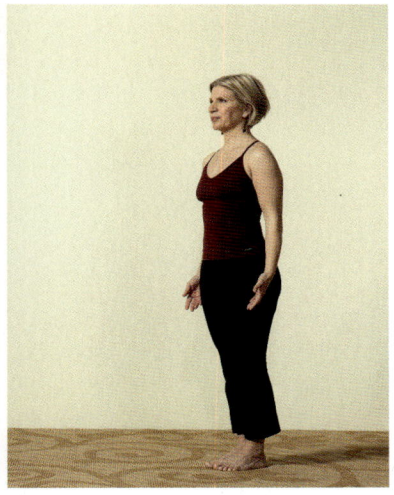

Beginnen Sie in der Stellung der Berg. Die Arme sind neben dem Körper, die Augen geschlossen. Fühlen Sie, wie Ihre Füße in den Boden sinken. Spannen Sie Ihre Bein-, Gesäß- und Unterleibsmuskulatur an. Atmen Sie während der gesamten Übung gleichmäßig durch die Nase ein und aus. Ziehen Sie die Schultern nach unten und strecken Sie Ihre Wirbelsäule vom Steißbein bis hinauf in den Scheitel und darüber hinaus.

Arme nach oben

Bei der Rückwärtsbeuge liegen die Hände auf dem unteren Rücken

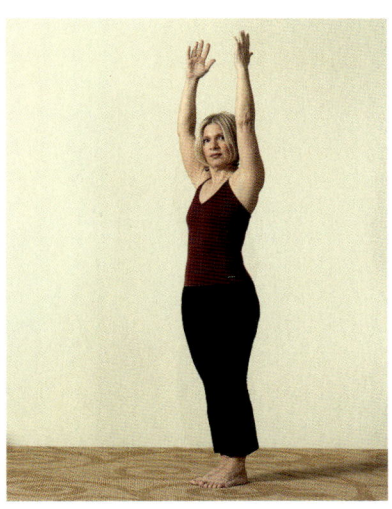

Beim Einatmen strecken Sie Ihre Arme mit weit gespreizten Fingern nach oben, die Schultern bleiben unten. Beugen Sie sich sanft nach hinten – nur soweit, bis Sie merken, dass Ihr Lendenwirbelbereich aktiviert ist.

Arme vor der Brust

Hände in Gebetshaltung, Namaste, vor der Brust gefaltet

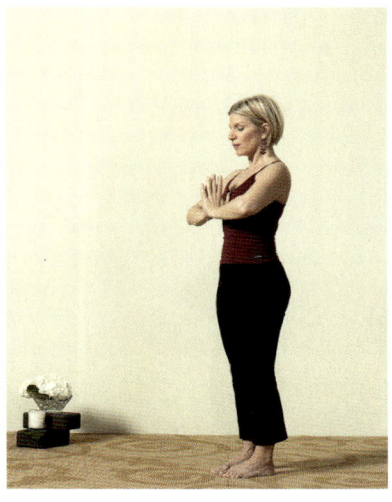

Atmen Sie aus und bringen Sie die Hände in die Gebetshaltung – oder Namaste – vor den Brustkorb. Atmen Sie ein und aus und beugen Sie sich mit gebeugten Knien nach vorne. Lassen Sie dabei die Knie stark gebeugt und legen Sie Ihren Oberkörper auf den Oberschenkeln ab – dies hilft Ihnen bei der Unterstützung der Wirbelsäule und ermöglicht es Ihnen, sich noch weiter zu strecken, während Ihr Rücken entlastet ist. Nehmen Sie das Gewicht aus Kopf und Schultern, das verlängert noch einmal Ihre Wirbelsäule. Atmen Sie gleichmäßig. Spüren Sie, wie sich Ihr Brustkorb nach außen dehnt und lassen Sie mit jedem Atemzug alle Spannungen, allen Ärger und alle Sorgen entweichen.

Stehende Vorwärtsbeuge

Geöffneter Brustkorb, gestreckter Rücken

Der Sprinter

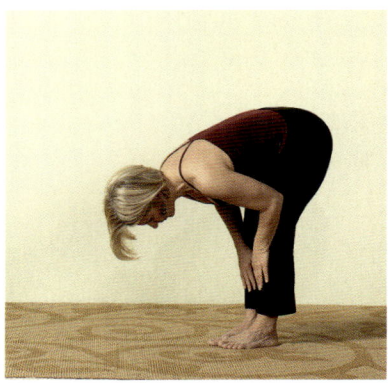

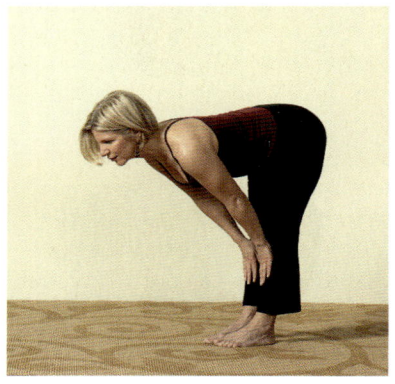

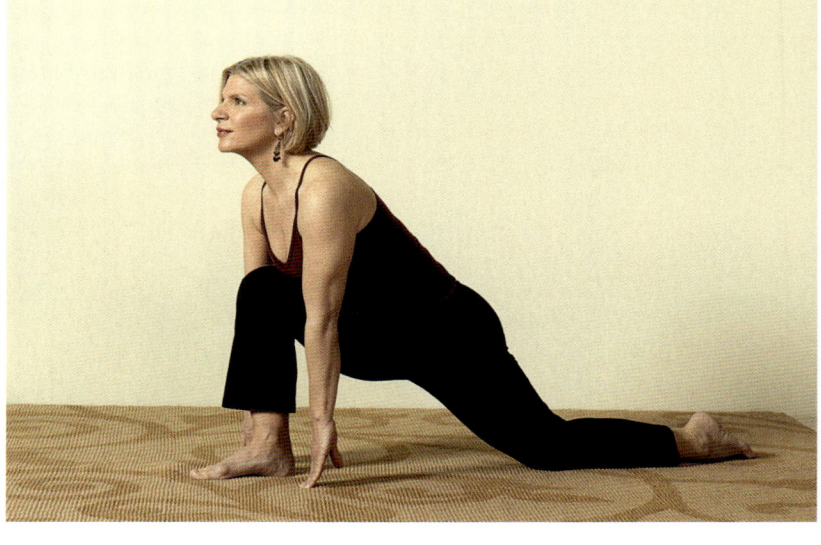

Legen Sie beide Hände an Ihre Schienbeine und atmen Sie ein, während sich Ihr Brustkorb hebt und sich Ihr Rücken streckt.

Dabei sollten Sie die Dehnung in Ihren unteren Oberschenkelmuskeln spüren. Atmen Sie aus und beugen Sie sich nach vorne.

Beugen Sie Ihre Knie im rechten Winkel und legen Sie beide Hände neben die Füße. Atmen Sie ein und stellen Sie Ihren linken Fuß weit nach hinten in den Ausfallschritt. Legen Sie Ihr linkes Knie und den linken Fußrücken auf dem Boden ab. Achten Sie darauf, dass sich Ihre linke Hüfte vor dem linken Knie befindet und das rechte Knie direkt über dem rechten Knöchel liegt. Atmen Sie aus und entspannen Sie Ihre linke Hüfte, pressen Sie dann beim Einatmen Ihre Fingerspitzen in den Boden, während Sie über Ihr Brustbein hochkommen.

Der herabschauende Hund

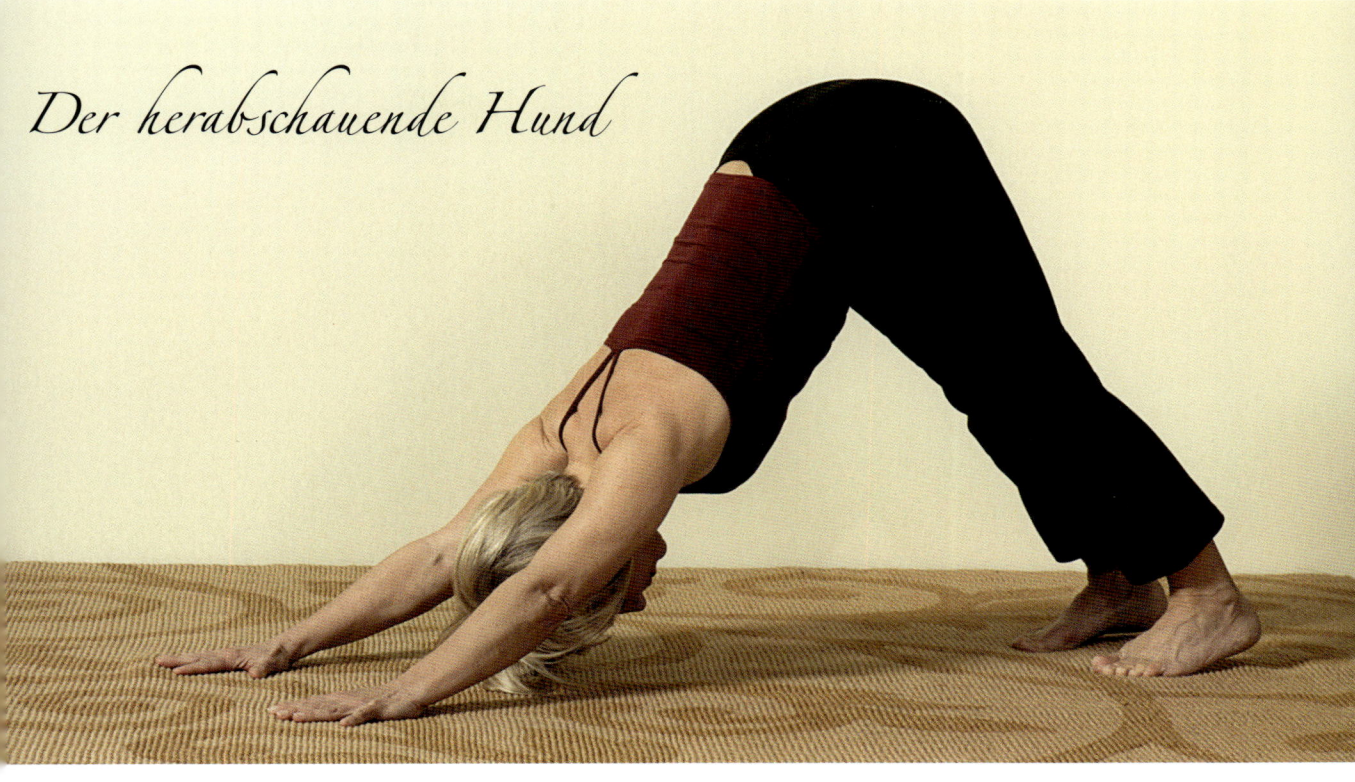

Stellen Sie Ihren rechten Fuß auf die Zehenspitzen nach hinten neben den linken Fuß und drücken Sie fest gegen Ihre Fußballen. Beim Ausatmen gehen Sie in den Hund. Drücken Sie gegen Ihre Handwurzeln und spreizen Sie sie weit auseinander, ziehen Sie die Schultern zurück Richtung Gesäß. Heben Sie Ihre Kniescheiben und drücken Sie die Vorderseite der Oberschenkel gegen die Rückseite. Pressen Sie dann die Fersen gegen den Boden (Sie müssen ihn nicht berühren, sondern sollten so nah wie möglich kommen). Atmen Sie gleichmäßig ein und aus. Gehen Sie mit jedem Atemzug tiefer in die Dehnung hinein. Wenn Ihnen der Hund zu anstrengend ist, können Sie auch in den Sprinter gehen (siehe Seite 138).

Variation: Der Sprinter

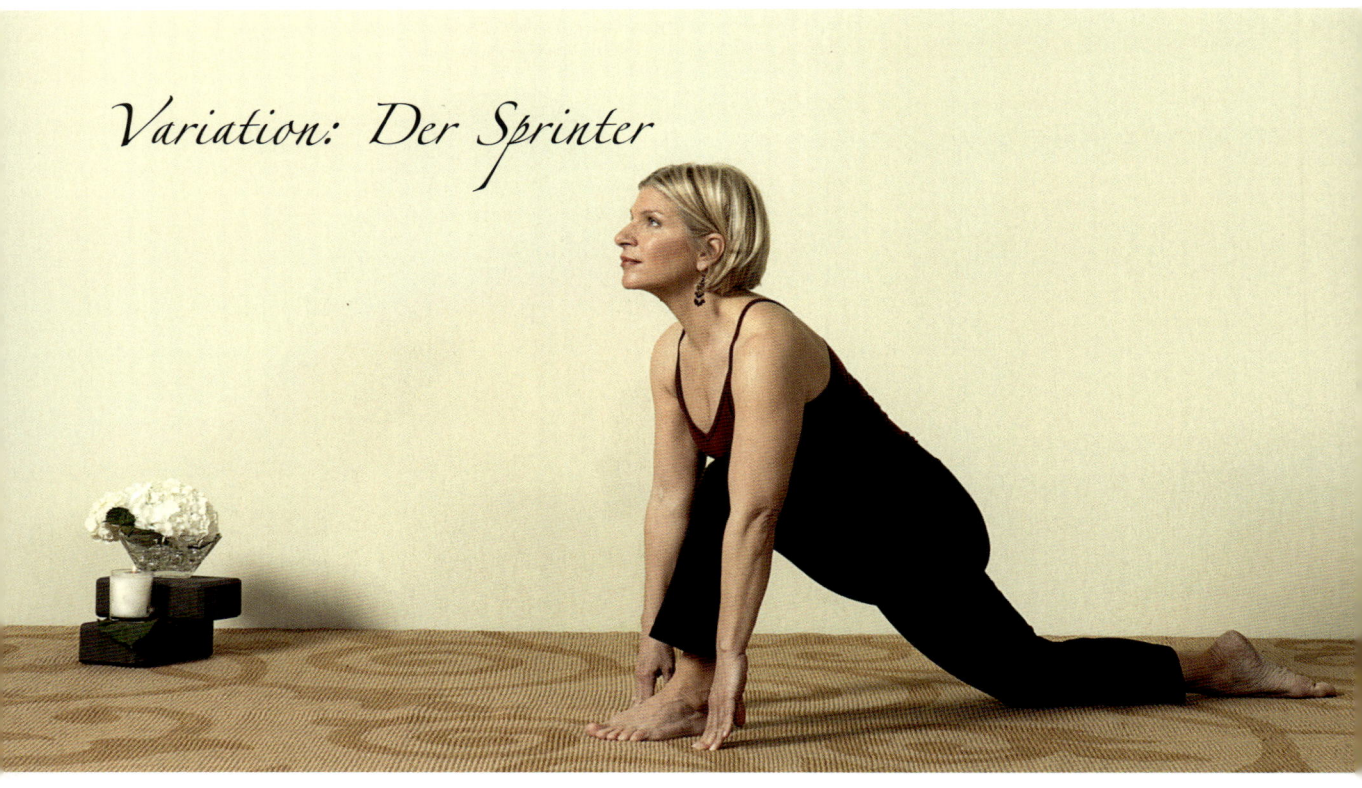

Nach dem Ausfallschritt stellen Sie
Ihren rechten Fuß nach hinten und
legen Ihr rechtes Knie auf den Boden. Achten Sie darauf, dass Ihre
Knie hüftbreit auseinander stehen,
dann pressen Sie die Kraft beim
Ausatmen in die Handwurzeln und
schieben Ihre Hüften nach hinten.
Dadurch strecken sich die Wirbelsäule und Ihre Arme. Lassen Sie
Ihr Gesäß nicht auf die Fersen fallen – halten Sie es oben und atmen
Sie tief in die Dehnung hinein. Das
sollte sich richtig gut anfühlen!

Die 8-Punkte-Stellung

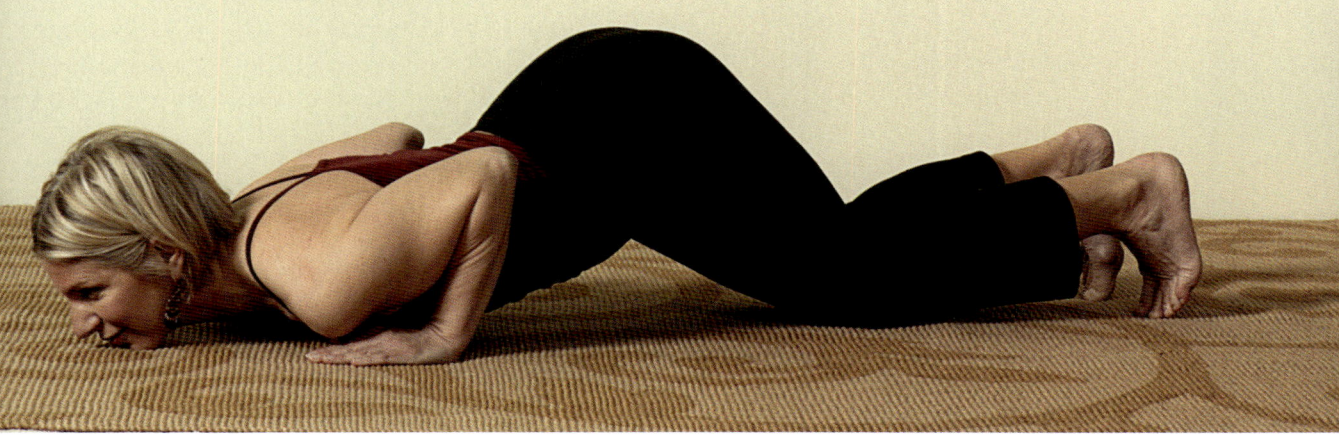

Nach dem herabschauenden Hund atmen Sie aus und senken Ihre Knie, die Brust und das Kinn zu Boden. Halten Sie die Arme dicht am Körper und ziehen Sie die Schultern Richtung Rücken. Senken Sie das Becken.

Oder senken Sie aus der Sprinter-Stellung die Brust und das Kinn zum Boden, die Arme liegen dicht am Körper, die Schultern ziehen Sie zurück.

Die halbe Kobra

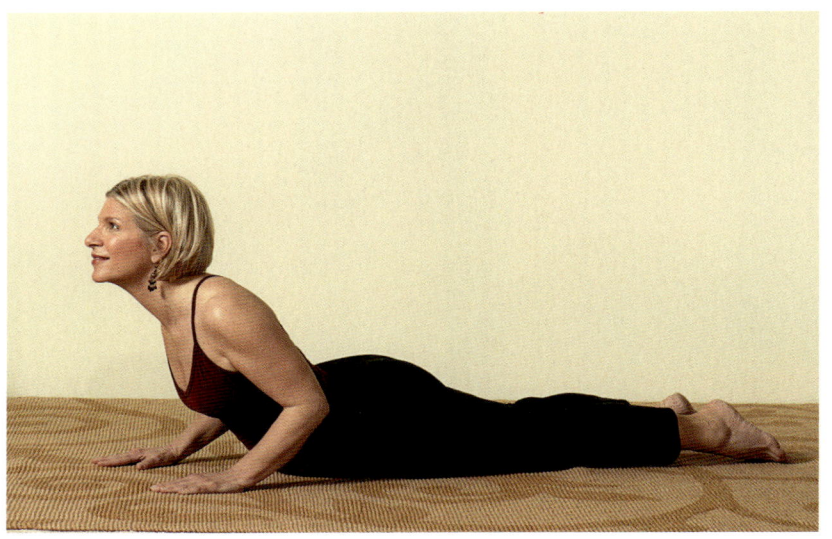

Legen Sie die Fußrücken auf den Boden. Atmen Sie ein und heben Sie Ihren Oberkörper, dabei bleiben die Arme dicht am Körper. Spannen Sie das Gesäß und Ihre Fußspitzen an. Spüren Sie, wie sich Ihr unterer Rücken belebt. Nun heben Sie Ihre Hände mit zusammengedrückten Schulterblättern circa 5 bis 8 cm vom Boden ab. Atmen Sie gleichmäßig.

In den Vierfüßlerstand kommen

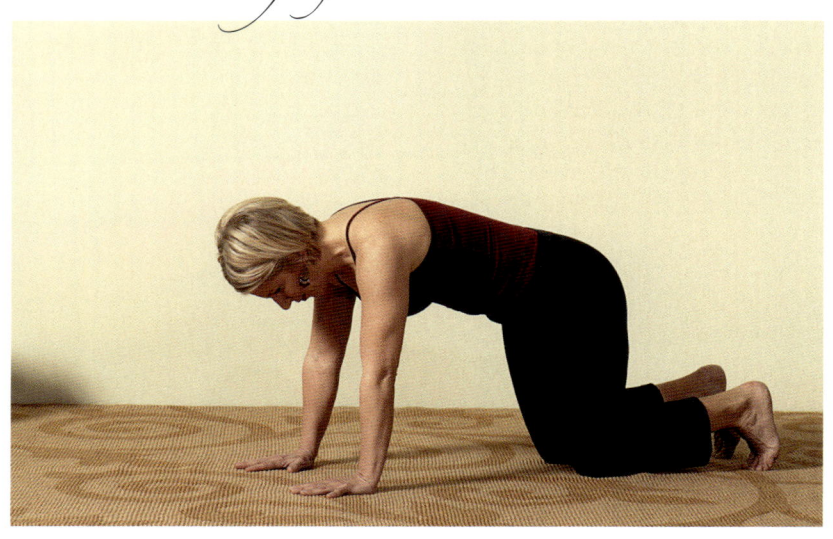

Achten Sie darauf, dass Ihre Hände unter den Schultern liegen, atmen Sie dann aus und kommen Sie in den Vierfüßlerstand.

Zurück in den herabschauenden Hund

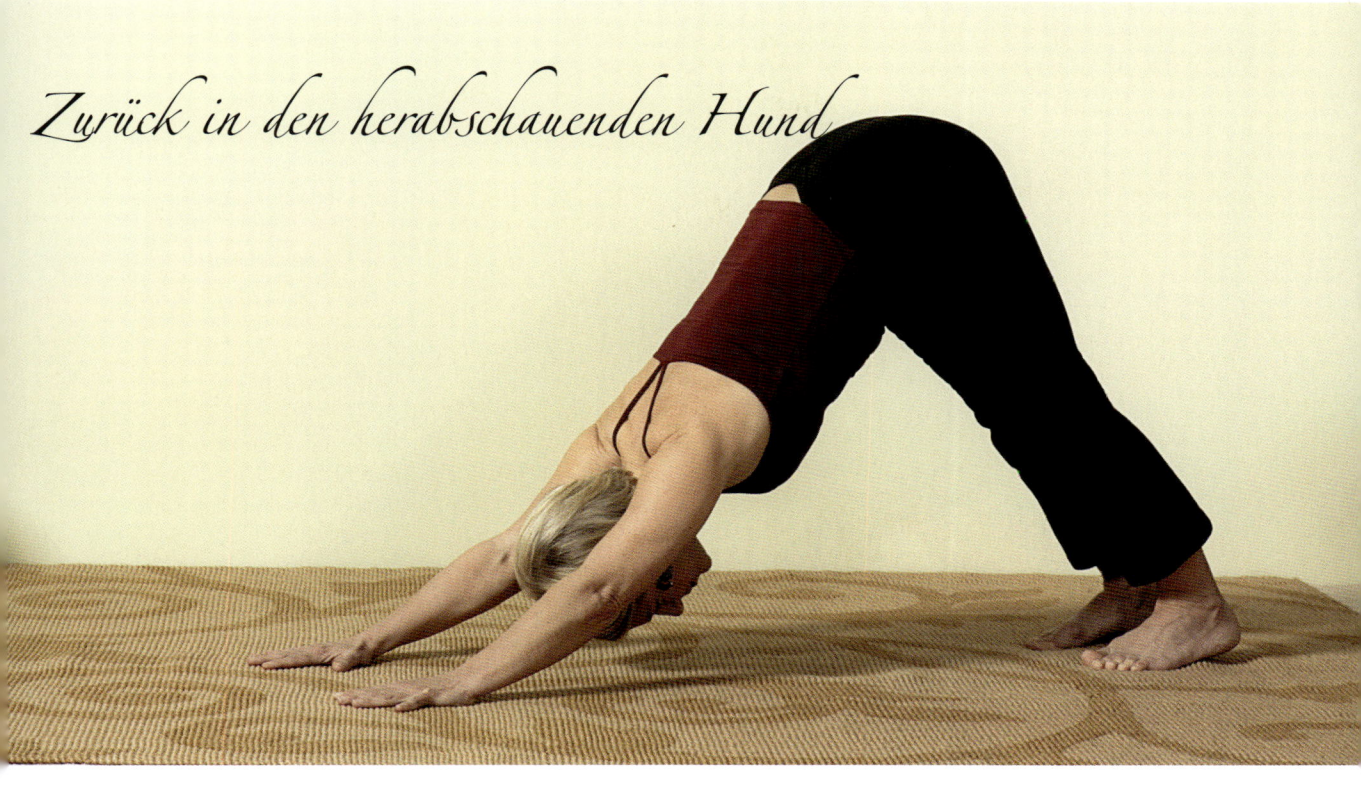

Stellen Sie die Füße auf die Fußspitzen, schieben Sie die Knie ein
paar Zentimeter nach hinten, spreizen Sie Ihre Finger weit auseinander, üben Sie Druck auf Ihre Zeh-
ballen aus und heben Sie die
Hüften, während Sie ausatmen und
sich in den herabschauenden Hund
begeben (oder in die Sprinter-Stellung)

Mit dem linken Fuß in den Ausfallschritt

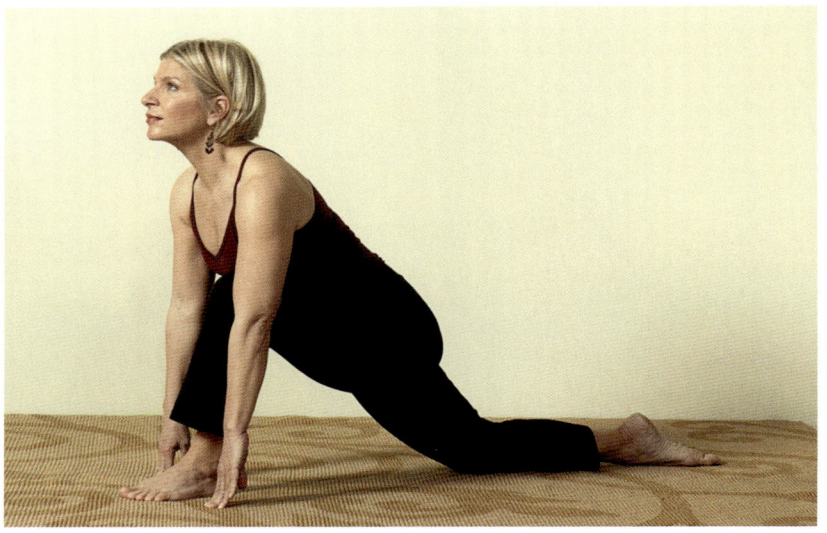

Schauen Sie auf Ihre Hände, atmen Sie ein und stellen Sie Ihren linken Fuß nach vorne zwischen Ihre Hände. Es kann sein, dass Sie mehrere Schritte benötigen, um aus dem Hund in diese Stellung zu kommen oder dass Sie Ihre Hände zu Hilfe nehmen müssen, um den Fuß in die richtige Lage zu bringen. Legen Sie Ihr rechtes Knie auf den Boden und Ihren rechten Fuß auf den Fußrücken und achten Sie darauf, dass sich Ihre rechte Hüfte vor dem rechten Knie befindet und Ihr linkes Knie direkt über dem linken Knöchel liegt. Atmen Sie aus und entspannen Sie Ihre rechte Hüfte, pressen Sie dann beim Einatmen Ihre Fingerspitzen auf den Boden, während Sie über Ihr Brustbein hochkommen.

Zurück in die Vorwärtsbeuge

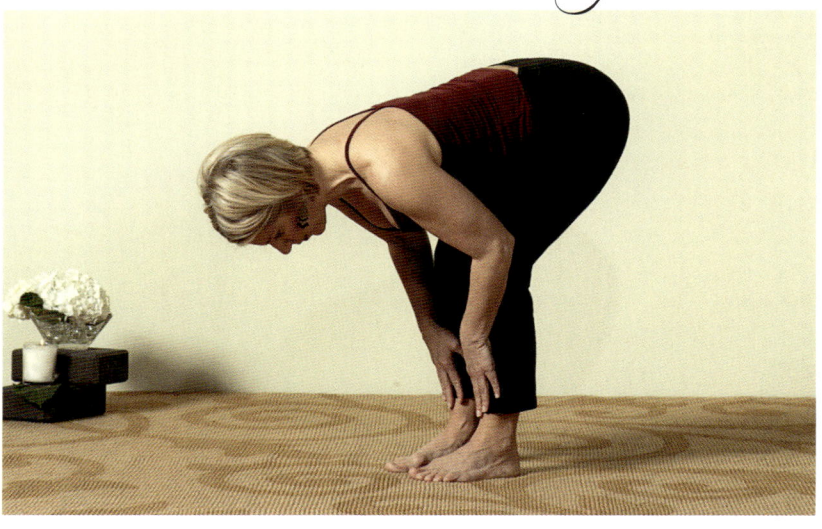

Beim Einatmen verlagern Sie Ihr Gewicht auf den linken Fuß und stellen den rechten Fuß daneben, kommen Sie dann wieder in die Vorwärtsbeuge. Halten Sie die Knie tief gebeugt und legen Sie Ihren Oberkörper auf den Oberschenkeln ab – das hilft Ihnen bei der Unterstützung der Wirbelsäule und ermöglicht es Ihnen, sich noch weiter zu strecken, während Ihr Rücken entlastet wird. Nehmen Sie das Gewicht von Kopf und Schultern, das verlängert nochmals Ihre Wirbelsäule. Atmen Sie gleichmäßig. Spüren Sie, wie sich Ihr Brustkorb nach außen dehnt und lassen Sie mit jedem Atemzug Spannungen, Ärger und Sorgen entweichen.

Brustkorb heben   Rückkehr in die Berg-Stellung

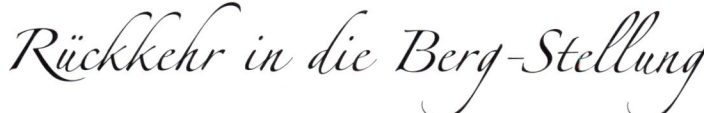

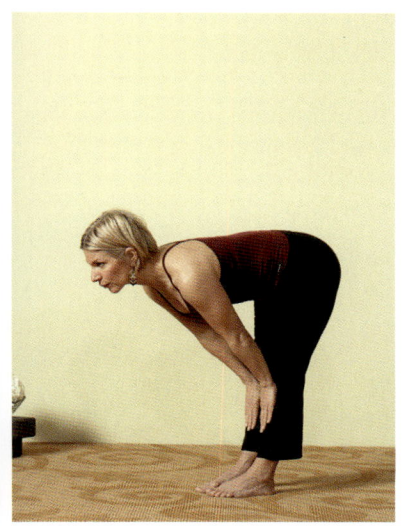

Legen Sie die Hände auf die Schienbeine und atmen Sie, während Sie den Brustkorb heben und Ihren Rücken gerade strecken, tief ein.

Dabei sollten Sie die Dehnung in Ihren Oberschenkelmuskeln spüren. Atmen Sie aus und beugen Sie sich nach vorne.

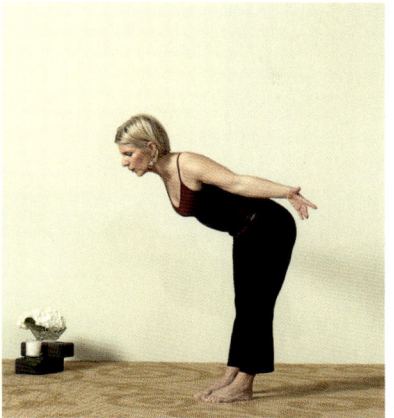

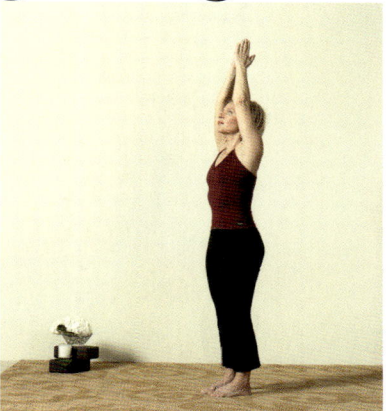

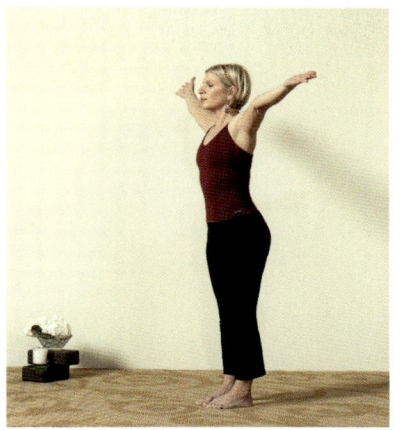

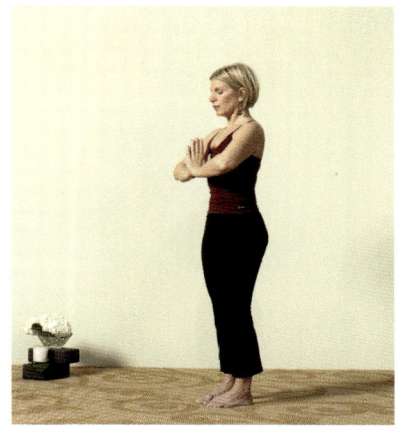

Ziehen Sie Ihren Bauchnabel ein und holen Sie tief Luft, strecken Sie Ihre Arme rechts und links aus und heben Sie Ihr Brustbein. Kehren Sie in die Berghaltung zurück. Verweilen Sie ein paar Atemzüge in dieser Position und reflektieren Sie

die vitalisierende und entspannende Wirkung auf Ihren Körper. Wiederholen Sie die Übungsreihe mindestens zweimal, wenn nicht sogar sechsmal, sobald Sie sich dazu in der Lage fühlen.

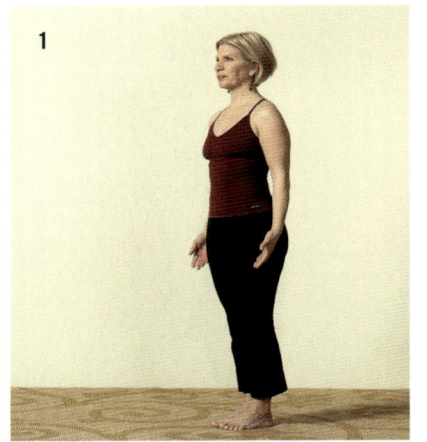

Abgewandelter Sonnenngruß

Der Sonnengruß ist die erste Übung in vielen Yogakursen und für viele Yogis die erste Handlung am Tag. Sie können diese Übungsreihe als Aufwärmübung vor jeder anderen Abfolge verwenden – die Änderungen machen diesen Sonnengruß leichter, aber nicht weniger effektiv. Sie können diese Übungsreihe so oft Sie wollen wiederholen, um auch etwas für Ihre Kondition zu tun.

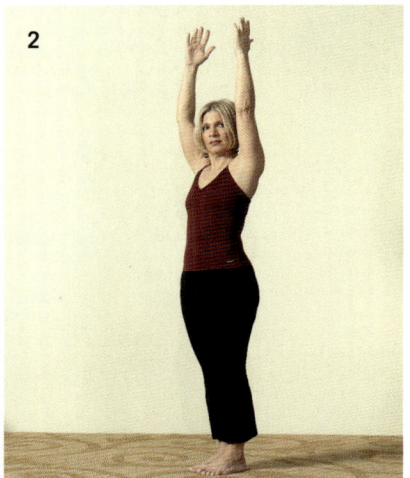

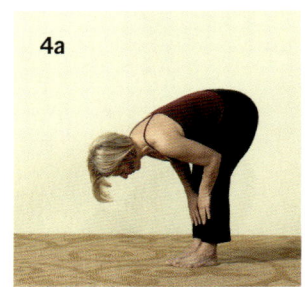

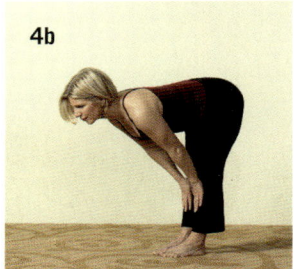

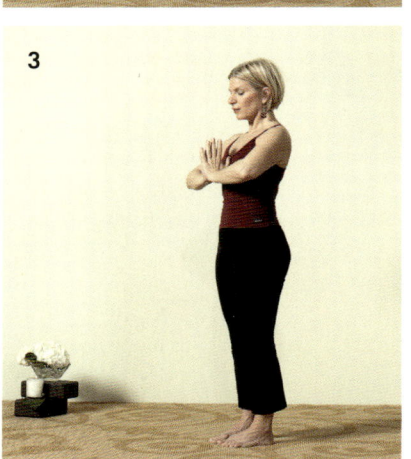

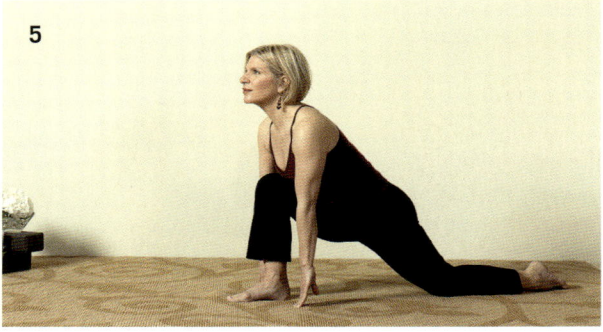

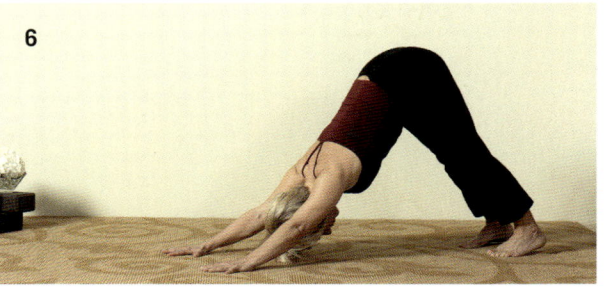

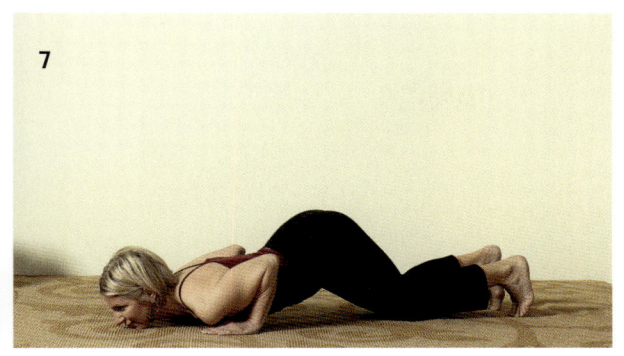

7

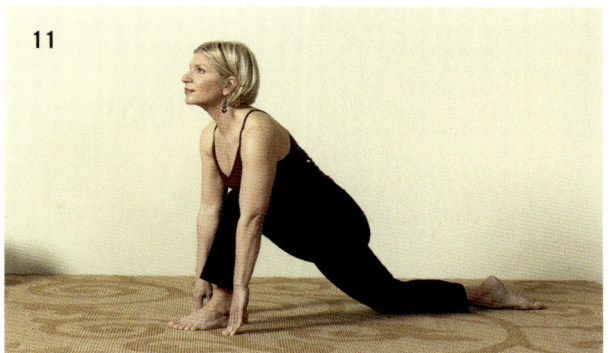

11

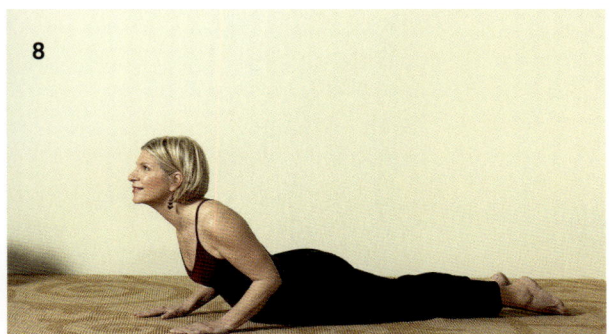

8

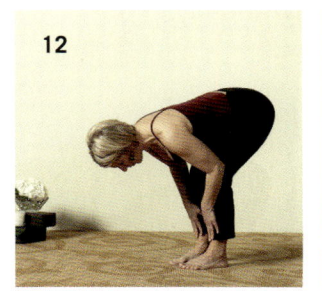

12

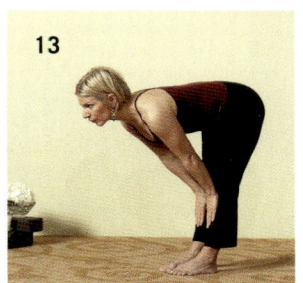

13

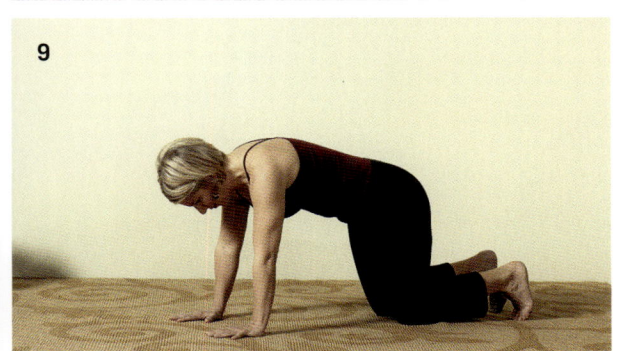

9

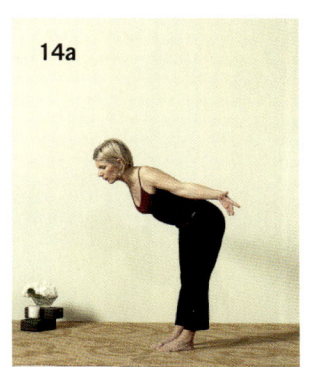

14a

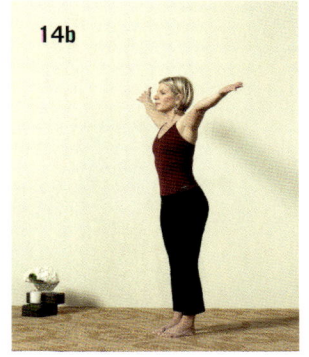

14b

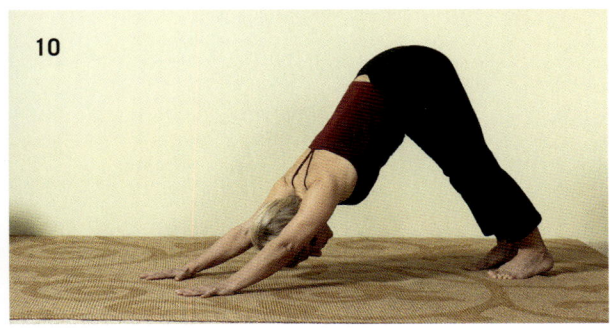

10

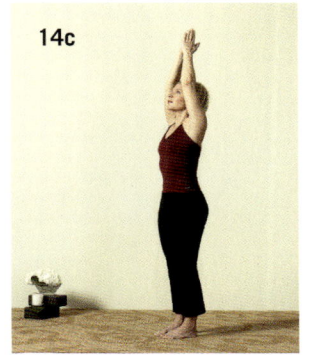

14c

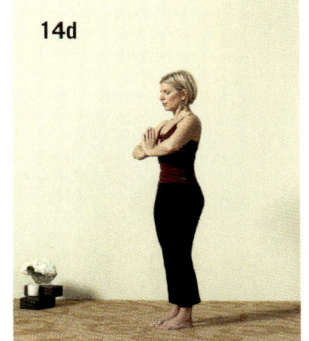

14d

14. KAPITEL

Verwendung von Hilfsmitteln

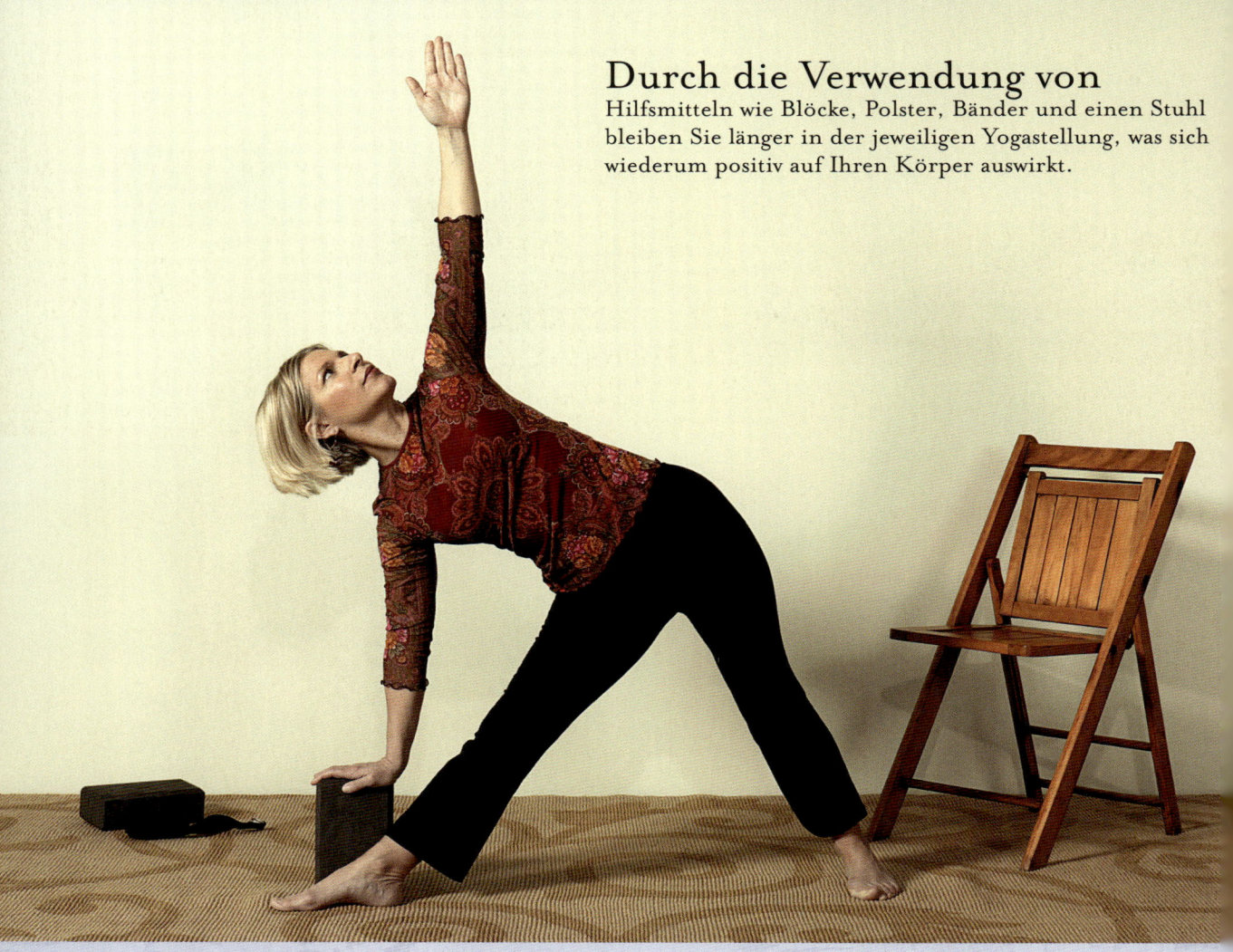

Durch die Verwendung von

Hilfsmitteln wie Blöcke, Polster, Bänder und einen Stuhl
bleiben Sie länger in der jeweiligen Yogastellung, was sich
wiederum positiv auf Ihren Körper auswirkt.

Stellung des Kindes

Die Stellung des Kindes befreit Ihren Geist und verhilft Ihnen zu mehr Klarheit. Wenn Ihre Schultern, Hüften oder Kniegelenke sehr verspannt sind, müssen Sie diese Übung vielleicht ein wenig abändern, um Ihren Körper in diese Position zu bringen. Denken Sie daran, tief ein- und auszuatmen, um alle Muskeln und Gelenke zu erreichen, und lassen Sie völlig los.

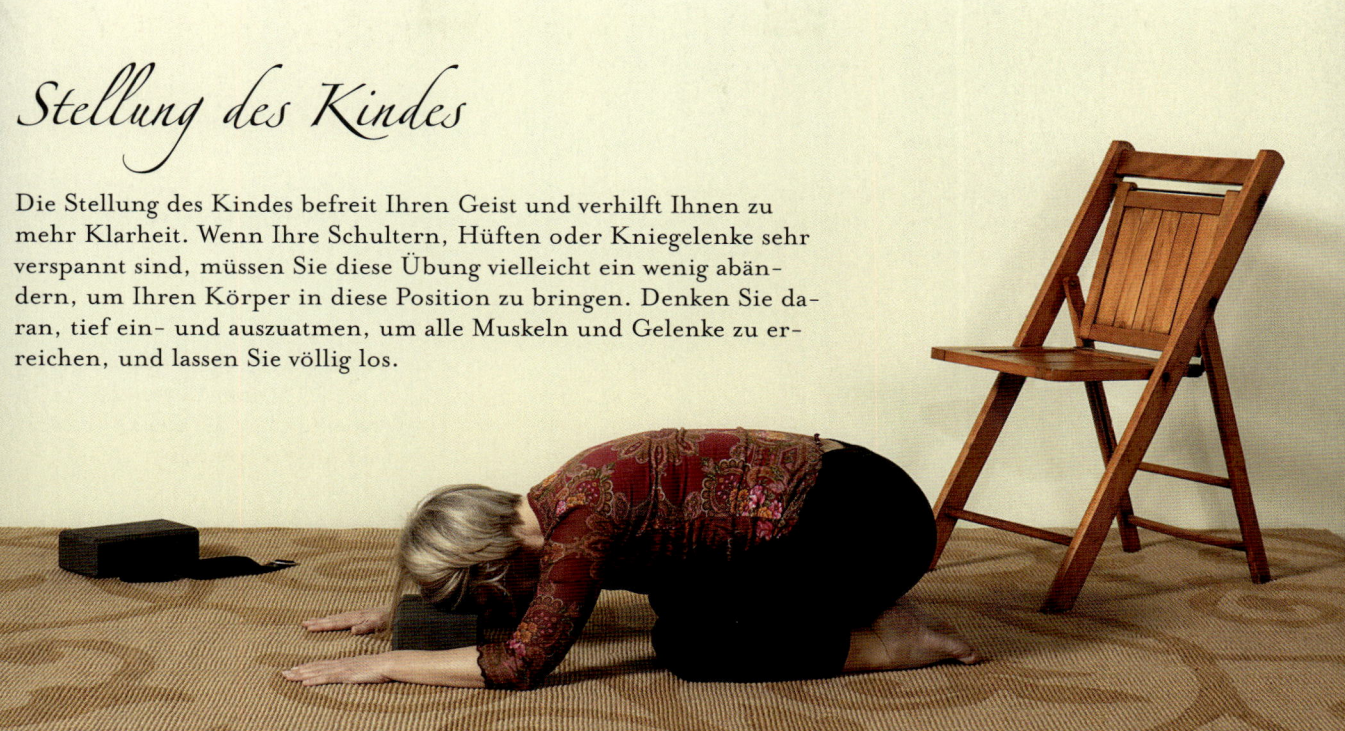

1. Begeben Sie sich in den Vierfüßlerstand, beide Füße liegen nebeneinander, die großen Zehen berühren sich, die Knie sind etwas weiter geöffnet. Nehmen Sie einen Block in beide Hände.

2. Gehen Sie in den Fersensitz, strecken Sie die Arme nach vorne und legen Sie die Stirn auf den Block.

3. Entspannen Sie sich und atmen Sie gleichmäßig.

Die Kopf-Knie-Stellung im Sitzen

Die sitzende Kopf-Knie-Stellung entlastet und massiert das Herz, beruhigt die Nebennieren, formt die inneren Organe, aktiviert eine träge Leber und fördert die Verdauung. Sie streckt die gesamte Wirbelsäule, die Oberschenkelmuskulatur und die Waden, beruhigt das Nervensystem und mildert Bluthochdruck. Wenn Ihre unteren Oberschenkelmuskeln sehr verspannt sind oder Sie unter Rückenschmerzen leiden, verwenden Sie alternativ ein Yoga-Band.

1. Setzen Sie sich mit ausgestreckten Beinen so hin, dass Sie direkt auf Ihren Sitzhöckern sitzen und spüren Sie die Verbindung zum Boden.

2. Beugen Sie Ihre Knie und legen Sie ein Yoga-Band unter die Fußsohlen. Halten Sie das Band an beiden Enden fest.

3. Atmen Sie ein und strecken Sie Ihre Wirbelsäule – dabei fließt Energie bis zum Scheitel und darüber hinaus durch Ihren Körper. Binden Sie jeweils ein Bandende um Ihre Hände.

4. Beim Ausatmen senken Sie den Oberkörper aus dem Becken heraus nach vorn. Beugen Sie die Ellbogen und ziehen Sie Ihren Oberkörper mit Hilfe des Bandes noch weiter nach vorne. Halten Sie dabei den Rücken gestreckt. Sollten Sie diese Stellung nicht länger halten können, lockern Sie die Spannung ein wenig und bleiben Sie dann in dieser Position.

5. Atmen Sie tief, entspannen Sie sich. Dann geben Sie sich ganz der Schwerkraft und Ihrer Atmung hin. Bleiben Sie drei bis zehn Atemzüge lang in dieser Stellung, dann richten Sie sich langsam wieder auf. Erzwingen Sie die Dehnung nicht – egal, wie beweglich sie sind, sie sind genau dort, wo sie sein sollen.

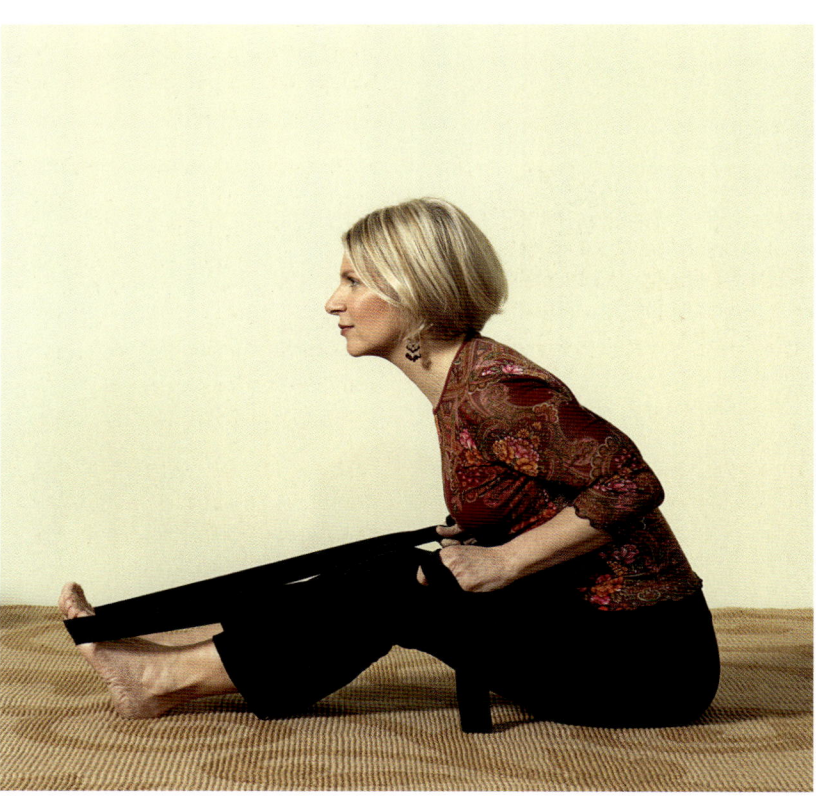

Der herabschauende Hund

Der herabschauende Hund dehnt die Handflächen, den Brustkorb, den Rücken, die untere Oberschenkelmuskulatur, die Waden und die Füße. Er stärkt die Arme, die Beine und den Oberkörper und vitalisiert den gesamten Körper. Er fördert die Konzentration und die Willenskraft, stimuliert den Geist, reduziert Stress und lindert Schmerzen im Lendenwirbelbereich. Wenn Sie gerade erst mit Yoga begonnen haben, könnten Sie diese Übung als eher anspruchsvoll empfinden, da man eine kräftige Oberkörpermuskulatur benötigt.

3. Beim Einatmen heben Sie Ihre Hüften an und verlängern Sie Ihre Wirbelsäule, Ihre Schultern sind entspannt.

4. Beim Ausatmen gehen Sie noch ein bisschen zurück, dabei verstärkt sich die Dehnung.

5. Gehen Sie mit jedem Atemzug noch tiefer in die Dehnung hinein, korrigieren Sie zwischendurch Ihre Körperhaltung und spüren Sie, wie Ihr Körper aufblüht.

6. Beugen Sie nun ein Knie und drücken Sie die entgegengesetzte Ferse gegen den Boden. Wechseln Sie die Beine und wiederholen Sie diese Bewegung ungefähr fünf- bis sechsmal auf jeder Seite, so als würden Sie Fahrrad fahren. Dann kommen Sie wieder in die modifizierte Ausgangsposition zurück.

7. Halten Sie die Stellung für circa drei bis zehn Atemzüge, dann beugen Sie beide Knie und wandern mit den Füßen vorwärts.

8. Ziehen Sie Ihren Bauchnabel ein und lassen Sie den Stuhl los, dann rollen Sie sich langsam Wirbel für Wirbel wieder auf.

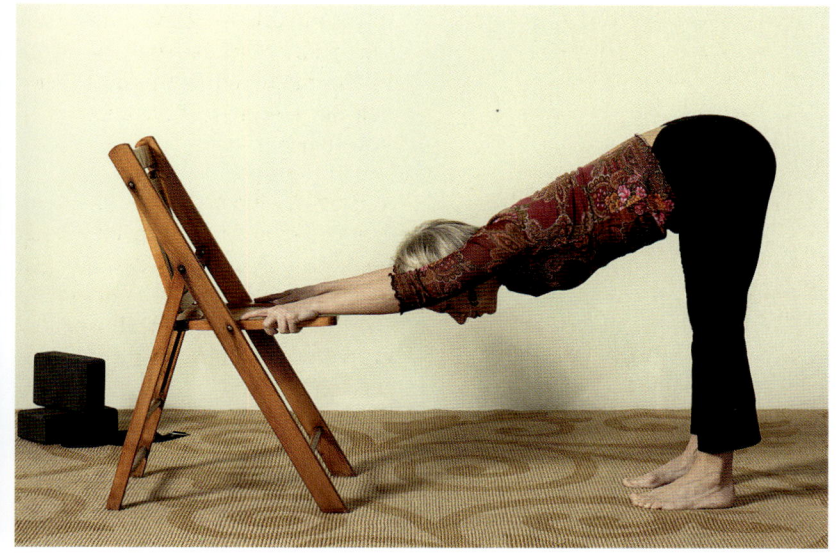

1. Stellen Sie einen stabilen Stuhl vor sich hin – mit der Sitzfläche zu Ihnen. Legen Sie die Hände an die Kanten der Sitzfläche und halten Sie sich dort fest.

2. Gehen Sie dann abwechselnd mit dem rechten und dann dem linken Fuß zurück, bis Sie Ihre Wirbelsäule vollständig strecken können. Atmen Sie tief in die Dehnung hinein.

Die Brücke

Die Brücke belebt die Wirbelsäule, öffnet die Bauchregion und löst dadurch Verspannungen der Unterleibsmuskulatur. Sie verbessert die Flexibilität in den Schultern und in der Wirbelsäule, sie stimuliert die Schild- und Nebenschilddrüsen, erhöht die Lungenkapazität und lindert hohen Blutdruck, Stress und Asthma. Für einen Anfänger oder Yogi mit Rückenschmerzen kann die Brücke schwierig zu halten sein. Wenn Sie die Übung jedoch ein wenig variieren und zusätzlich einen Block verwenden, werden Sie trotzdem alle Vorteile genießen können.

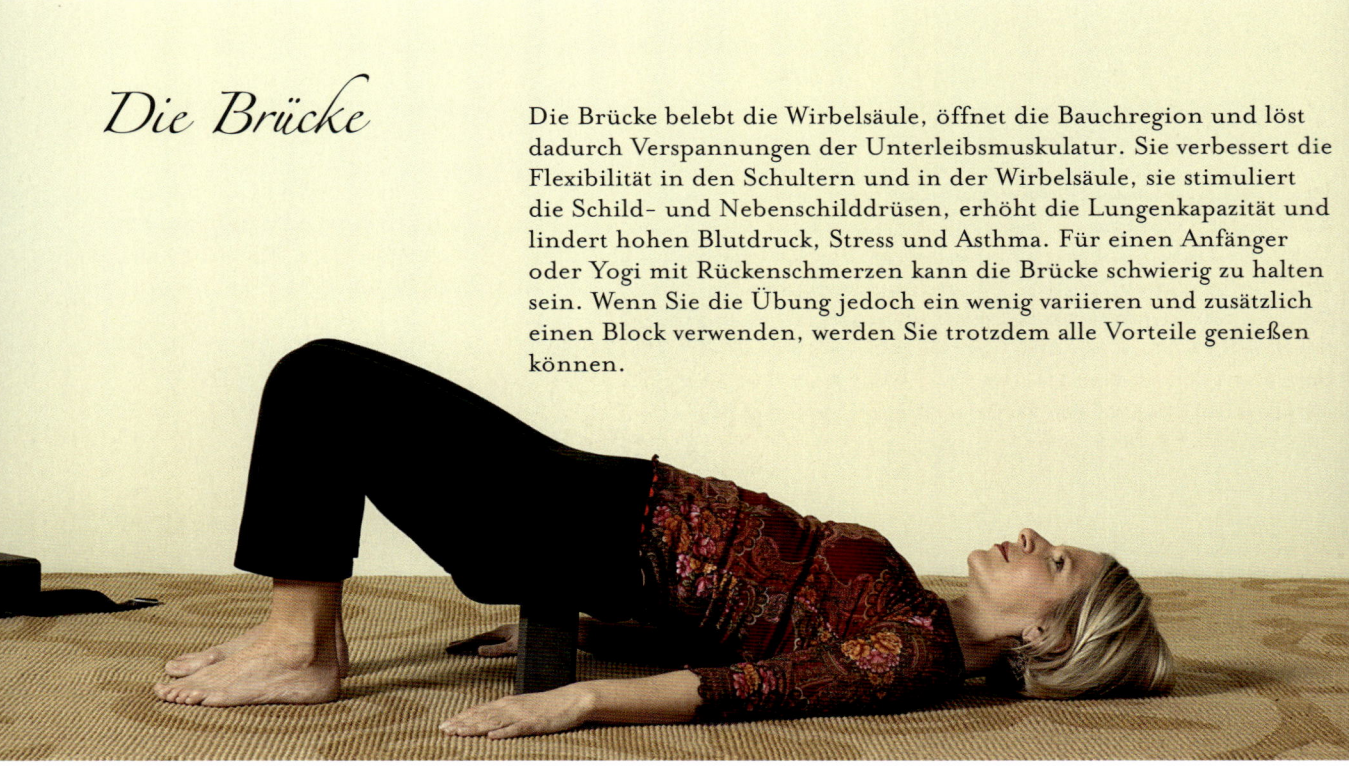

1. Beugen Sie Ihre Knie, stellen Sie die Füße hüftbreit parallel nebeneinander auf den Boden. Legen Sie die Arme mit den Handflächen zum Boden neben den Körper

2. Schieben Sie Ihr Steißbein vor und drücken Sie Ihren unteren Rücken fest gegen den Boden. Ziehen Sie den Bauchnabel ein und spannen Sie Ihre Bauchmuskulatur an.

3. Beim Einatmen drücken Sie die Fußsohlen fest gegen den Boden und heben die Hüften mit Hilfe Ihrer Gesäßmuskeln an.

4. Fühlen Sie, wie sich Ihr Körpergewicht auf die Schultern verlagert. Nehmen Sie nun den Block und stellen Sie ihn direkt unter Ihr Kreuzbein. Legen Sie Ihren Unterkörper auf den Block, die Arme liegen neben dem Körper.

5. Halten Sie diese Stellung für drei bis zehn Atemzüge, entfernen Sie dann den Block, ziehen Sie den Bauchnabel ein und legen Sie den Unterleib mit gekipptem Becken Wirbel für Wirbel langsam wieder ab.

6. Sobald Ihr Steißbein den Boden berührt, lassen Sie Ihre Knie nach außen fallen, legen die Fußsohlen gegeneinander und entspannen sich.

7. Bringen Sie die Knie wieder zusammen und ziehen Sie sie an die Brust. Nun beginnen Sie mit der nächsten Übung.

Der Pflug

Der Pflug stärkt die Wirbelsäule, dehnt die Schultern, stimuliert die Schilddrüsen und Nebenschilddrüsen, lindert Rückenschmerzen und beruhigt den Geist. Achten Sie nur darauf, dass Nacken und Kopf eine Linie bilden und Sie den Kopf nicht drehen. Wenn Hals und Schultern besonders verspannt sind oder Ihre untere Oberschenkelmuskulatur steif ist, können Sie auch mit einem Block arbeiten.

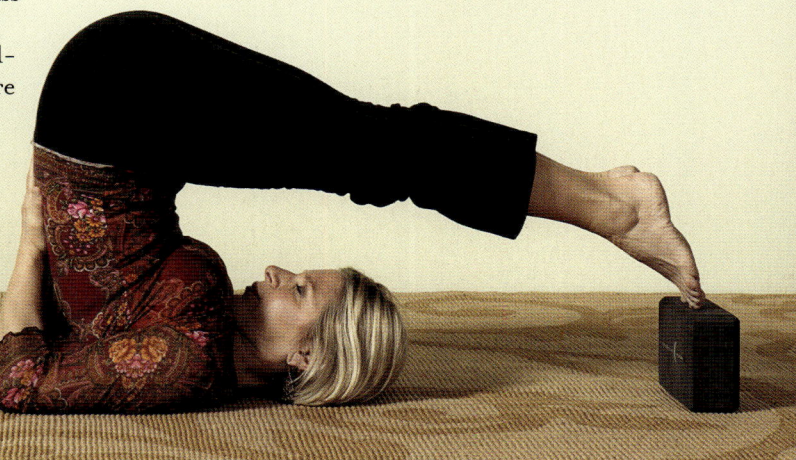

1. Legen Sie einen Block ungefähr 30 cm über Ihren Kopf. Legen Sie sich mit zur Brust angezogenen Knien auf den Rücken, die Hände liegen unter den Hüften.

2. Atmen Sie ein und heben Sie Ihre Hüften Richtung Decke, strecken Sie dann die Beine beim Ausatmen über Ihren Kopf.

3. Unterstützen Sie den Rücken mit Ihren Händen und stellen Sie Ihre Zehen auf dem Block ab.

4. Bleiben Sie in dieser Stellung und atmen Sie tief ein und aus. Spüren Sie, wie sich Ihr Nacken bis zum Scheitel hoch streckt. Drücken Sie Ihre Schultern fest in den Boden und fühlen Sie, wie Ihr Atem die Wirbelsäule erreicht.

5. Bleiben Sie ungefähr drei bis fünf Atemzüge lang in dieser Stellung und rollen Sie sich dann langsam wieder ab.

6. Sobald Ihr Steißbein den Boden berührt, lassen Sie Ihre Knie nach außen fallen, legen die Fußsohlen gegeneinander und entspannen sich.

7. Nehmen Sie die Knie wieder hoch, strecken Sie die Beine aus und beginnen Sie mit der nächsten Übung.

Dehnung des Brustkorbs

Diese Übung dient dazu, den Brustkorb zu öffnen und die Muskeln in Armen und Beinen zu strecken. Nehmen Sie ein Band zur Hilfe, wenn Ihre Schultern sehr verspannt sind.

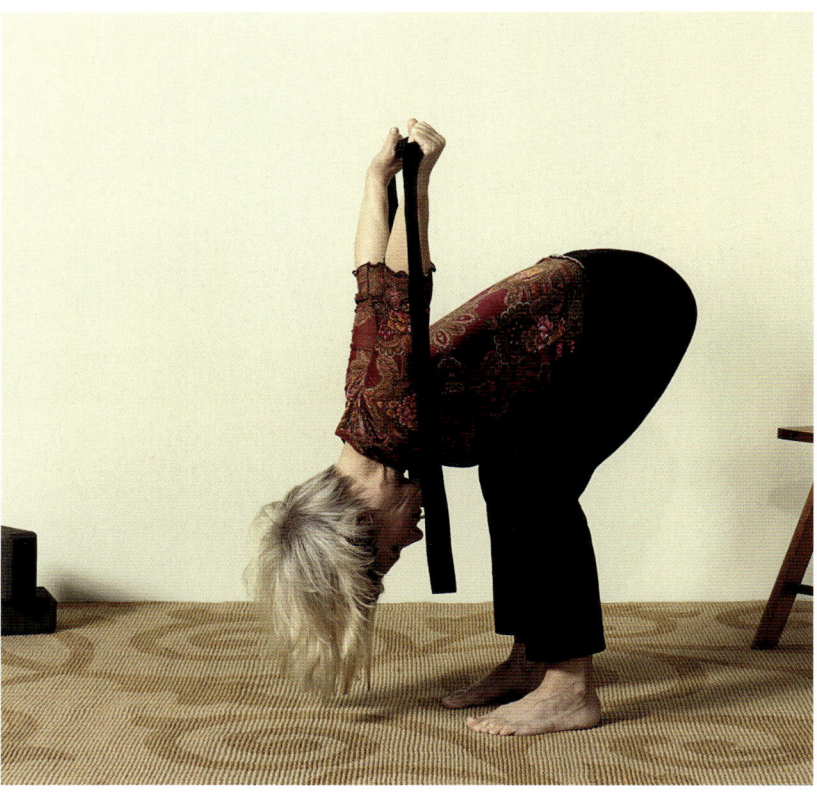

1. Halten Sie das Band in einer Hand fest (mehr in der Mitte als am Ende). Schwingen Sie beide Arme hinter den Rücken und greifen Sie das Band mit der anderen Hand.

2. Gleiten Sie mit den Händen soweit über das Band zur Mitte, bis Sie merken, dass sich die Schultern zu dehnen beginnen.

3. Atmen Sie aus und strecken Sie Ihr Steißbein in Richtung Decke, die Arme folgen der Schwerkraft und fallen über den Kopf nach vorne. Vertiefen Sie sich in Ihre Atmung.

4. Bleiben Sie ungefähr drei bis fünf Atemzüge lang in dieser Stellung, ziehen Sie dann den Bauchnabel ein und strecken noch einmal den Oberkörper bis zum Scheitel. Kommen Sie mit Hilfe der Arme und einem flachen, gestreckten Rücken wieder in den Stand.

Der Fisch

Der Fisch ist eine wirklich erholsame Übung. Diese Stellung stärkt die Nacken-, Hals- und obere Rückenmuskulatur, lindert Asthma und Stress, verbessert die Stimme, fördert die Verdauung und eine korrekte Körperhaltung und belebt den Geist.

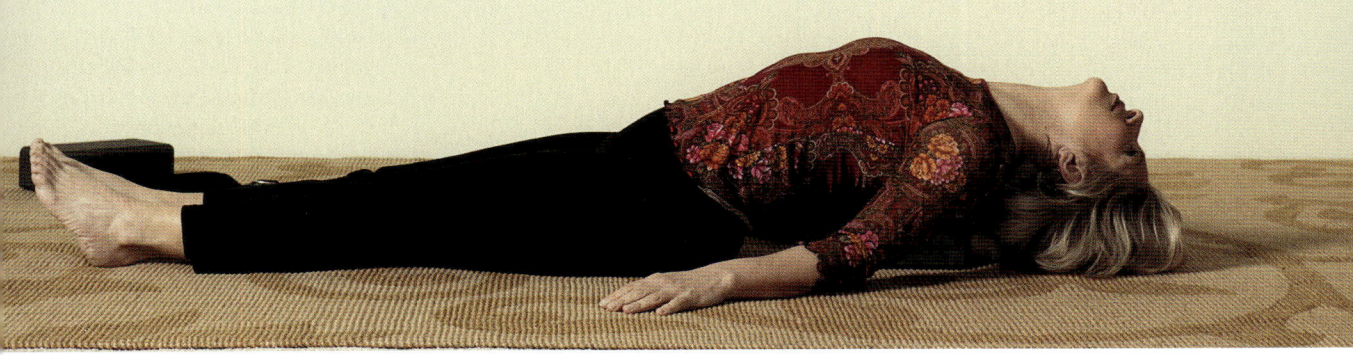

1. Legen Sie sich mit gestreckten Beinen auf den Rücken, die Beine liegen eng nebeneinander, so als wären Sie zusammengebunden.

2. Stellen Sie den Block senkrecht und flach auf den Boden. Legen Sie sich so darauf, dass er unter Ihren Schultern liegt.

3. Rollen Sie mit den Hüften von einer Seite zur anderen und schieben Sie dabei die Arme unter den Körper. Achten Sie darauf, dass Ihre Ellbogen unter Ihrem Rücken und Ihre Hände mit den Handflächen nach unten unter Ihrem Gesäß liegen.

4. Atmen Sie ein, stützen Sie sich auf Ihre Ellbogen, heben den Brustkorb und beugen Sie den Kopf nach hinten. Beim Ausatmen legen Sie Ihren Scheitel auf den Boden.

5. Holen Sie in dieser Stellung drei- bis zehnmal tief Luft. Dabei weiten sich Ihre Lungen und Ihr Hals öffnet sich.

6. Legen Sie den Block zur Seite, rollen Sie den Oberkörper langsam ab und ziehen Sie dann die Knie zur Brust.

7. Stellen Sie die Füße wieder auf den Boden. Dann lassen Sie die Knie nach außen fallen, schieben die Fußsohlen gegeneinander und entspannen sich.

Die stehende Vorwärtsbeuge

Stärken Sie Ihre Füße, die Knie und Oberschenkel, dehnen Sie die Oberschenkelmuskulatur und die Waden, fördern Sie Ihre Verdauung, öffnen Sie Ihr Becken und die Leistengegend; und beruhigen Sie Ihr Nervensystem, während Sie Ihr Gehirn mit frischem Blut und Sauerstoff durchspülen. Das ist eine wirklich gesunde Übung, wenn Sie allerdings unter Rückenschmerzen leiden oder gerade erst mit Yoga anfangen, sollten Sie vielleicht einen Block zu Hilfe nehmen, um weitere Belastungen des Rückens zu verhindern.

2. Konzentrieren Sie sich auf die Gelenke in Ihrem Becken und denken Sie darüber nach, wie es wohl wäre, wenn Sie Ihren Rumpf verlängern und über die Beine stülpen könnten. Lassen Sie den Kopf locker nach unten hängen.

3. Beugen Sie Ihre Knie und legen Sie Ihren Bauch auf die Oberschenkel. Das befreit die Wirbelsäule und erlaubt Ihnen, das Gewicht des Oberkörpers zu neutralisieren. Geben Sie sich ganz diesem befreiten Gefühl hin.

4. Atmen Sie tief, mit jedem Atemzug löst sich die Anspannung in Ihrem Körper. Schütteln Sie Ihren Kopf erst vorsichtig in die eine und dann in die andere Richtung, um Verspannungen in der Halswirbelsäule zu lösen.

5. Atmen Sie gleichmäßig und versuchen Sie, diese Stellung über fünf bis zehn Atemzüge zu halten. Ihr Kopf wird ganz leicht und Ihr Rücken ausgiebig gedehnt.

6. Drücken Sie Ihre Fußsohlen gegen den Boden und ziehen Sie den Bauchnabel ein, während Sie sich dann langsam Wirbel für Wirbel wieder aufrollen.

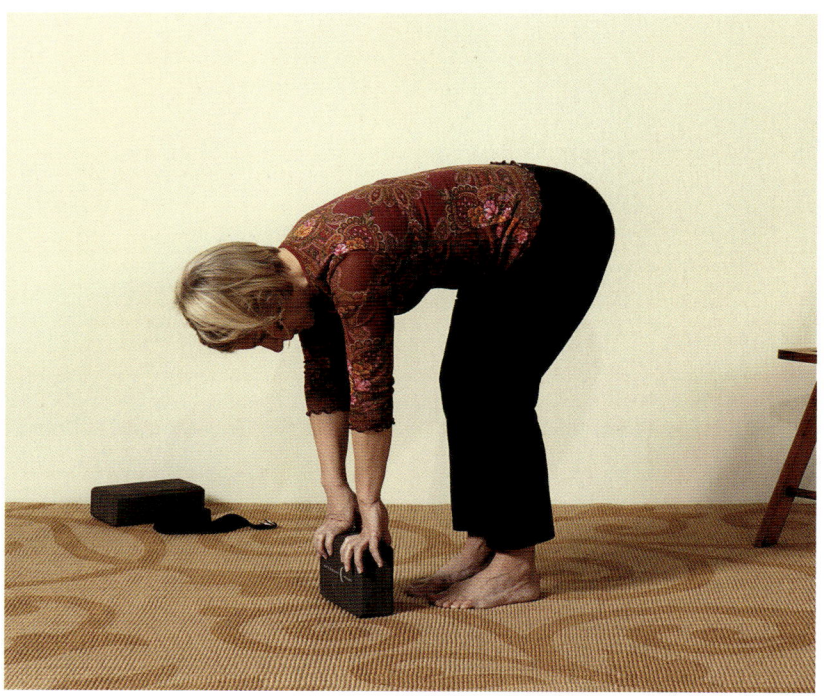

1. Stellen Sie sich mit den Füßen hüftbreit auseinander auf den Boden. Nun beugen Sie sich mit leicht gebeugten Knien nach vorne, das entlastet den unteren Rücken. Legen Sie den Block genau vor Ihre Zehen. (Sie können die Höhe des Blocks durch entsprechendes Drehen verändern. Wenn Sie die Übung dann besser beherrschen, können Sie die Höhe immer wieder anpassen, bis Sie den Block gar nicht mehr brauchen.)

Das Dreieck

Das Dreieck öffnet Ihr Innerstes und ermöglicht es Ihnen, Freude und Liebe zu empfangen und zu geben! Es reduziert Stress und Ischiasschmerzen, was Sie ebenfalls glücklich machen sollte, streckt die Wirbelsäule, stabilisiert die Beine und den Oberkörper und verstärkt die Konzentration. Es könnte sein, dass sich Ihr Oberkörper nach vorne wölbt, während Sie Ihre Hand auf dem Boden oder auf Ihrem Bein ablegen. Denken Sie daran, dass sich Ihr Körper seitlich bewegen sollte, dazu können Sie den Block zu Hilfe nehmen.

3. Spannen Sie die Beinmuskeln an und spüren Sie, wie Ihre Füße mit dem Boden verbunden sind. Atmen Sie ein und strecken Sie die rechten Fingerspitzen über Ihre rechten Zehen – als würde jemand daran ziehen. Ihr Oberkörper bleibt gestreckt.

4. Atmen Sie aus, dabei senken Sie Ihren rechten Arm ab, der linke Arm zeigt gestreckt nach oben. Legen Sie die rechte Hand auf den Block.

5. Ihr Körper sollte sich seitlich bewegen – stellen Sie sich vor, man würde Sie zwischen zwei Glasscheiben pressen.

6. Blicken Sie zu Ihrem linken Daumen hoch. Falls Ihr Nacken schmerzt, schauen Sie einfach nach unten auf Ihren großen Zeh. Atmen Sie tief ein und aus – korrigieren Sie Ihre Haltung laufend und beachten Sie die Veränderungen in Ihrem Körper, je tiefer Sie in diese Stellung hineingehen.

7. Halten Sie diese Stellung drei bis fünf Atemzüge lang. Beim Einatmen richten Sie Ihren Oberkörper mit Hilfe Ihres linken ausgestreckten Arms wieder auf.

8. Drehen Sie Ihre Zehen in die entgegengesetzte Richtung und wiederholen Sie die Übung auf der anderen Seite.

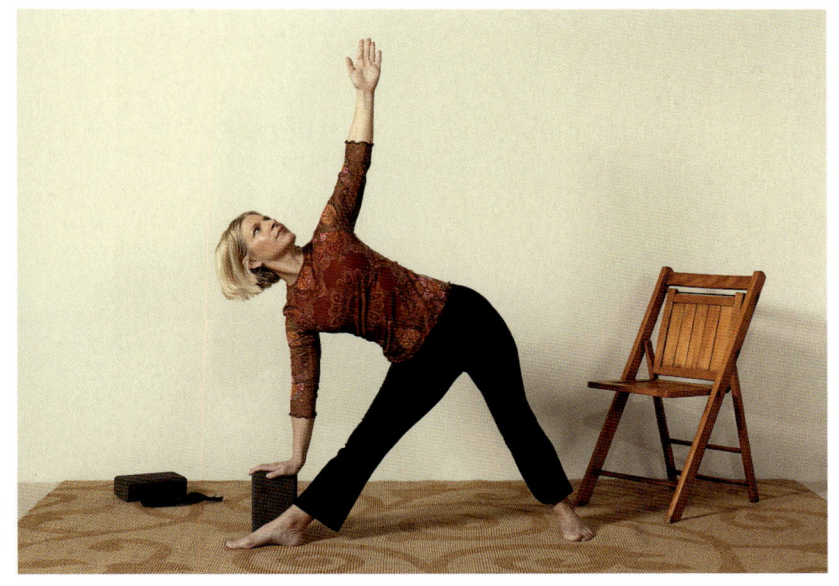

1. Stellen Sie sich mit gegrätschten Beinen hin, die Füße sind parallel, drehen Sie Ihre rechten Zehen nach rechts und belassen Sie die linken Zehen parallel oder nur ein wenig nach rechts gedreht. Legen Sie einen Block außen neben Ihren rechten Fuß.

2. Atmen Sie ein und strecken Sie beide Arme zur Seite aus, drehen Sie dann Ihren Kopf und schauen Sie über den Mittelfinger Ihrer rechten Hand.

Drehung mit gegrätschten Beinen

Ob Sie es glauben oder nicht, je weiter Ihre Beine in dieser
Position gegrätscht sind, desto leichter ist die Übung. Sie
wirkt wunderbar kräftigend auf Ihre Füße, Knöchel, Knie,
die inneren Oberschenkel und den unteren Rücken. Sie
stärkt die Unterleibsmuskulatur, erhöht die Konzentration
und Willenskraft, reduziert Stress und hilft sogar bei Problemen der Nasennebenhöhlen. Um die Übung etwas zu
vereinfachen, können Sie einen Block ungefähr 30 Zentimeter vor sich in die Mitte stellen.

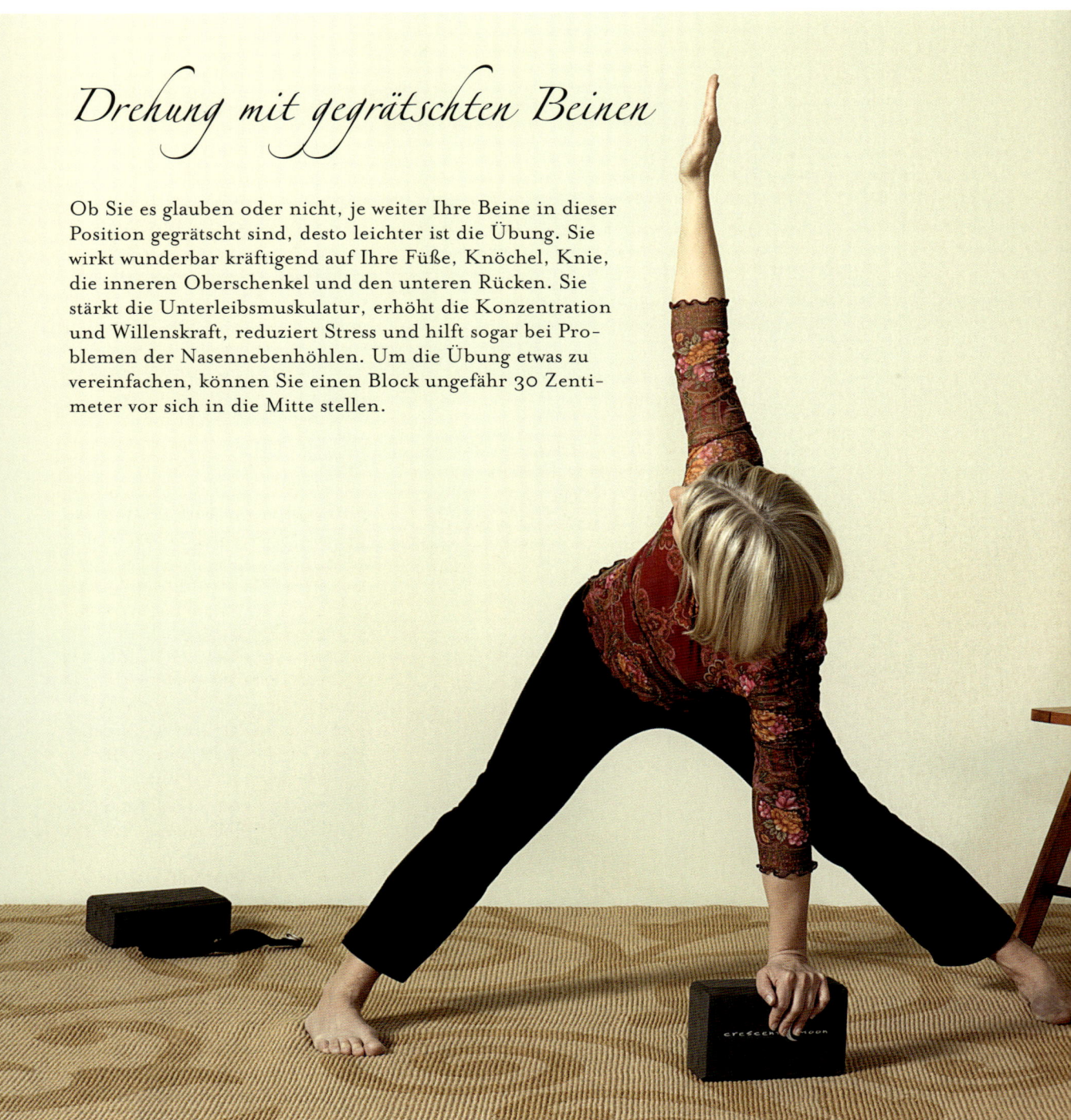

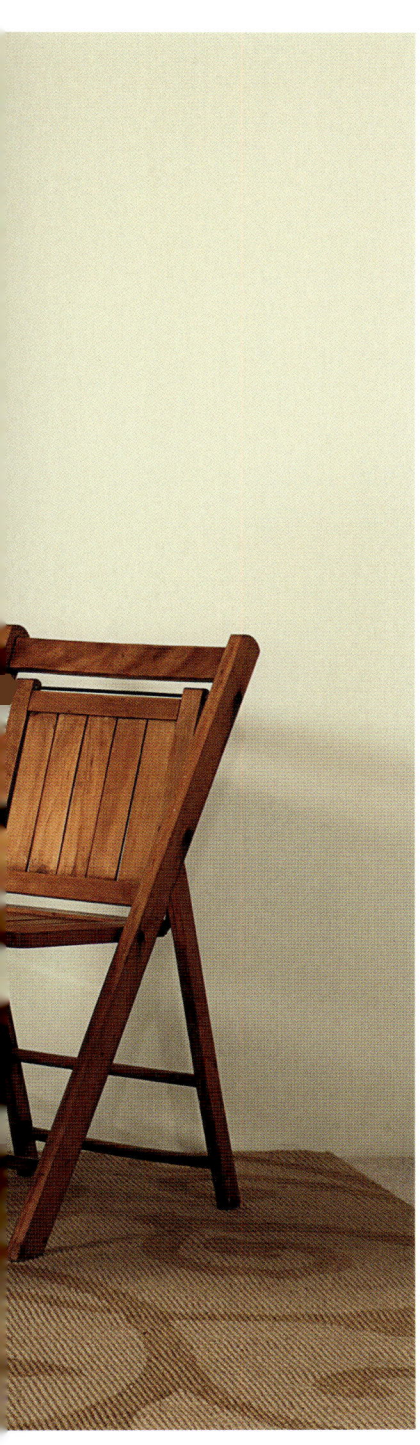

1. Stellen Sie sich gerade hin, die Füße sind parallel, die Arme an den Seiten, die Handflächen weisen nach vorne. Die Knie zeigen geradeaus und liegen über den Knöcheln. Schieben Sie nun die Hüften über die Knie, das Becken kippt nach vorne, das Steißbein bewegt sich nach unten.

2. Atmen Sie ein und strecken Sie beide Arme über den Kopf, dehnen Sie dabei die Bauchdecke, heben Sie den Brustkorb und lassen Sie die freigesetzte Energie durch Ihren ganzen Körper bis in die Fingerspitzen fließen.

3. Beugen Sie die Knie und atmen Sie aus, senken Sie Ihre Arme seitlich ab und beugen Sie Ihren Oberkörper langsam nach unten. Halten Sie die Wirbelsäule gestreckt, während Sie sich vornüber beugen.

4. Wandern Sie mit beiden Füßen circa 90 bis 150 cm in die Grätsche, stellen Sie Ihre Füße parallel auf den Boden, die Fersen dürfen auch ein wenig mehr nach außen zeigen als die Zehen.

5. Legen Sie die Hände auf den Block. Halten Sie die Wirbelsäule lang und gestreckt. Verlagern Sie Ihr Körpergewicht nach hinten.

6. Legen Sie Ihre linke Hand auf den Block und drehen Sie sie so, dass die rosige Seite des Handgelenks nach außen zeigt.

7. Legen Sie Ihre rechte Hand auf die rechte Hüfte. Atmen Sie ein und strecken Sie Ihren rechten Arm zur Decke, dabei dreht sich Ihr gesamter Oberkörper in der Taille mit.

8. Strecken Sie Ihre rechten Fingerspitzen bis zur Decke und schauen Sie auf Ihren Daumen.

9. Handgelenk, Ellbogen und Schulter des rechten Arms bilden eine Linie. Verstärken Sie den Druck auf den Block und die Drehung in der Taille.

10. Holen Sie drei- bis fünfmal tief Luft, lösen Sie dann diese Stellung und kommen Sie wieder zur Mitte. Hier wechseln Sie die Hände und wiederholen Sie die Übung zur anderen Seite.

Übungsreihe zur Verwendung von Hilfsmitteln

Dies ist nicht unbedingt eine klassische Übungsreihe. Ich wollte Ihnen damit veranschaulichen, dass Sie sich auch mit Hilfsmitteln von Übung zu Übung bewegen können. Es ist sogar so, dass sich manche Yoga-Kurse auf die Verwendung von Hilfsmitteln spezialisiert haben. Glauben Sie jedoch nicht, dass diese Stellungen dadurch wirklich leichter sind. Im Gegenteil, sie erlauben Ihnen sogar, bestimmte Körperstellen noch mehr zu dehnen oder zu drehen, als es Ihnen ohne Hilfsmittel möglich wäre. Fügen Sie daher jederzeit irgendeine dieser Übungen den anderen Übungsreihen in diesem Buch hinzu.

1
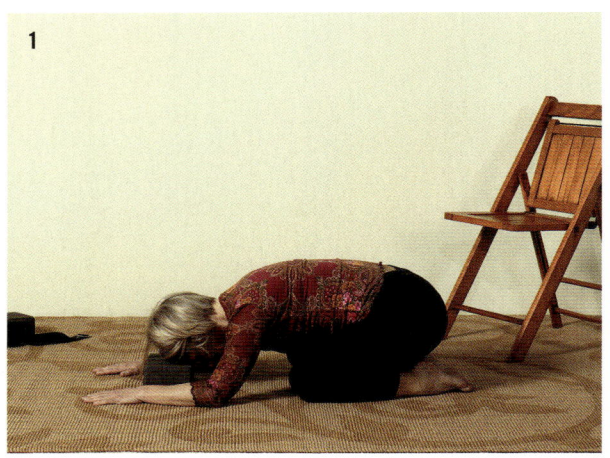

3
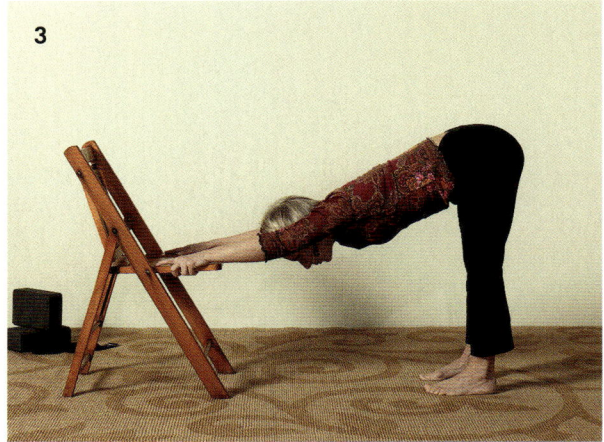

2
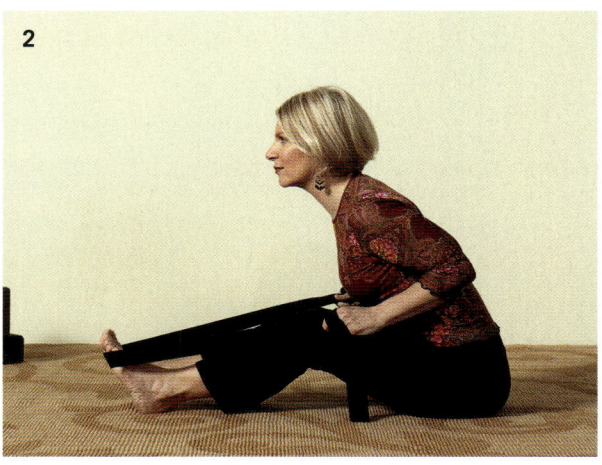

4
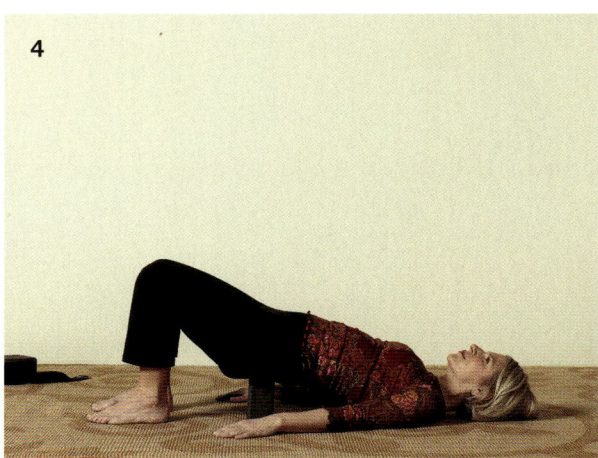

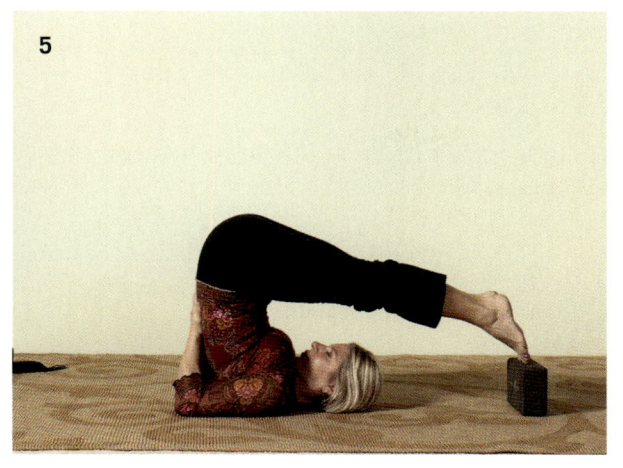

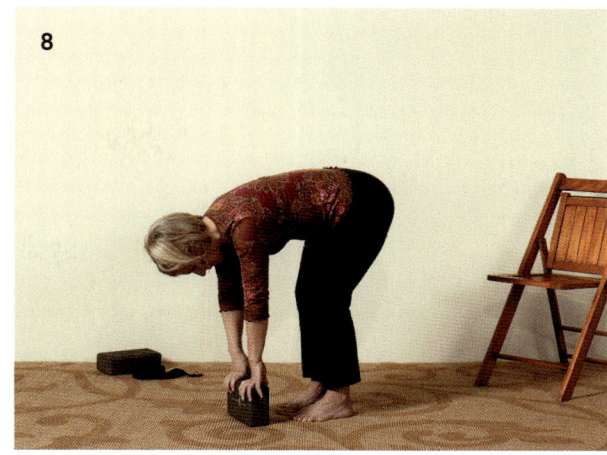

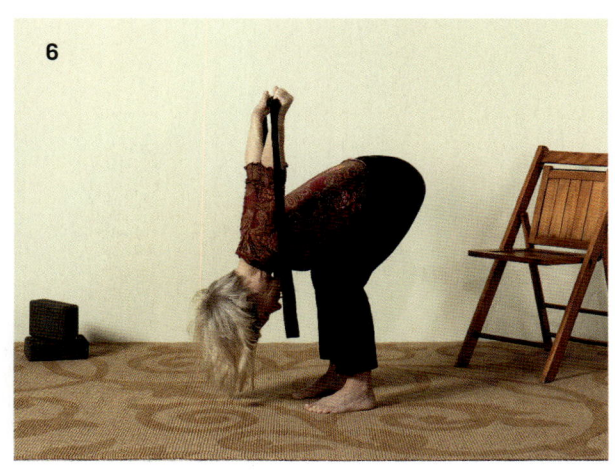

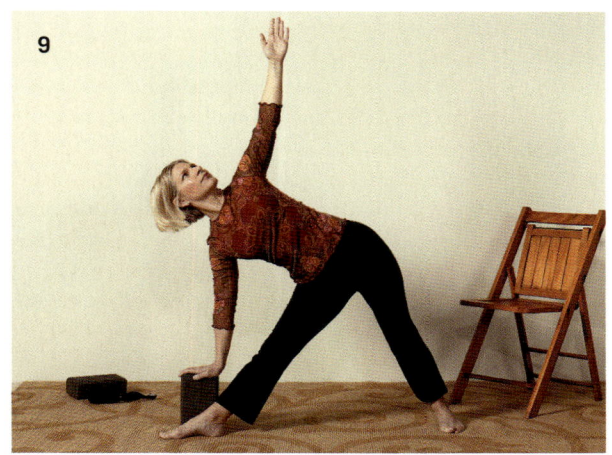

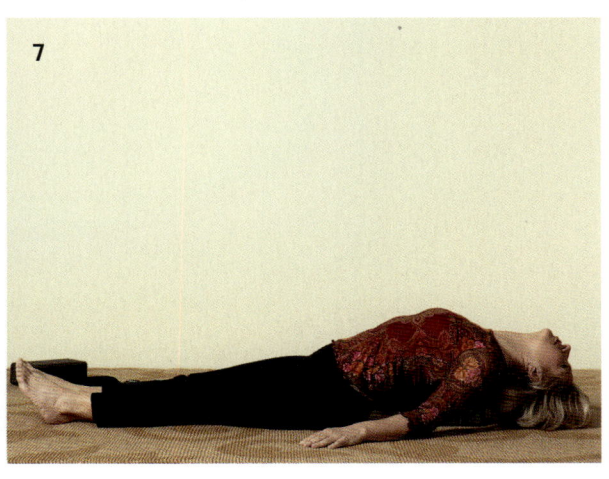

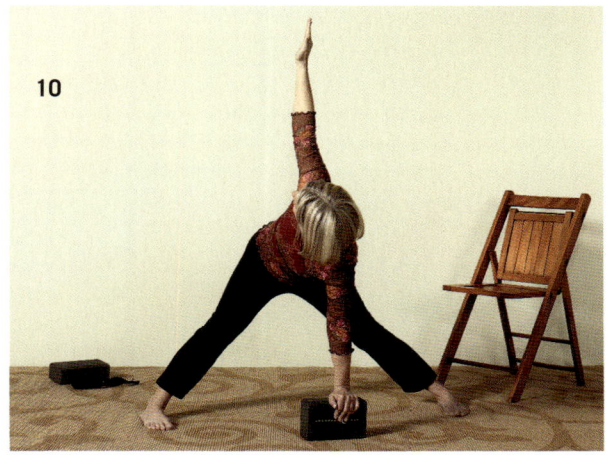

15. KAPITEL

Heilung durch Meditation

Für einen Arzt ist es manchmal nicht so einfach, die Ursachen für ein Rückenleiden genau zu diagnostizieren. Tatsächlich sind Funktionsstörungen des Bewegungsapparates gar nicht die einzigen Gründe für Schmerzen. Depressionen, Sorgen, Frustrationen, Stress, Ärger und Angstgefühle sowie viele weitere negative Seelenzustände können nicht nur das Auftreten von Rückenbeschwerden oder anderen physischen Leiden begünstigen, sondern auch als Folge von Schmerzzuständen entstehen.

Ob Sie sich dessen nun bewusst sind oder nicht, befinden sich Körper und Geist in einem konstanten Austausch miteinander. Yogis glauben, dass Körper und Geist eine Einheit darstellen, die durch die alltägliche Unruhe aus dem Gleichgewicht gebracht werden kann, sodass Sorgen, Depressionen, Ruhelosigkeit und Wut entstehen können.

In den Yoga-Sutren führt der Weise Patanjali den Grund für geistige Leiden auf Egoismus, spirituelle Ignoranz, Begierde, Hass auf andere Menschen und die Angst vor dem Tod zurück. Er nannte dies *kleshas* oder Kummer, Leid. Und das bereits vor 6000 Jahren — stellen Sie sich einmal vor, was er zu unserer modernen Lebenssituation sagen würde!

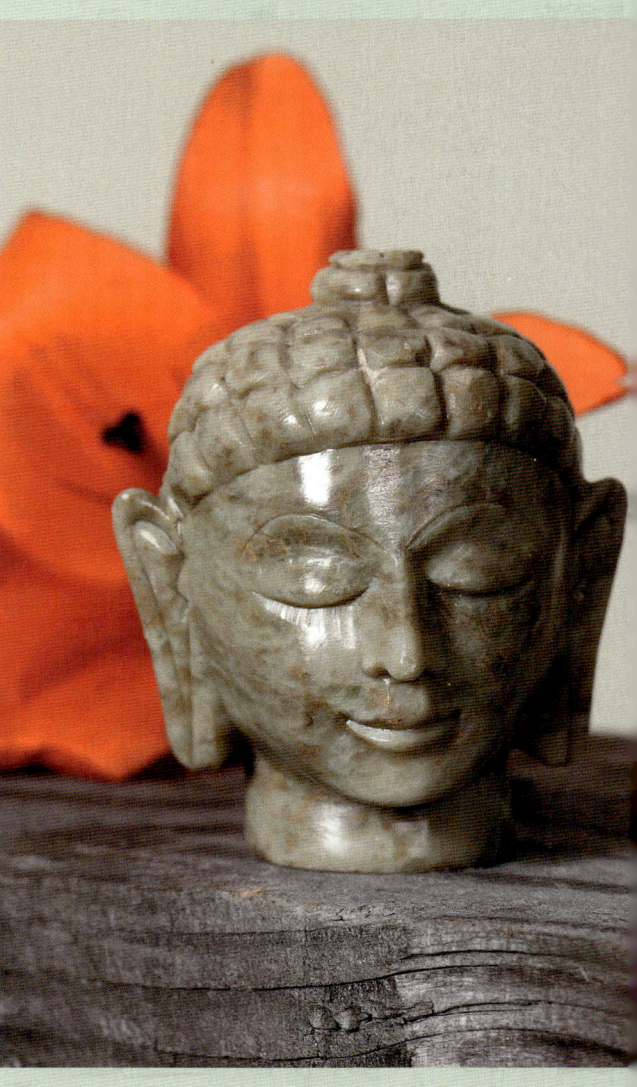

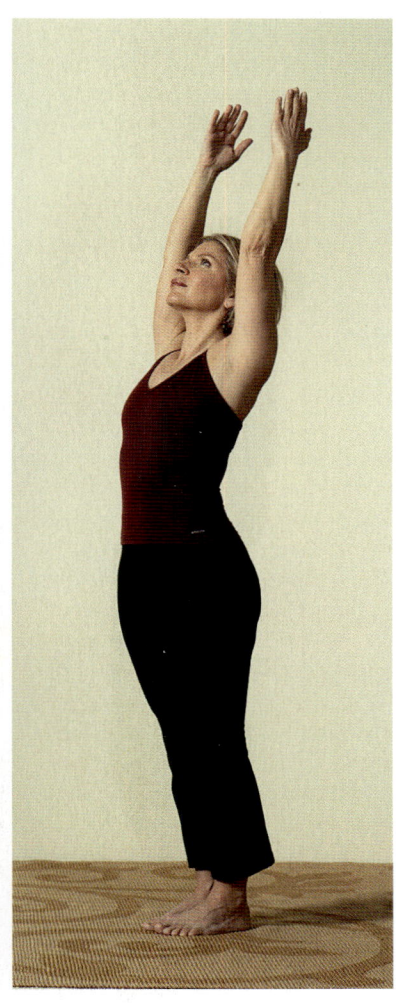

Meditation in Bewegung

In der heutigen Welt hat sich der Stresslevel in unserem Alltag durch emotionales Leid, finanzielle Belastungen und ein Gefühl, als würde man von der Geschwindigkeit moderner Ereignisse überrollt, verzehnfacht. Diese Faktoren belasten den Körper und verursachen extreme nervöse Verspannungen. Bei manchen Menschen entstehen dadurch Gefühle der Isolation und Einsamkeit. Viele Menschen versuchen, dem ständigen Auf und Ab mit Scheinlösungen wie der Einnahme von Drogen Herr zu werden, andere reagieren darauf mit Essstörungen oder zerstörerischen Beziehungen. Selbst wenn diese Mittel kurzfristig Stress reduzieren oder von der Sache ablenken, bleibt die Ursache des Problems doch unbehandelt. Um mit den Belastungen des Alltags fertig zu werden, ziehen wir unsere Lebenskraft oder unsere Energiereserven aus unseren körpereigenen Speichern, den Nervenzellen, heran. Wenn diese Energiereserven aufgrund von zu viel Stress erschöpft sind, kann das zum totalen Zusammenbruch des geistigen und physischen Gleichgewichts führen.

Yoga ist kein Wundermittel, aber es kann helfen, Stress abzuwehren. Auch wenn es so scheint, als würden die Yogastellungen nur auf den Körper wirken, beeinflussen sie tatsächlich auch das chemische Gleichgewicht des Gehirns, das wiederum den allgemeinen Geisteszustand verbessert.

Yoga lehrt uns, dass die Nerven unser Unterbewusstsein kontrollieren. Ein starkes Nervensystem bedeutet daher, dass man mit Stresssituationen besser fertig werden kann. Die Yogaübungen fördern die Blutzirkulation in alle Zellen des Körpers und helfen besonders bei der Revitalisierung der Nervenzellen. Dieser Energiefluss stärkt das Nervensystem und seine Fähigkeit, Stress zu ertragen.

Reise in Ihr Innerstes

In letzter Zeit hat man allgemein akzeptiert, dass physische Funktionsstörungen nicht nur auf das Versagen verschiedener Organe zurückzuführen sind, sondern dass die Ursachen vielmehr mit dem Geisteszustand zu tun haben und eine direkte Folge von Stress sind.

Es gibt zwei Arten von Stress: chronischer und akuter Stress. Chronischer Stress baut sich über einen gewissen Zeitraum auf, zum Beispiel aufgrund einer zerstörten Beziehung oder durch Geldsorgen. Auf der anderen Seite kann ein plötzliches Ereignis wie ein Unfall oder der Verlust der Arbeit zu akutem Stress führen. Doch egal, welchem Stress wir ausgesetzt sind, unsere Körper reagieren mit einem natürlichen Reflex, der so genannten „Kampf oder Flucht"-Reaktion. Diese Reaktion lässt sich leicht bei Tieren beobachten. Wenn ein Tier bedroht ist, hat es zwei Möglichkeiten: zu kämpfen oder zu fliehen. Die Reaktion des Tieres auf die Stresssituation ist das Resultat einer raschen Situationsanalyse: Ist die Gefahr lebensbedrohlich? Ist ein Kampf das Risiko wert? Kann das Tier schell genug fliehen?

Obwohl sich die Menschen im Allgemeinen keine Sorgen mehr über das Überleben in der Wildnis machen müssen, entstammt unser tägliches Stressdilemma aus demselben primitiven Reflex heraus. Lange Arbeitszeiten, Familienkrisen und andauernde weltpolitische Probleme können ein permanenten Stresslevel verursachen. Wenn dann unser „Kampf-oder-Flucht"-Reflex aktiviert wird, werden Stresshormone wie Adrenalin und Cortisol freigesetzt, die die Muskeln anspannen, die Sinneswahrnehmung schärfen und die Herzfrequenz erhöhen. Vom Magen-Darm-Trakt wird Blut in die Muskeln abgezweigt, damit der Körper schnell reagieren kann. Die Pupillen weiten sich, um besser zu sehen, die Haare sträuben sich, die Haut wird empfindlicher und die Atemfrequenz erhöht sich, damit mehr Sauerstoff in die Zellen gelangen kann.

Ab und zu kann diese Reaktion überaus nützlich sein, besonders, wenn eine Aufgabe erledigt werden muss – Ihre Sinne sind wacher und Ihre Reaktionszeiten kürzer. Wenn allerdings Ihr Stresslevel immer auf einer gewissen Höhe liegt, kann dies das autonome Nervensystem überfordern. Daraus resultieren unter anderem chronische Muskelverspannungen, zum Beispiel im Nacken- und Schulterbereich, ein verkrampfter Kiefer, Schlaflosigkeit und Verdauungsprobleme, um nur einige zu nennen. Ein erhöhter Stresslevel kann auch zu Erschöpfung, Konzentrationsstörungen und Kommunikationsschwächen führen. Letztendlich wird sich ein äußerst stressiger Lebensstil in einer verminderten Vitalität und einem allgemein schlechten Gesundheitszustand auswirken.

Bedenken Sie, dass sich Ärger und Stress in Ihrem Körper ablagern und dadurch Blockaden, Schmerzen und ein chemisches Ungleichgewicht verursachen. Um den Selbstheilungsprozess in Gang zu setzen, müssen diese Blockaden gelöst und der Energiefluss wiederhergestellt werden.

Die Meditation ist eine wunderbare Art, mit der Heilung des Körpers und des Geistes zu beginnen, weil sie uns wieder mit unseren Gefühlen in Verbindung bringt und uns dadurch zu einer klareren Lebensperspektive verhilft. Damit meine ich nicht, dass Meditation ein magisches Allheilmittel ist – sie kann weder Infektionen noch gebrochene Knochen kurieren –, allerdings ist sie dazu in der Lage, Hindernisse aus dem Weg zu räumen, mit denen wir uns nur zu gerne umgeben.

Meditation 101

Die meisten Menschen in unserer heutigen Welt verstehen und akzeptieren, dass ein unruhiger Geist einen großen Einfluss auf die chemische Balance und die Funktionen des Körpers haben kann. Wenn Ihr Geist einem ständigen Fluss von negativen Gefühlen ausgesetzt ist, kann dies zu einem Ungleichgewicht im ganzen Körper führen, das manche mit einem Zustand von Unbehaglichkeit beschreiben. Kummer, Sorgen und Groll können den Strom der Lebensenergie ebenfalls behindern, was sich in körperlichen Symptomen auswirkt und genauso schädlich für unseren Körper sein kann wie irgendein chemisches Gift.

Indem Sie das seelische Gleichgewicht wiederherstellt, hat sich die Meditation bei der Ursachenbehandlung seelischer Funktionsstörungen als höchst wirksam herausgestellt.

Krankheiten wie Migräne, Kopfschmerzen, Angstzustände, Probleme der Nasennebenhöhlen, Asthma und Herzrhythmusstörungen können ebenfalls durch regelmäßige Tiefenatmung als Teil der Meditationsübungen gelindert werden, da sie die Luftzirkulation innerhalb blockierter Bereiche erhöht.

Zusätzlich senken regelmäßige Yogaübungen und Entspannungstechniken die Anzahl der Stresshormone im Körper und verbessern gleichzeitig Selbstdisziplin und sportliche Leistungsstärke, steigern das Selbstbewusstsein, erhöhen die Energie und Effizienz und führen zu einer positiven Lebenseinstellung. Und wir wissen alle, dass positiv denkende Menschen seltener krank werden und generell ein glücklicheres und längeres Leben führen.

Die Meditation hilft ebenfalls bei Bluthochdruck, stimuliert die Blutzirkulation, lindert Schmerzen und reduziert Muskelverspannungen. Menschen, die regelmäßig meditieren, fallen leicht auf – sie sehen einfach besser und gesünder aus.

Jeder tut es

Zehn Millionen erwachsene Amerikaner geben an, dass sie irgendeine Form von Meditation praktizieren. Immer mehr Ärzte empfehlen sie, um schmerzhafte chronische Beschwerden wie Herzprobleme, Krebs und Unfruchtbarkeit zu verhindern oder zumindest zu kontrollieren. Die Meditation verhilft ebenfalls denjenigen, die unter Depressionen, Hyperaktivität oder Aufmerksamkeitsdefizitsyndrom (ADHS) leiden, zu mehr innerer Ruhe. Und nach jahrelanger Forschung weisen nun auch langsam wissenschaftliche Studien darauf hin, dass es wirklich funktioniert.

In den 60er Jahren bestätigten Professor Robert Wallace von der University of California und Dr. Herbert Benson, ein Kardiologe der Harvard Medical School, diverse Studien, die besagten, dass die Meditation eine tiefgreifende physiologische Wirkung auf den Körper hat – mehr als der Schlaf oder simple Entspannung. Im Stadium der Meditation atmen Sie 17 Prozent weniger Sauerstoff und 17 Prozent weniger Kohlendioxid ein als bei anderen herkömmlichen Entspannungstechniken. Blutdruck und Herzfrequenz sind beträchtlich niedriger und der Milchsäuregehalt bleibt lange Zeit nach den Übungen auf einem niedrigen Niveau. (Milchsäure ist ein Indikator für den Stresslevel und wird mit dem „Kämpfen-oder-Flucht"-Reflex in Zusammenhang gebracht.) Ein paar Jahre später bewies der Psychiatrie-Professor Dr. Gregg Jacobs aus Harvard, dass durch Meditation mehr Theta-Wellen im Gehirn produziert werden – jene Wellen, die das Gehirn im Zustand tiefster Entspannung hauptsächlich beeinflussen.

Dem stimmten zur selben Zeit zwei japanische Forscher zu, die herausgefunden hatten, dass die Gehirnströme von meditierenden Zen-Mönchen mit den Theta-Wellen eines Schlafenden übereinstimmten, obwohl die Mönche völlig wach waren und sich sogar in einem Zustand von erhöhter Wachsamkeit befanden. Man fand ebenfalls heraus, dass regelmäßige Meditation zur Kontrolle von physiologischen Vorgängen wie Herzfrequenz und Körpertemperatur verwendet werden konnte, was dann letzten Endes zur Entwicklung der Biofeedback Methode (= Biologische Rückmeldung) führte – einer alternativen Methode, die Patienten mit Hilfe uralter Meditationstechniken beibringt, selbstständig Schmerzen und Stress zu lindern.

Schmerzlinderung

Ein Leben mit Schmerzen, speziell chronischen Rückenschmerzen, kann Ihr gesamtes Dasein beeinträchtigen. Fast jede Entscheidung, die Sie an irgendeinem Tag fällen, wird dadurch beeinflusst, wie stark Ihre Schmerzen zu dem Zeitpunkt sind. Der Stress kann überwältigend sein und erschwert schließlich Ihr Leben. Meditationsübungen können Ihnen bei lähmenden Rückenschmerzen in vielerlei Hinsicht helfen. Versuchen Sie diese einfache Übung: Legen Sie sich auf den Rücken und machen Sie es sich bequem. Vielleicht möchten Sie ein Kissen oder eine Decke unter Ihre Knie legen, um den unteren Rücken zu entlasten, oder ein kleines Kissen unter Kopf und Nacken schieben.
Schließen Sie Ihre Augen und konzentrieren Sie sich für eine Weile auf Ihre Atmung, bis Sie etwas entspannter sind. Gehen Sie nun langsam ganz bewusst durch Ihren Körper und vergewissern Sie sich noch einmal der schmerzenden Stelle. Versuchen Sie, die schmerzende Stelle so zu betrachten, als wären Sie ein Außenstehender. Geben Sie Ihrem Schmerz eine Form und eine Farbe. Lassen Sie die Farbe einen Farbton heller oder dunkler werden und gestatten Sie es der Form, sich zu verändern. Wenn die Schmerzen besser oder schlimmer werden, stellen Sie sich vor, dass sich die Farbe und die Form ebenfalls verändern. Während Sie Ihren Schmerz weiter beobachten, stellen Sie sich vor, wie er Ihren Körper verlässt und über Ihnen schwebt, sodass Sie ihn leichter sehen können. Ihr Geist darf sich nicht auf den Schmerz einlassen, Sie sollten ihn jedoch erforschen und ihn besser kennen lernen. Üben Sie diese Visualisierung einige Tage lang dann beginnen Sie damit, die Form oder Farbe des Schmerzes bewusst zu ändern. Dies kann eine Weile dauern, aber vielleicht werden Sie danach in der Lage sein, eine gewisse Kontrolle über den Schmerz zu erlangen und nach einer Weile sogar eine Art lenkbare Beziehung mit ihm eingehen können.

Atmung

In der Auffassung der Yogis ist das Zwerchfell der Sitz der Intelligenz des Herzens und das Fenster zur Seele. Wenn Sie allerdings gestresst sind, wird das Ein- und Ausatmen schwieriger, da das Zwerchfell zu straff ist, um seine Form zu ändern. Yogastellungen fördern die Elastizität des Zwerchfells, sodass Sie in Stresssituationen – ob nun emotional, körperlich oder intellektuell – damit umgehen können. Das Ausüben von Yoga, richtiger Atmung und Meditation verhilft Ihnen dazu, Ihren Körper mit Ihrem Geist und Ihrer

Seele zu verbinden. Die langsame Ausatmung, wie in den einzelnen Stellungen praktiziert, verhilft den Körperzellen zu Gelassenheit, entspannt die Gesichtsmuskulatur und löst Verspannungen in den Augen, den Ohren, der Nase, der Zunge und der Haut. Wenn dies geschieht, wird der Verstand, der sich in regem Austausch mit allen anderen Organen befindet, ruhig und alle Gedanken werden frei.

Wechselatmung

Dies ist eine meiner liebsten Atemtechniken, weil sie Körper und Geist zu innerer Ruhe und Kraft und emotionalem Gleichgewicht verhilft. Sie ist besonders großartig nach einem langen Tag oder wenn Sie einfach nur Ihren Verstand klären und sich konzentrieren möchten.

- Setzen Sie sich hin und achten Sie darauf, dass Ihre Wirbelsäule aufrecht, aber entspannt ist.

- Legen Sie Ihre linke Hand leicht auf den linken Oberschenkel und führen Sie Ihre rechte Hand vor Ihr Gesicht.

- Beugen Sie Ihren Zeige- und Mittelfinger, Daumen, Ring- und kleiner Finger bleiben gestreckt.

- Halten Sie sich mit Ihrem Daumen den rechten Nasenflügel zu und holen Sie durch das linke Nasenloch tief Luft.

- Halten Sie sich mit Ihrem Ring- und kleinen Finger das linke Nasenloch zu und lösen Sie Ihren Daumen, während Sie durch Ihr rechtes Nasenloch ausatmen.

- Atmen Sie durch Ihr rechtes Nasenloch ein, dann verschließen Sie es.

- Atmen Sie links aus.

- Atmen Sie durch Ihr linkes Nasenloch ein, halten Sie es zu.

- Atmen Sie rechts aus.

- Fahren Sie so wenigstens eine Minute oder höchsten fünf Minuten fort, bis Sie eine aufsteigende innere Ruhe und Ausgeglichenheit verspüren.

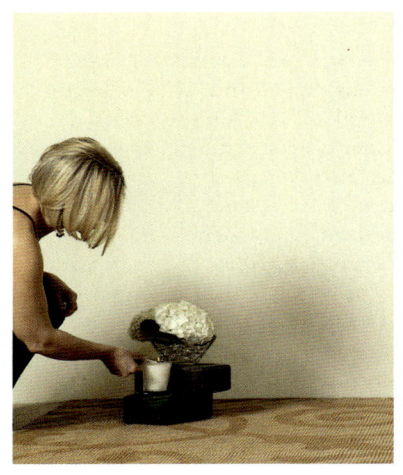

Erleuchtete Pfade

Es gibt viele Arten der Meditation. Einige sind intellektuell, andere beinhalten etwas mehr körperliche Betätigung. Es ist hilfreich, verschiedene Meditationsarten auszuprobieren, um herauszufinden, welche davon am besten zur jeweiligen Situation und Ihrer Persönlichkeit passt.

Konzentration

Dies ist eine Meditationstechnik, die hilft, den Geist auf einen bestimmten Punkt wie zum Beispiel den Atem, das Licht einer Kerze oder ein Mandala (ein kreisförmiges geometrisches Gebilde, welches das Auge ins Zentrum lockt) zu fokussieren. Das Meditieren mit geöffneten Augen wird Ihnen Halt geben und Sie nicht so leicht einschlafen lassen. Es wird Ihnen helfen, jede Art von Ablenkungen — sogar erfundene — aus Ihrem Gesichtsfeld zu halten.

In eine Kerze starren

Das Starren in eine Kerze kann zu jeder Zeit auf leeren Magen praktiziert werden. Sie benötigen nur 10 Minuten täglich, das können Sie jedoch auch nach Ihren speziellen Bedürfnissen variieren. Anfänger können auch mit kürzeren Intervallen beginnen und sich dann langsam steigern.
Stellen Sie eine Kerze in ungefähr 30 bis 60 Zentimeter Entfernung vor Ihnen auf den Boden. Setzen Sie sich bequem hin und holen Sie mehrmals tief Luft. Dann bringen Sie Ihre Hände in die Gebetsstellung vor Ihrem Brustbein (Namaste) und reiben Ihre Handflächen sanft gegeneinander. Legen Sie Ihre warmen Handflächen auf Ihre Augen und lassen Sie die Wärme eindringen, das lindert Schmerzen und Augenrötungen. Halten Sie die Hände solange dort, bis sie abgekühlt sind, dann fangen Sie an.

- Starren Sie pausenlos in die Flamme und versuchen Sie, nicht zu blinzeln.

- Ihr Blick sollte weich und unangestrengt bleiben.

- Konzentrieren Sie sich. Nutzen Sie Ihre Willenskraft und versuchen Sie, das Tränen Ihrer Augen zu ignorieren.

- Halten Sie den Blick circa 30 bis 60 Sekunden lang.

- Legen Sie Ihre Handflächen wieder vor Ihre Augen und entspannen Sie sich für 30 Sekunden.

- Konzentrieren Sie sich für eine Weile auf die ganze Flamme.

- Konzentrieren Sie sich nun ausschließlich auf die Spitze des Dochtes.

- Fokussieren Sie wieder für ein paar Sekunden die ganze Flamme.

- Schwächen Sie die Konzentration langsam ab, während Sie Ihre Aufmerksamkeit abwenden.

- Legen Sie die Handflächen vor die Augen, drücken Sie sie sanft und nehmen Sie die Hände wieder runter.

- Vergrößern Sie Ihr Sichtfeld und bemerken Sie den Lichtschein der Flamme.

- Beobachten Sie, wie er langsam immer größer wird.

- Betrachten Sie die winzigen Lichtpartikel um die Flamme herum.

- Konzentrieren Sie sich nun wieder auf die ganze Flamme.

- Schließen Sie die Augen und stellen Sie sich das Nachbild der Flamme vor.

- Wenn das Bild langsam verblasst, legen Sie die Handflächen wieder auf die Augen.

Achtsamkeit

Einfach ausgedrückt bedeutet Achtsamkeit das Loslassen und Akzeptieren der Tatsache, dass man seine Gedanken nicht kontrollieren kann – sodass Sie sich auch nicht mehr von Gedanken kontrollieren lassen müssen. Versuchen Sie, Ihre Gedanken aus der Distanz zu betrachten – so, als ob Sie Bilder anschauen würden, die über Ihre geistige Leinwand laufen. Ordnen Sie den Gedanken weder Gefühle noch Bewertungen zu und versuchen Sie, Ihnen keinerlei Bedeutung zu geben. Denken Sie daran, dass wir nur im Hier und Jetzt leben – die Vergangenheit ist vorbei, sie ist Teil unserer Geschichte, wir können Sie nicht mehr ändern. Die Zukunft besteht nur in der Vorstellung. Wir haben keine Kontrolle über sie und können nicht vorhersehen, was sie uns bringen wird, warum sollten wir also versuchen, es herauszufinden? Bei dieser Form der Meditation geht es darum, im Hier und Jetzt zu leben und das ist, tatsächlich, das wirkliche Charkater unseres Bewusstseins.

Achtsame Momente

Während Sie Ihre täglichen Übungen absolvieren, halten Sie von Zeit zu Zeit einfach einmal inne und achten Sie auf Ihre Bewusstseinslage. Sind Sie hundertprozentig bei der Sache? Oder sind Sie abgelenkt und verspannt und machen sich Gedanken über Ihre nächste Aufgabe? Holen Sie tief Luft und halten Sie den Atem zwei bis drei Sekunden an, dann atmen Sie ganz langsam aus. Bringen Sie Ihr Bewusstsein ins Jetzt! Machen Sie dann an der Stelle weiter, an der Sie unterbrochen wurden, aber denken Sie weiter bewusst an den Augenblick.

DIE SINNE ÖFFNEN

Setzen Sie sich bequem hin, richten Sie Ihre Aufmerksamkeit auf Ihren Atem und schließen Sie die Augen. Wenn Sie entspannt sind, beginnen Sie die Geräusche im Zimmer wahrzunehmen. Nun richten Sie Ihre Aufmerksamkeit in Ihren Körper. Achten Sie darauf, wie sich Ihre Sitzhöcker auf dem Boden anfühlen, wie schwer Ihre Muskeln und Knochen sind. Dann bemerken Sie die Luft auf Ihrer Haut und die Art, wie sich Ihre Kleidung auf Ihrem Körper anfühlt. Stellen Sie fest, ob Ihnen kalt oder warm ist. Nun richten Sie die Aufmerksamkeit auf Ihr Inneres; spüren Sie, ob es irgendwelche Muskelbewegungen oder ein Grollen in Ihrem Verdauungstrakt gibt. Richten Sie Ihre Aufmerksamkeit nun auf Ihre Atmung und bemerken Sie die kühle Luft beim Einatmen und die warme Luft beim Ausatmen. Erlauben Sie sich ganz langsam, der Aktivitäten Ihres Verstandes gewahr zu werden. Lassen Sie Gedanken und Bilder über Ihren inneren Bildschirm ablaufen. Spüren Sie Gefühle und Emotionen. Versuchen Sie nicht, etwas zu ändern, seien Sie sich nur alldem bewusst. Richten Sie Ihre Aufmerksamkeit nun langsam auf das Bewusstsein selbst. Erlauben Sie sich, sich dem Wissen bewusst zu sein, das Sie all diese Gefühle wahrnehmen lässt.

Ihre Welt im Rückblick

Hier ist eine nützliche Übung, die Ihnen hilft, besser einzuschlafen. Schließen Sie die Augen und konzentrieren Sie sich einen Moment auf Ihre Atmung. Versuchen Sie nicht, sie zu ändern, finden Sie einfach den Rhythmus und lassen Sie sich darauf ein. Beginnen Sie nun vom jetzigen Zeitpunkt die Ereignisse des Tages rückwärts bis zum Aufwachen Revue passieren zu lassen. Verweilen Sie nicht zu lange an irgendeinem Ereignis, einer Person oder einem Gespräch, spulen Sie sie einfach zurück und versuchen Sie, sich an so viel Einzelheiten wie möglich zu erinnern. Fügen Sie so viele körperliche Empfindungen wie möglich hinzu, wie zum Beispiel Strukturen, Gerüche oder Temperaturen. Bleiben Sie leidenschaftslos und wertfrei. Nehmen Sie nichts persönlich. Wenn Sie am Moment des morgendlichen Erwachens angelangt sind, spulen Sie die Bilder im Schnelldurchlauf über Ihren inneren Bildschirm wieder vor. Machen Sie sich bewusst, dass der Tag vorüber und nun Teil Ihrer Vergangenheit ist. Sie können ihn nicht noch einmal erleben. Nehmen Sie sich für den neuen Tag vor, jeden Moment zu jeder Zeit zu genießen.

Visualisierung

Das Löschen einer negativen Programmierung kann den Heilungsprozess Ihres Körpers weitreichend unterstützen und Ihr Leben neu beflügeln. Visualisierungen sind bestens geeignet, negative Gedanken umzuprogrammieren und sie gegen Dinge auszutauschen, die Sie sich wünschen, was auch immer das sein mag. Sie können Ihnen auch bei Ihrer Karriere behilflich sein, indem Sie Ihnen zu einer besseren Kommunikation mit Ihrem höheren Ich verhelfen. Bei dieser Übung wird das Unterbewusstsein mit Hilfe von Bildern und Symbolen entriegelt und Sie können diese Szenen nun entweder kontrollieren oder Sie lassen den Dingen Ihren Lauf.

Bewegung

Als praktizierender Yogi üben Sie bereits eine Form von Meditation in Bewegung aus. Die Bewegung erhöht Ihre Sensibilität, was dazu führt, dass etwas so Simples wie ein Spaziergang durch einen wunderschönen Garten an einem Frühlingsmorgen oder ein Tai-Chi-Kurs Körper und Geist besänftigen und beruhigen können.

Ein Spaziergang im Park

Um beim Gehen zu meditieren, suchen Sie sich am besten einen langen, geraden Weg auf dem Land oder vielleicht an einem Strand. Es sollte sich möglichst um einen von Ihnen bevorzugten Ort handeln, aber selbst wenn Sie in der Stadt wohnen, können Sie meditieren, indem Sie Ihre Aufmerksamkeit jedes Mal auf einen neuen Gegenstand richten, wenn Sie die Straße wechseln.
Nehmen Sie Ihre Umgebung zu Beginn Ihres Spaziergangs ganz bewusst wahr: den Wind auf Ihrem Gesicht, den Boden unter Ihren Füßen, das Licht, die Farben, die Gerüche und die Geräusche. Versuchen Sie, diese Erkenntnisse nicht zu bewerten und nicht darüber nachzudenken, sondern genießen Sie einfach diesen Moment. Es geht darum, sich seiner Umgebung und seines Körpers bewusst zu sein. Falls Ihre Aufmerksamkeit doch abschweift, kehren Sie sofort wieder in das losgelöste Bewusstseinsstadium davor zurück.

Liebevolle Güte

Diese Übung verhilft Ihnen zu positivem Denken und guter Laune, entfacht Ihr Mitgefühl, die Bereitschaft zur Vergebung und die Liebe zu Ihren Mitmenschen. (Siehe Meditation auf der folgenden Seite.)

Liebe ist wirklich alles, was Sie brauchen

Setzen Sie sich bequem hin und schließen Sie die Augen. Konzentrieren Sie sich eine Weile auf Ihre Atmung, finden Sie Ihren Rhythmus, wie Ebbe und Flut, und spüren Sie, wie Sie sich auf Ihr Zentrum einstellen. Denken Sie an eine Person, die Sie lieben oder mal geliebt haben und dass Sie bei Ihnen ist. Stellen Sie sich vor, dass er oder sie neben Ihnen steht und prägen Sie sich jede Kleinigkeit ein. Was hat er oder sie an? Wo sind Sie? Spüren Sie, wie ein Gefühl von Liebe in Ihnen aufsteigt. Lassen Sie Ihren gesamten Körper und Geist von diesem freudigen Gefühl der Liebe erfassen und streichen Sie diese Person dann aus Ihrem Bewusstsein. Konzentrieren Sie sich nun ganz auf das Gefühl der Liebe, und spüren Sie, wie sich diese Energie in Ihrem Herzen und Ihrer Seele ausbreitet.

Umwandlung

Bei dieser Art von Meditation kann der Meditierende nach der Lösung eines Problems suchen oder negative Gefühle in positive Energie umwandeln.

Akzeptieren Sie sich

Werden Sie sich zu Beginn dieser Meditation bewusst, dass Sie nur dann zu dem Menschen werden können, der Sie wirklich sein wollen, wenn Sie lernen, sich selbst so zu akzeptieren wie Sie jetzt sind.
Machen Sie es sich entweder im Sitzen oder im Liegen bequem. Schließen Sie Ihre Augen und konzentrieren Sie sich auf Ihre Atmung, bis Sie in einen Rhythmus hineinfinden und ruhig und bei sich sind. Stellen Sie sich eine Ansammlung von Sternen an einem hellen und klaren Nachthimmel vor. Während Sie in die unendliche Dunkelheit blicken, fixieren Sie einen winzigen, weit entfernten Lichtpunkt. Konzentrieren Sie sich auf dieses Licht, lassen Sie es größer und heller werden. Beobachten Sie, wie das Licht in energiegeladene Funken zerbricht und sich in Ihrer Fantasie daraus zwei Hände formen. In den Händen liegt ein glückliches, lächelndes Baby. Das Baby sind Sie. Es ist nicht Ihr weltliches Ich, das sich tagtäglich mit einem Bündel voller Sorgen oder Problemen herumschlagen muss. Dies ist Ihr wahres Ich, das universelle Kind, das niemals stirbt. Schmerzen, Einsamkeit, Enttäuschung, Angst, Ärger und alle anderen negativen Emotionen kennt es nicht. Dieses Kind ist aus dem ewigen Licht entstanden und dient einem einzigen Zweck: zu stehen und geliebt zu werden. Sie werden verstehen, dass es nicht die Schuld des Kindes sein kann, wenn diese Liebe aus irgendeinem Grund nicht erwidert wird. Begreifen Sie auch, dass der allerhöchste Zweck und die einzige Verpflichtung dieses Kindes darin besteht, in diesem Moment zu zeigen, was Liebe ist.

Transzendentale Meditation (TM)

Die Transzendentale Meditation unterscheidet sich in einem Punkt von jeglichen traditionellen Formen der Meditation: Sie betont die Bedeutung eines Mantras, das sehr persönlich ist und jeder für sich behält. Maharishi Mahesh Yogi (der persönliche Guru der Beatles) brachte die Transzendentale Meditation im Jahre 1958 in den Westen. Inzwischen ist sie unter vielen Medizinern anerkannt, denn mit Ihrer Hilfe lassen sich Stress, psychosomatische Funktionsstörungen und Suchtverhalten lindern.
Tonschwingungen und Mantras werden eine heilende Wirkung auf den Körper zugesprochen, da sie ihn entspannen und dies wiederum

Wie bitte?

Es ist nicht so schwierig, ein passendes Mantra für sich zu finden. Manche Menschen empfinden den Sprechgesang mit dem eigenen Namen als sehr effektiv, während andere ein Wort aus einer Fremdsprache wählen oder aber ein Wort, das ein bestimmtes Gefühl hervorrufen kann, wie zum Beispiel „entspannen".
Wählen Sie ein Wort, das am besten zu Ihnen passt, dann machen Sie es sich in einer Meditationsstellung gemütlich. Atmen Sie tief ein, dann lassen Sie die Luft langsam und gleichmäßig entweichen, während Sie Ihr auserwähltes Wort wiederholen. Sprechen Sie das Wort klar und deutlich aus, damit es Ihren Körper zum Schwingen bringt. Wiederholen Sie das Wort immer wieder und versuchen Sie, einen gleichmäßigen Ton zu erzeugen, sodass jede Wortwiederholung mit der nächsten verschmilzt. Finden Sie einen fließenden Rhythmus und lassen Sie sich von dem Ton hypnotisieren. Schließlich verstummen Sie und erleben nur noch die Stille.

die Heilung fördert. Studien haben gezeigt, dass die Wiederholung eines einzelnen Wortes nicht nur die Herzfrequenz verlangsamt und den Blutdruck senkt, sondern auch aufgrund erhöhter Aktivität von Alpha-Wellen, die man in Zusammenhang bringt mit Benommenheit und entspannter Aufmerksamkeit, beruhigend auf den Geist wirkt. Laut Neurowissenschaftlern am Moskauer Gehirnforschungsinstitut in Russland produziert diese Form der Meditation ein einzigartiges Muster zusammenhängender Aktivität auf der vorderen Hirnrinde, die wiederum einen Zustand ruhender Wachsamkeit und verbesserter Hirntätigkeit hervorruft.

So beginnen Sie

Versuchen Sie, zweimal am Tag für mindestens jeweils zehn Minuten zu üben, möglichst immer zur selben Zeit. Es ist schön, den Tag mit einer Meditation zu beginnen. Es hilft Ihnen dabei, sich Ihrer psychischen Altlasten des vorangegangenen Tages zu entledigen und bereitet Sie auf die Herausforderungen des neuen Tages vor. Dieser besinnliche und friedliche Moment gibt uns wunderbarerweise Zeit für uns selbst und ermöglicht uns herauszufinden, wer wir wirklich sind und was wir vom Leben erwarten. Er bietet uns die seltene Möglichkeit, uns selbst zu verwöhnen, unsere innersten Quellen anzuzapfen und ein beständiges Gefühl inneren Friedens zu verspüren. Jeder kann meditieren, aber es braucht Übung und Disziplin. Ständig werden wir vom modernen Leben vereinnahmt und aufgeputscht, wir suchen schnelle Entspannung beim Essen, in Small-Talks, Alkohol oder Drogen. Sich einfach mal Zeit zum Nichtstun zu nehmen, könnte maßlos erscheinen, aber es ist tatsächlich genauso nötig für unser Wohlbefinden wie die sportliche Betätigung.

Durchhalten

Legen Sie all die Dinge beiseite, die wichtiger erscheinen als die Meditation. Glauben Sie mir, zu meditieren ist eines der wichtigsten Dinge, die Sie für sich selbst tun können!
Denken Sie daran, dass Sie immer zu Beginn eines neuen Trainings ein gewisses Maß an Selbstdisziplin und Übungsmöglichkeiten benötigen. Sie mögen vielleicht nicht genau wissen, wie man eine bestimmte Übung ausführt, aber mit genug Training werden Sie es bald lernen und sich Ihrer Körperfunktionen bewusst werden. Jedes Mal, wenn Sie ins Studio gehen, steigern Sie Ihre Fitness und kräftigen Ihre Muskeln. Dasselbe gilt für die Meditation. Am Anfang wird es schwierig sein, die Gedanken fließen zu lassen: Haben Sie die Katze gefüttert? Wann ist die Besprechung morgen? Warum juckt mein Fuß? Keine Bange. Jeder, der meditiert, wird Ihnen sagen, dass es

am Anfang ganz normal ist, frustriert und abgelenkt zu sein. Sobald Sie jedoch die positive Wirkung spüren, wird es leichter und Sie werden nicht mehr ohne Meditation leben können.

Vielleicht möchten Sie vor jeder Übung ein Ziel oder einen Zweck festlegen. Arbeiten Sie an Ihrem Mitgefühl und senden Sie heilende Energie an jemanden aus, der Sie braucht. Es wird Ihnen helfen, weniger egoistisch zu sein.

Entspannung

Entspannt zu sein ist nicht so einfach, wie Sie vielleicht gedacht haben. Die meisten von uns sind inzwischen süchtig nach den regelmäßigen Adrenalinstößen, die uns das tägliche Leben bietet. Wenn wir dann einmal einen Moment innehalten, passiert das gewöhnlich ohne eine bestimmte Absicht und kann sogar zu noch mehr Stress führen (denken Sie ans Reisen, viel Essen und Trinken). Um etwas bewirken zu können, erfordert die innere Einkehr und Besinnung Ihre ganze Aufmerksamkeit.

Musik zum Meditieren

Musik ist ein wunderbares Mittel, unsere Gedanken zu bündeln und unseren Geist zu beruhigen. In östlichen Kulturen sind Glocken, Trommeln oder einzelne, lang gezogene Töne Teil des Meditationsrituals. Neueste Studien deuten darauf hin, dass Instrumentalmusik mit einem konstanten Tempo von 60 Schlägen pro Minute das Alpha-Stadium herbeiführen kann (ein entspannter Zustand der Wachsamkeit, bei dem das Gehirn Informationen leichter speichern kann) und die Neuprogrammierung des Gehirns mit positiven Dingen begünstigt, dabei die Heilung fördert und beim Erreichen von Zielen hilft.

Quellenverzeichnis

Austin, Miriam. Cool Yoga Tricks. New York: Ballantine Books, 2003.

Blahnik, Jay. Full-Body Flexibility. Champaign, IL: Human Kinetics, 2004.

Borenstein, David, MD. Back in Control. New York: M. Evans and Company, Inc., 2001.

Earle, Roger E. und Thomas Baechle. NSCA's Essentials of Personal Training. Champaign, IL: Human Kinetics, 2003.

Fitness Theory and Practice, 2nd ed. Aerobics and Fitness Association of America, 1995.

Iyengar, BKS. Yoga: The Path to Holistic Health. New York: DK Publishing, 2001.

Kirk, Martin und Brooke Boon, Hatha Yoga Illustrated. Champaign, IL: Human Kinetics, 2004.

Payne, Larry, Ph.D., und Richard Usatine, MD. Yoga Rx. New York: Broadway Books, 2001.

Robinson, Lynn, Helge Fischer und Paul Massey. The Pilates Prescription for Back Pain. Berkeley: Ulysses Press, 2004.

Rush Presbyterian–St. Luke's Medical Center. Medical Encyclopedia. Chicago: World Book Publishing, 1999.

Sarno, John E., MD. Healing Back Pain. New York: Warner Books, 1991.

Scott, Judith. Goodbye to Bad Backs. Hightstown, NJ: Dance Horizons/Princeton Book Company, 1988.

Stanmore, Tia. The Pilates Back Book. Gloucester, MA: Fair Winds Press, 2002.

Und

Back.com

Consumer Reports on Health newsletter

DynoMed.com

Danksagung

Ohne Melissa McNeese (Danke!) hätte ich Donna Raskin nie getroffen, die nicht nur eine herausragende Lektorin und Autorin ist, sondern auch zu einer guten Freundin wurde. Donnas Begeisterung und Unterstützung während dieser Produktion waren eine großartige Hilfe, die ich über alle Maßen zu schätzen weiß.

Die Arbeit mit den Menschen bei Fair Winds Press war nicht nur sehr angenehm, alle waren auch überaus hilfsbereit, besonders während einiger divahaften Momente beim Fotoshooting. Mein spezieller Dank gilt Allan, Bevan, Silke, Claire und Rhia, da sie Ihren Sinn für Humor nicht verloren haben und ich mich rundherum wohl gefühlt habe.

Den Mitarbeitern bei den Zeitschriften „Fit" und „Fit Yoga" möchte ich danken, für Ihre beständige Schufterei und dafür, dass sie mir meinen Job erleichtern. Ein spezielles Dankeschön geht an Irwin, dafür, dass er an meine Fähigkeiten geglaubt und mir diese wunderbare Gelegenheit gegeben hat.

Und an meine Familie und Freunde – danke, dass Ihr „mein Buch" so lange ertragen habt und für Eure Hilfe, die es mir ermöglicht, mein Licht ins Universum zu tragen.

KLEIDUNG ZUR VERFÜGUNG GESTELLT VON:
Lotuswear, Blue Canoe, Prana und Yoga Force.
YOGA ACCESSOIRES ZUR VERFÜGUNG GESTELLT VON:
Crescent Moon.

Über die Autorin

Rita Trieger ist Chefredakteurin der beiden Zeitschriften „Fit" und „Fit Yoga" (www.fityoga.com), die regelmäßig in den USA erscheinen. Sie praktiziert Yoga und Meditation seit 20 Jahren und beherrscht Integral Yoga, Mandali Yoga, Jivamukti, Kundalini East und Bikram. Sie hat an Workshops teilgenommen und mit einigen der anerkanntesten Yoga-Lehrer der Welt trainiert, zum Beispiel mit Baron Babtiste und Rodney Yee, oder auch mit der renommierten Meditationstrainerin Sally Kempton (auch bekannt als Swami Durgananda).

Neben Ihrem Yoga- und Meditationsunterricht am „Health and Fitness Institute" am Stamford Hospital in den Staaten, gibt sie auch Kurse für verschiedene Unternehmen, in der „World Gym" in ihrer Heimatstadt New York und in „A WomanSpace", einem Yoga- und Pilates-Studio in New York

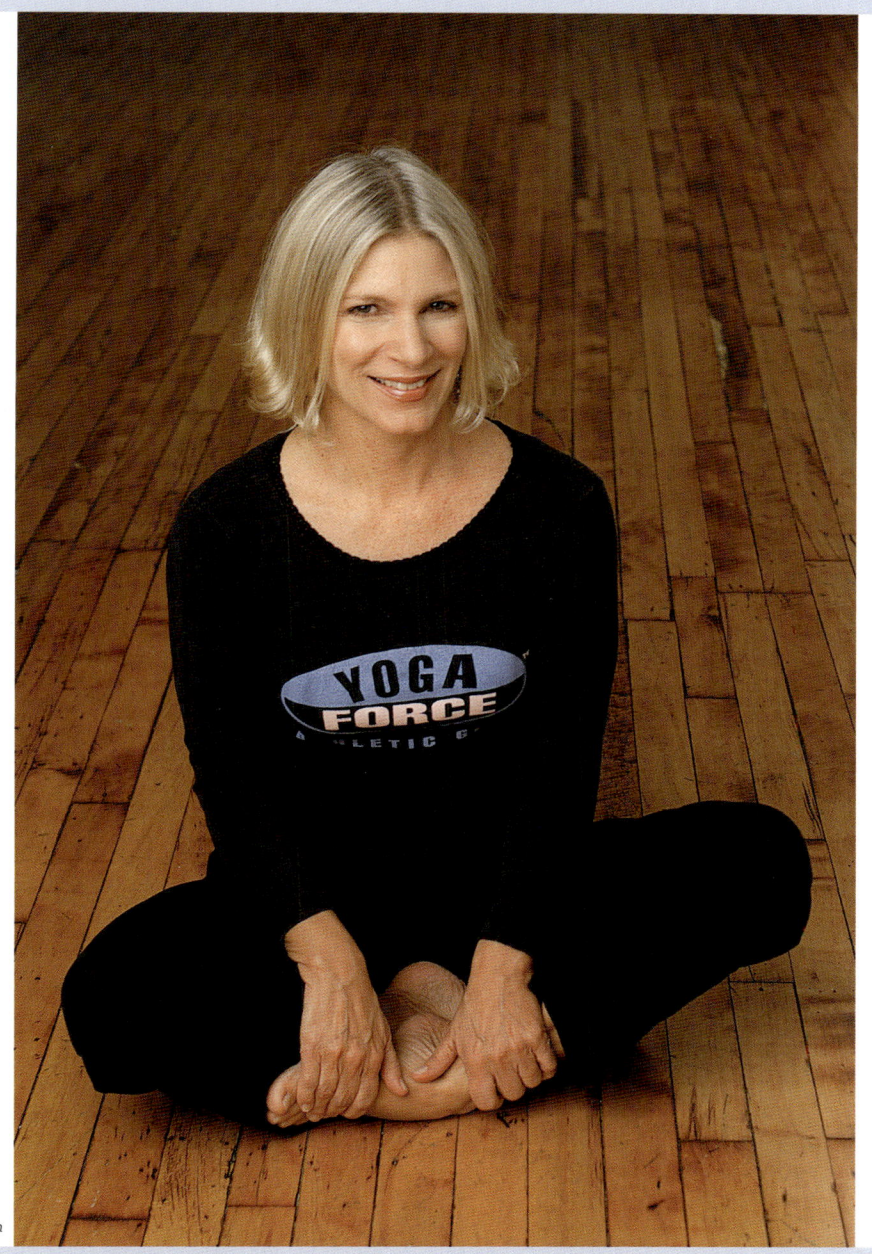

Foto von Tom Carson